装幀　いのうえ　しんぢ

まえがき

平成29年3月、拙著『コーヒーを淹れる 午後のひととき』というエッセイ集を発刊した。福岡市医師会勤務医会・季刊誌「きんむ医」などに投稿していたのをまとめたものである。その中に「軍艦筑波」—偉大なる航海・世紀の臨床実験— と題する小稿を収めていた。高木兼寛による海軍の脚気撲滅までの苦悩を紹介したもので、読者の皆様からは良い評価を頂いた。ただ、陸軍との脚気論争については、長くなるので、ごく簡潔に述べるに留め、別の機会に委ねると書いた。

常々そのことが気になっていた。折に触れては、脚気論争についてまとめてみようと思い、関連の著書や資料を調べたりした。しかし、膨大な情報と様々な見解が交錯するという高い壁に阻まれ、まとめるのは無理だと半ば諦めかけていた。それから4年が過ぎたある日、このエッセイ集を贈っていた岡嶋泰一郎先生（公社・福岡病院協会月刊誌「ほすぴたる」の編集長）から、脚気論争についての執筆を依頼された。これは「脚気論争をまとめよ、諦めるな」との天の声（運命）に違いない。そう思って、書籍、資料の調査を再開したが、やはり執筆は難航した。それでも心折らさずに、調査・資料収集、執筆作業再開から9か月を経て、何とかまとめることができた。

今回は陸軍がどのように脚気対策に挑んでいたのか、脚気論争はどのように始まり、どんな経過を辿って、最終決着はどうなったのか、などを調査した。そして、森鷗外の遺言の真意は何だったのか、その訳を解明することにも挑戦してみた。さらに、脚気論争の背景にはドイツ医学導入が関係するとされていることから、その真相解明にも挑んでみた。

ただ、脚気論争を理解するには、まず脚気対策に成功した海軍のことを知っておくことが必要である。そこで、本書ではエッセイ集に掲載した「軍艦筑波」─偉大なる航海・世紀の臨床実験─を「Ⅰ 海軍の脚気」に再度掲載することにした。既知の読者は、「Ⅱ 陸軍の脚気 ─森鷗外遺言の謎とドイツ医学導入の真相に挑む─」から読んで頂いても構わない。

本書のタイトルについては、筆者が提案した数種の中から出版社の方に選んで頂いた。メインタイトルは「脚気論争の光と影」、サブタイトルは「陸軍の脚気惨害はなぜ防げなかったのか」である。読者の皆様方には、読み終えた時「ガッテン」して頂ければ幸いである。

なお、本編の年号表記については、話題の大半が明治時代なので、和暦（時に西暦を併記）に統一した。しかし、明治５（１８７２）年12月2日までと同年12月31日は旧暦とした（明治５年12月3日～30日は存在しない）。明治６（１８７３）年1月1日からグレゴリオ暦となる。

また、年月日、距離など一般的な数の表記は算用数字を用いた（氏名、地名、漢字熟語、特定の固有名詞や引用文で使用された漢数字は除く）。

令和2年

岡村　健

脚気論争の光と影

―陸軍の脚気惨害はなぜ防げなかったのか―　＊目次

I　海軍の脚気

軍艦「筑波」
―偉大なる航海・世紀の臨床実験―

1　はじめに

世界五大医学雑誌の一つ「ＴＨＥ ＬＡＮＣＥＴ」は創刊１８２３年、日本では江戸時代、文政６年である。その「ＴＨＥ ＬＡＮＣＥＴ」１９０６年版に日本の軍艦「筑波：Ｔｓｕｋｕｂａ」が登場する。

幕末、万延元（１８６０）年、勝海舟率いる江戸幕府の軍艦「咸臨丸」が日本船で初めて太平洋横断を成し遂げた。その15年後、明治８（１８７５）年11月６日、軍艦「筑波」が品川を出港した。サンフランシスコ、ホノルルで碇泊し、翌年４月14日横浜へ帰港した。海軍誕生後、初めての遠洋航海訓練、「咸臨丸」に次ぐ、わが国２度目の太平洋横断である。「筑波」は英国から購入した中古の木製軍艦で、排水量１９７８トン、スクリューによる駆動、14門の砲を装備しているものの、３本マストの帆船である（図１）。軍艦としての輝かしい戦績はない。もっぱら、航海訓練用である。「咸臨丸」は歴史の教科書にも載っているので、その知名度は高いが、「筑波」は低い。この遠洋航海で記録に留めておくべき出来事を敢えて挙げるとすれば、ハワイ、ホノルルでの碇泊中、カラカウア国王に参謁し、その後の明治18年、ハワイとの移民条約締結の道筋を付けたこと、生徒の中に、山本権兵衛（日露戦争時の海軍大臣）、日高壮之丞（のちの常備艦隊司令長官）、上村彦之丞（日露戦争時、第二艦隊司令長官）ら、将来帝国海軍で活躍する人物がいたこ

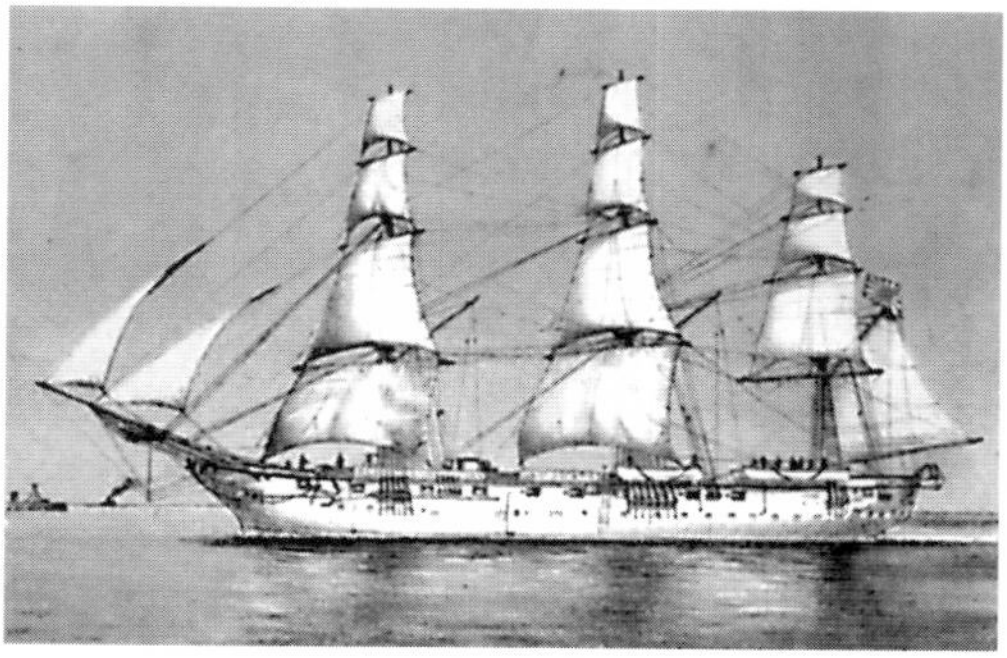

図１　軍艦「筑波」

と、4名の病死者が出て、サンフランシスコの墓地に埋葬したことくらいである。しかし、これらも歴史の表舞台に登場するほどではない。したがって、「筑波」の名前を知っているのは、専門筋の人だけだろう。この後「筑波」は日本の将来を左右する、そして世界史に残る偉業を達成することになる。そのことを紹介する前に、「筑波」を知ることになったきっかけについて少し触れる。

明治の文豪、森鷗外（林太郎）は石見国・津和野藩医の家に生まれ、東京帝国大学医学部を卒業。陸軍軍医としても活躍した。彼は数々の文学作品を世に出し、東京帝国大学文学博士を授与された。さらに、文部省の国語関連の職務もこなしながら、最後まで軍医官僚としての道を歩んだ。高級医務官僚としては最高の地位、陸軍軍医総監・陸軍省医務局長にまで昇りつめた。勲章も授与されている。しかし、人生を閉じるにあたり、残した遺言状の中に

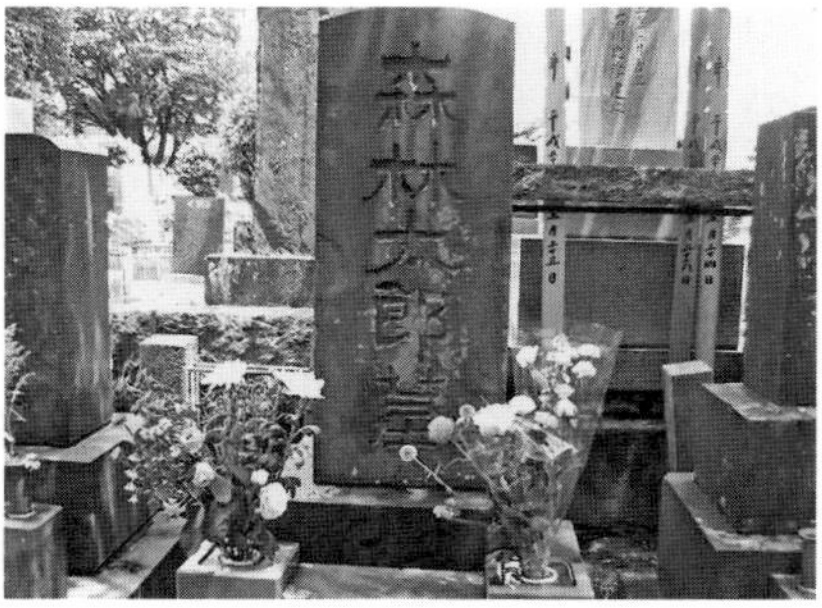
図2　森林太郎（鷗外）の墓

「余は石見人、森林太郎として死せんと欲す。……墓は『森林太郎』のほか一字も彫るべからず」と、一切の栄典表記を辞した。墓は遺言どおりとなった（図2）。

当時、鷗外と並ぶ文豪、夏目漱石が東京帝国大学文学博士を辞退し、大学教授の誘いも断り、職業作家としての道を歩んだのと対照的である。森は最後まで医務官僚としての人生に拘っている。それにも関わらず、遺言状でその栄典表記を辞したのは、どんな理由からだろうか。これについては諸説あって、一言で語るのは難しい。また、本編の趣旨からは外れるので、別の機会に委ねたい。彼の遺言状のことについて調べるなかで、海軍と陸軍の脚気論争

について詳しく知ることとなった。陸軍の中心人物はもちろん森林太郎である。一方、海軍は、高木兼寛であるが、彼についてはあまり知られていない。高木こそ「本編Ⅰ」の中心人物である。

2　生い立ち

高木兼寛《たかきかねひろ》、嘉永2（1849）年9月15日生まれ。森の14歳年長である。高木家は代々島津藩の下級武士であったが、生活は苦しく、父親は宮崎、穆佐村《むかさ》（現在の宮崎県高岡町）で大工の棟梁をしながら生計を立てていた。兼寛は8歳から村の私塾（中村塾）で四書五経を学び、勉学熱心で記憶力も優れていた。医者を志し、鹿児島の蘭方医、石神良策、岩崎俊斎の塾で学んだ。幕末の動乱期、薩長同盟が成立すると京都方面へ出兵する小銃9番隊付の医者として従軍し、鳥羽伏見の戦いに参加する。維新最大の激戦、会津若松の攻防戦にも参加した。彼は維新戦争の中で、自分が学んだ蘭方医学がすでに時代遅れで、負傷した兵士の治療に全く役に立たないことを思い知る。従軍中、彼は英国医師ウィリアム・ウィリス（図3）や最新の西洋医術を学んだ医師たちが多くの負傷兵士を救う姿を見聞していた。そこで、帰郷後は最新の西洋医学を習得すべく、鹿児島の開成所洋学局に入った。語学はオランダ語から英語が主流になっていたので、ただひたすら英語の習得に励んだ。高木が最新の西洋医学を習得するまでには、ウィリスとの出会いまで待つことになる。それは次のような経緯からである。

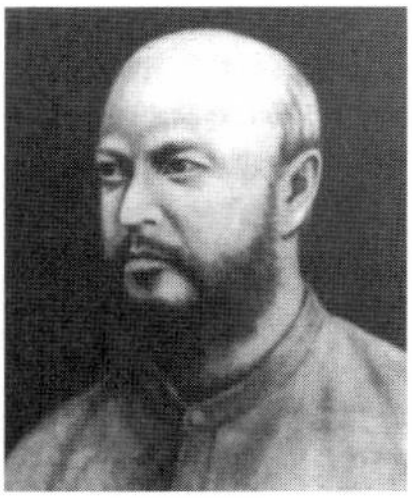
図3　ウィリス

明治政府は当初、維新戦争の負傷兵の医療に大きく貢献したウィリスの英国医学に日本の医療と医学教育を託す予定であった。しかし、長崎で日本の西洋医学発展に寄与し、幕末に東京の海軍病院設立に尽力したオランダ軍医ボードインの処遇問題がその流れを変えた。ボードインの教えを受けた佐賀藩医・相良知安や福井藩医・岩佐純らは、当時世界で目覚ましい業績を挙げ、科学、基礎医学分野で世界の最高峰と評価されていたドイツ医学を導入すべきと強く主張した。次第に、その意見が主流となり、紆余曲折あって、最終的には明治2年7月8日の官制改革で医学校、大学のドイツ医学派人事が決まった。これで、事実上ドイツ医学の採用が確定した。ウィリスの英国医学を推していた大久保利通は彼の処遇に苦慮する。薩摩藩とも相談し、帰郷していた西郷隆盛の賛同も得て、鹿児島へ招聘することにした。ウィリス自身も快諾し、4年契約で鹿児島医学校に赴任した。かねてから彼の名声を聞いていた高木は歓喜し、ウィリスの下で、みっちり最新の西洋医学を学ぶ。ウィリスも高木と三田村一の優秀さと熱心さを高く評価し、彼らを信頼した。

3年後、高木にチャンスが訪れる。かつて薩摩で教えを受け、ウィリスの鹿児島招聘にも功績のあった石神良策（海軍省海軍軍医部最高責任者）から、将来の海外留学に繋がる海軍病院（東京高輪）の医員になるよう推挙される。ウィリスは寂しいと言いつつも、高木の海外留学を快く薦めた。この頃、わが国の医学はドイツ医学になっていたが、海軍が英国軍制を採用していたため、海軍軍医は英国医学を学ぶことになる。

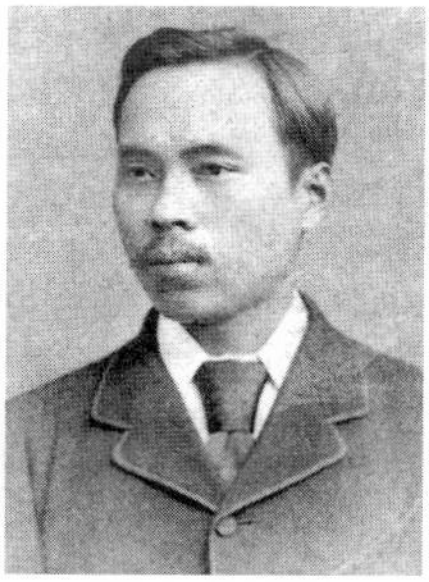
図4　高木兼寛

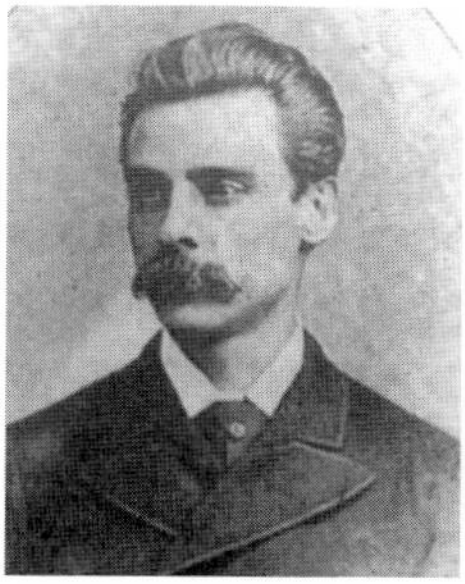
図5　アンダーソン

明治5年4月、高木（図4）は上京し、海軍病院へ入る。同年、石神の世話で外務省高官・瀬脇寿人の長女、富子と結婚。石神は軍医養成のため、英国からセント・トーマス病院

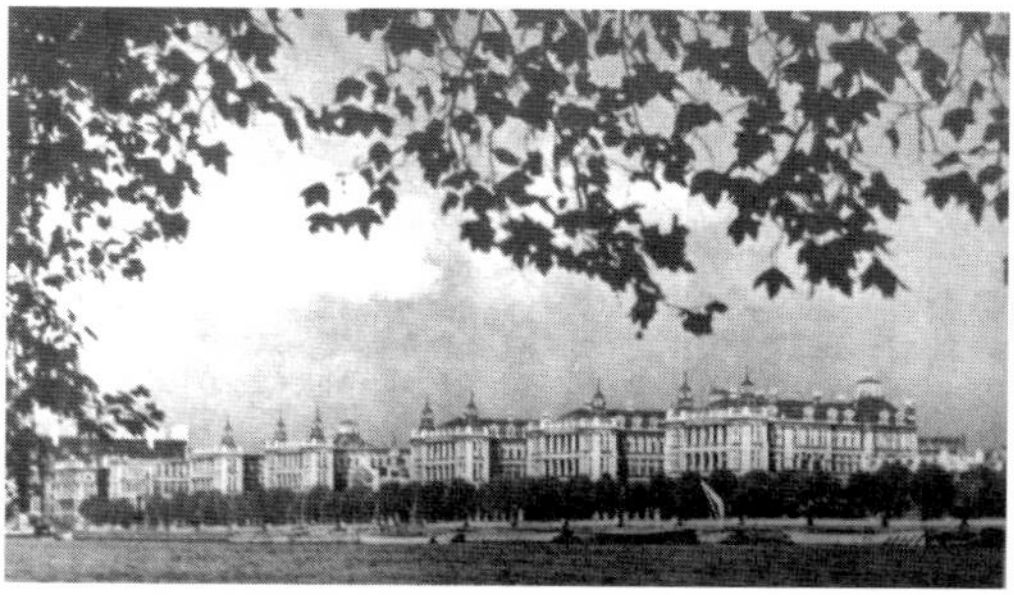
図6　セント・トーマス病院

の外科助教授であるウィリアム・アンダーソン（図5）を招聘した。明治6年10月、アンダーソンが横浜に到着。高木はすでに英語も堪能で、英国医学も習得していたため、アンダーソンは彼を大変気に入り、親交は直ぐに深まった。明治8年3月、石神はアンダーソンと相談し、高木を英国留学に推挙した。高木は最新の英国医学に直接触れることができることに感激し、すでに3人の子供を授かっていたが、妻の賛同も得て、単身で英国へ向かった。同年9月、アンダーソンの母校、ロンドンのセント・トーマス病院附属医学校へ入学（図6）。

高木は直ぐに頭角を現す。翌年の第1期冬期試験で3位の成績を修め、その翌年には学業優秀ということでクリニカルクラークに任ぜられる。第2期冬期の試験では首席となった。さらに翌年、外科、内科、産科の医師資格を取得。その後もトップクラスの成績を修め、明治12年にはセント・トーマス病院附属医学校の最高外科賞牌であるチェセルデン銀賞牌を授与される。その翌年には英国外科学校フェローシップ（英国医学校教授資格）を授与され、アンダーソンと並ぶ輝かしい成績を上げ、留学を終了する。

高木は、明治13年11月5日横浜港に到着。5年振りの日本である。英国では華々しい業績を上げたが、留学期間中、母親と幼い長女（6歳）を病気で失い、また義父も亡くなった。さらに留学の前年に父親、5か月前に恩師の石神良策が亡くなっている。多くの親しい人々との哀しい別離を乗り越えてのことであった。

3 脚気の調査・分析

帰国後、高木はセント・トーマス病院医学校での輝かしい成績が高く評価され、海軍中医監（中佐待遇）に昇任。海軍病院長に任命される。彼は留学前から海軍病院に脚気患者が多いことを憂慮していた。脚気は日本書紀、続日本紀に同様の症状の病気が記載されており、起源は古い。平安時代には、俗に「脚の気…あしのけ（落窪物語に記載）」と呼ばれ、天皇や貴族など上層階級を中心に発生していた。原因不明であった。江戸時代になると武家や町人にも広がり、大流行する。「江戸煩《えどやみ》」と称された。それは、江戸で生活すると罹り、地方へ行くと治ることから、そう呼ばれた。病気が進むと、下肢がむくみ、脚気衝心（心不全）となって突然死に至る。3代将軍徳川家光、13代家定、14代家茂とその奥方、和宮などが脚気で亡くなっている。明治になっても脚気の流行は続き、天皇も罹っている。

高木は留学して、英国には脚気患者が一人もいないこと、したがって英国医師は脚気のことを全く知らず、興味もないことに驚いた。しかし、帰国後、前にも増して海軍病院に脚気患者が多く、死亡する者もあとを絶たないことに呆然とする。高木の留学中、天皇のお声かけもあり、全国に蔓延した脚気の対策として、内務省は脚気専門の病院を設立する。陸軍軍医と彼らの出身母体、東京帝国大学医学部教授を中心としたメンバーが設立委員に任命され、洋方医と漢方医を配置して取り組んだ。しかし、原因はおろか治療法すら見いだせないまま閉鎖されるという。そのことを知った高木は失望すると共に、この病気が一筋縄ではゆかない難病であることを思い知る。彼はこの問題に真剣に取り組むことを決意し、実態調査に乗り出す。彼の調査方法は過去のデータを詳細に分析し、綿密な現場の聞き取り調査を行って、その原因を突き止めようとする、いわ

表１　日本帝国海軍の脚気患者数と死亡者数

年次	兵員数	患者数（%）	死亡者数（%）
明治11（1878）年	4331	1485（34.3）	32（2.15）
明治12（1879）年	4924	1978（40.2）	57（2.88）
明治13（1880）年	4808	1725（35.9）	27（1.76）
明治14（1881）年	4528	903（19.9）	25（2.76）
明治15（1882）年	4677	1894（40.5）	51（2.69）
明治16（1883）年	5166	1292（25.0）	49（3.79）

（高木兼寛の論文より、調査し始めた頃は明治14年までの資料）

ば名刑事の犯人探しのような、地道な手法である。現在は疫学的研究法として確立されている。

海軍は明治11年から総人員数、脚気患者数とその死亡者数を統計調査していた。それによると、総兵員４３３１～５１６６名中、毎年約20～40％が脚気に罹患し、６年間で２４１名が死亡していた（表1）。また脚気が大流行した明治10年は総人員（１５５２名）の４倍もの脚気患者（延６３４４名）が発生しており、一人の兵員が年に４回も脚気に罹患していたのである。

以前から脚気は夏に多いことが知られていた。そこで、彼は海軍の記録から発病と季節や気温との関係を入念に調べた。しかし、脚気と季節や気温との相関は見いだせなかった。彼は外国人医師たちの考えも調べてみた。東京帝国大学医学部教授のドイツ人医師ベルツは細菌が原因としていた。その教えを受けた陸軍軍医も細菌説を信じていた。京都療病院（京都府立医科大学の前身）の教師ドイツ人医師ショイベも伝染病説を唱えていた。他の外国人医師や海軍軍医の教師アンダーソンたちは風土病ではないかと判断していた。しかし、航海記録を調べてみると、サンフランシスコやホノルル、バンクーバーや豪州などの脚気がない海外でも日本の軍艦だけで発生している。したがって、日本の風土病の可能性は低いとみていた。細菌説にしても、日本で脚気が流行している時期ですら、横浜や長崎に長期碇泊中の外国軍艦では、脚気が全く発生していない。そのことから、細菌説も否定的だった。

多くの記録を調べてゆくなかで、彼は軍艦「筑波」の遠洋航海訓練の行動記録に着目した。最初の航海は冒頭で紹介した太平洋横断で、2度目は豪州への練習航海である。彼はそれらの記録を丹念に読んで、ある事実に気付いた。2度の航海でも、脚気患者は多数発生するのであるが、それは航海中であって、港に碇泊中は脚気が発生していないのである。そこで、彼は筑波に乗船していた士官に直接面会し、乗組員の行動について詳しく尋ねた。すると、乗組員らは港に碇泊中は交替で上陸し、街を歩き、名所見物を楽しんでいたが、食堂でのパン主食の洋食だけは辟易しているものが多かったとの話を聞いた。高木は、はたとひらめいた。港碇泊中に脚気が発生しなかったのは、乗組員が洋食を摂っていたからで、長い航海になると和食だけになるので脚気が多発するのではないか、つまり脚気の原因は食事（和食）にあるのではないかと。

彼はさらに海軍全体の脚気の発生状況と食事との関係を調査した。すると、士官には脚気の発生が少なく、多くは水兵であった。このことから、士官と水兵の食事内容の違いに何か要因が潜んでいるのではないかと思い、艦内と兵舎内の水兵の食事を視察した。彼は水兵の食事が米飯（白米）中心で、副食が極めて少ない粗食であることを知る。貧しい家庭出身が多い水兵たちは、幼少時から雑穀しか食べたことがなく、海軍に入っておいしい白米を食べられることに満足していた。水兵たちの副食が少ない理由は、海軍の兵食制度にあった。海軍は食事を現物支給から金銭支給へ変更していた。ただ、主食の白米だけは軍で購入・供給し、現金支払としていたが、副食は各自で購入することになっていた。しかし、水兵たちは食費を副食購入に当てず、多くは貯金するか地元へ仕送りしていたのである。高木は食事の内容が脚気に大きく関係しているのではないかとの確信を深める。彼は、一層、水兵の摂取する食物を調査。そしてセント・トーマス病院で学んだ実用栄養学を基に、食物の分析に取り組む。その結果、脚気患者の多い艦船や兵舎の食物では蛋白質が少なく、含水炭素（米飯）が多いことを突き止め、蛋白質と含水炭素の比率の異常が脚気の原因であると確信するようになる。

4　海軍の惨状

この頃、海軍を揺るがす一大事件が起きる。明治15（1882）年7月23日、朝鮮李王朝で内部対立していた守旧派兵士の反乱、壬午（京城）事変である。開化派を支援していた日本も不満の矛先となり、京城の日本公使館が襲撃される。海軍は初めて海外（朝鮮）に軍艦5隻と運搬船1隻を派遣する。清国は日本を牽制するため、巨大戦艦・定遠、鎮遠（両艦とも7335トン）と通常戦艦1隻を同じ港に派遣していた。清国との武力衝突の恐れもあったが、わが国の軍艦内部は戦闘できる状況ではなかった。多数の脚気患者が発生して艦内に横たわっており、死亡者もいたからである。幸い、平和条約が締結され、日本軍艦の惨状を気付かれることなく、清国軍艦は母国へ帰還した。日本海軍指導部は胸を撫でおろした。

不幸はこれだけではなかった。当時、日本最大の鉄製軍艦「扶桑…3777トン」（図7）は臨戦態勢で品川沖に待機していた。急航できるように乗組員は上陸を禁止されていた。しかし、海上生活と同じ状態にあったか

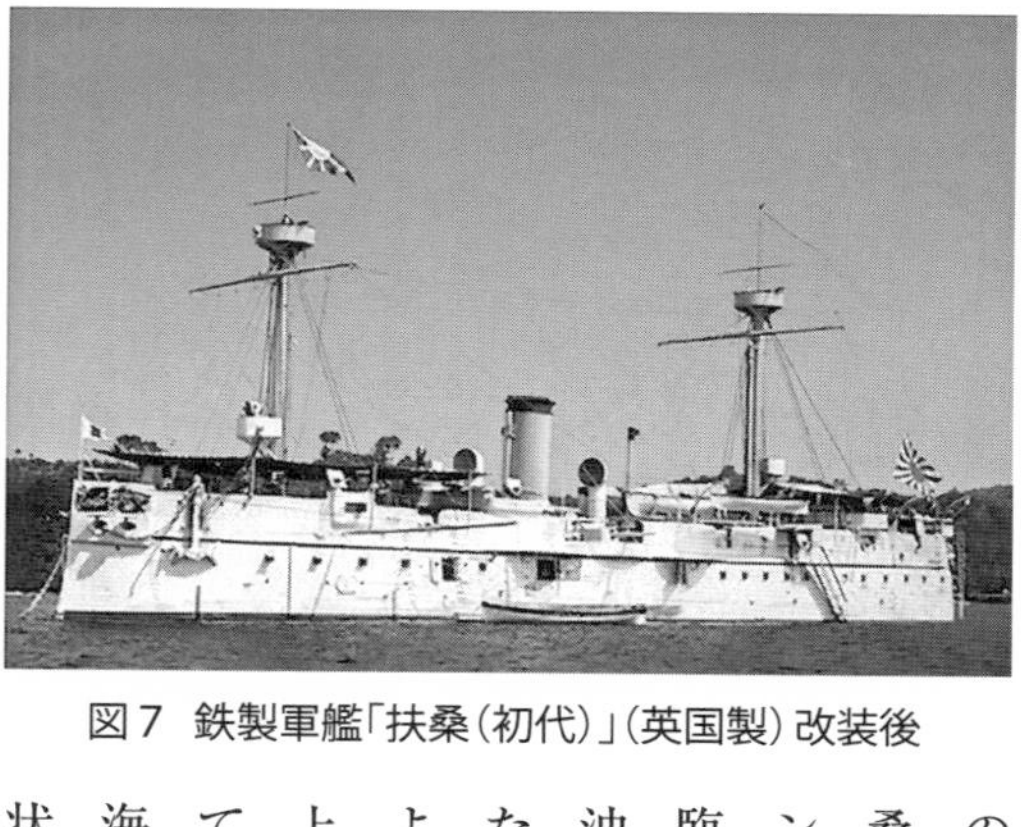

図7　鉄製軍艦「扶桑（初代）」（英国製）改装後

らであろう。309名の乗組員中、何と180名が脚気に罹り、150名は上陸させて加療せざるを得なかった。朝鮮への派遣は不可能だったのである。さらに、次々と艦船が帰還してくると、高輪の海軍病院には脚気患者があふれて収容しきれず、近隣の寺々の大広間を臨時の病室にせねばならぬ程であった。これでは戦闘どころではない。今、清国と戦争になったら、日本海軍は全滅する。海軍省内は騒然となった。

　この惨状は海軍卿・川村純義（図8）から明治天皇にも奏上され、陛下も憂慮された。海軍軍医部の脚気撲滅は国の命運を左右する最大急務となった。

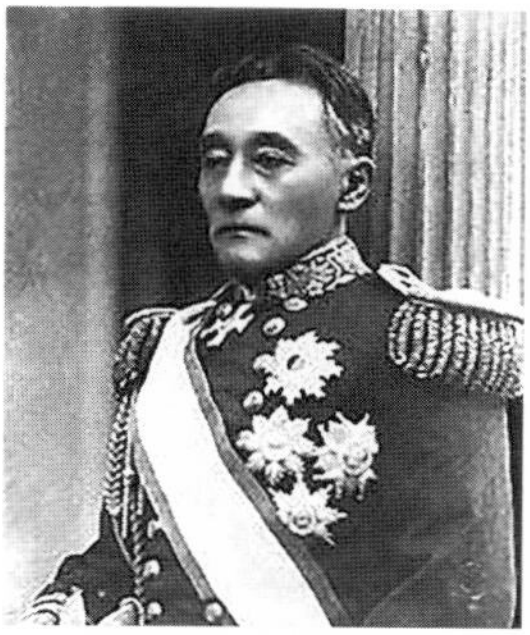
図８　海軍卿・川村純義
（薩摩藩出身、西郷隆盛の縁戚）

　当時の海軍軍医部の最高責任者は高木の恩師・石神良策亡き後、戸塚文海であった。戸塚は天保6年、備中（現在の倉敷市）に生まれ、幕府奥医師・戸塚静海の養子となり、適塾、シーボルトに学び、将軍侍医となる。維新後、海軍省に入り、明治9年8月の海軍組織改編で海軍医務局の初代医務局長、軍医総監になっていた。

　高木は戸塚に、自分のこれまでの脚気に関する調査結果を詳しく説明し、脚気の原因が兵食、すなわち蛋白質不足と含水炭素の過剰にあることを説いた。そして、その解決策として兵食を洋食に代えることを提案した。戸塚は、高木の説明に理解を示したが、兵食制度の変更は甚だ実行困難と返答した。それは、古来、綿々と米を主食としてきた日本人がパンを主食にすることには相当の抵抗があること、副食を金銭支給で代用してきた制度を止めると、その金銭を貯蓄に回してきた水兵たちの不満が嵩じること、さらにパン主食の洋食にするには海軍の経費が増大するので大蔵省が抵抗することなどが理由である。高木の認識も戸塚と同じだった。しかし、何らかの対策をとらねば、海軍の存在意義はなく、国の存亡にもかかわる。戸塚は実験的に期限を定めて、一部で採用してみてはどうかと提案し、高木も賛同した。そしてそのことを海軍卿へ上申することにした。明治15年10月7日、高木は「脚気病予防の義に付上申」と題する上申書を作成し、翌日、医務局長・戸塚文海の名前で海軍卿・川村純義へ提出した。その内容は、脚気のために海軍の戦闘能力が低下し、このままでは全滅すること、脚気駆逐の方法として、艦船の兵食を改めることを訴えた。ただ、経費と他のこともあるので、まず試みに2～3年間、3隻の軍艦に限り洋食に変え、他は従来どおりとすること、そして、各艦船、兵舎に脚気病調査委員を配置し、調査するとの内容の上申書である。

これを受け、川村は直ちに艦長15～16名を招集し、会議を開いた。その席に高木と海軍病院の軍医少監が呼ばれた。高木はこれまで調査した内容をまとめた資料を提示し、上申書の趣旨を説明した。川村は、兵食の金銭支給を廃し、その費用をすべて食費に使うことを伝えた。しかし、1名以外はことごとく反対であった。明治5年以来続けてきた食費の金銭支給は、食品仕入れ係が安く仕入れて、残りの金銭の分配高をできるだけ多くすることが慣習になっていた。したがって、これを突然廃止するのは、先年イタリア海軍が食物改良を行った際、水兵が暴動をおこした例もあるので、無謀であること。また洋食にすることについても、日本人は生まれた時から米食で育ってきた人種であり、これをにわかにパン主食の洋食にすることは不当極まりないとの議論が沸騰。会議は長時間に及び、紛糾した。そこで将官以上を集めて大いに協議し、川村が決をとって以下のように結論した。

1　将来、兵食の金銭支給を廃し、食物そのものを与えることを、ほぼ内定する。

2　改定にあたっては、兵食を管理する海軍省主船局が審理し決定する。

３　その改定にそなえて、医務局は、適正と思える食物の品種と量をあらかじめ定めておくこと。
４　右のため、医務局では、軍医監以上の者による会議を開いて協議を重ね、まず東京海軍病院内に於いて数名の患者にヨーロッパ風食事を与え、実験してみること。

この結論は、上申書の趣旨に沿ってはいるが、ことは急を要するとの訴えは聞き入れられず、「将来」ということと「ほぼ内定」という曖昧な決定となっている。また、米食を洋食（パン主食）に変更することも、「適正と思える食物の品種と量をあらかじめ定める」という程度にとどまっている。高木は落胆して、戸塚に報告した。戸塚は上申書の内容は理解されたことでもあるし、兵食制度は厚い壁だから一歩一歩進むしかないと慰めた。

高木は気を取り直し、まずは艦長会議で決定された海軍病院での実験に取り組むことにした。骨折や外傷などで入院している疾病のない兵士を第一班と第二班の５名ずつに分け、第一班は洋食、第二班はこれまでどおりの米主食の日本食とし、期間を４週間として比較実験した。洋食の献立には苦労した。３食すべてをパン食にするのは無理と考え、蛋白質と含水炭素の比率を考えて、栄養の数値を計算し、米飯も取り入れた献立とした。実験終了後、兵士たちの健康診断が行われた。両班とも脚気の発生はなかったが、洋食班の方は不慣れな食事で食欲が低下したためか、体重は減少していた。しかし、健康状態は日本食班より良好であった。この実験で、兵士たちは洋食に耐えられることとその費用が日本食の２倍かかることが明らかとなった。この結果は戸塚医務局長名で海軍卿へ提出した。

年が明け、明治16年は高木にとって多忙で重要な年となる。兵食制度の改定は海軍省主船局が審理、決定することになっていたので、高木と戸塚は、主船局に何度も働きかけたが、全く進展はなかった。

業を煮やした高木は戸塚の諒解を得て、艦隊司令長官に直接、要請することにした。中艦隊（のちの連合艦隊）司令長官・仁礼景範少将（薩摩藩出身）は、かねてから金銭支給の兵食制度に批判的で、改定を要請していた。それを知っていた高木は、仁礼少将に洋食採用の要請書を送った。しかし、仁礼が兵食の金銭支給を批判した理由は、個々の水兵に食物購入を任せていては食中毒や感染を招く恐れがあることと、戦時には各水兵が食物を購入する余裕などないことが理由であった。したがって、仁礼は高木の要請する洋食へ変更することまでは考えておらず、逆に洋食導入は困難と考えていた。仁礼は予算のこともあり、海軍省の許可なく変更することはできないので、兵食の金銭支給を止め、現物支給を求める趣旨の上申書に、洋食変更は難しいとの意見を添え、高木の要請書も付けて海軍卿に提出した。7月6日、川村は洋食への変更は別にして、兵食の金銭支給を廃し、現物支給にする調達方法や費用などの調査を会計局長、主船局長、医務局長に命じた。

話は前年に戻る。明治15年12月19日、軍艦「龍驤《りゅうじょう》」（図9）が品川沖を出航した。ニュージーランド、チリ、ペルーなどの南洋からハワイを経由する遠洋練習航海で、その距離は2万2215里（およそ8万8800キロ）の大航海である。艦長は伊東祐亨大佐（日露戦争時、大本営軍令部長、後に元帥）で、乗組員には加藤友三郎少尉補（後の総理大臣、元帥）、出羽重遠少尉補（後に大将）、藤井較一少尉補などがいた。藤井は日露戦争の

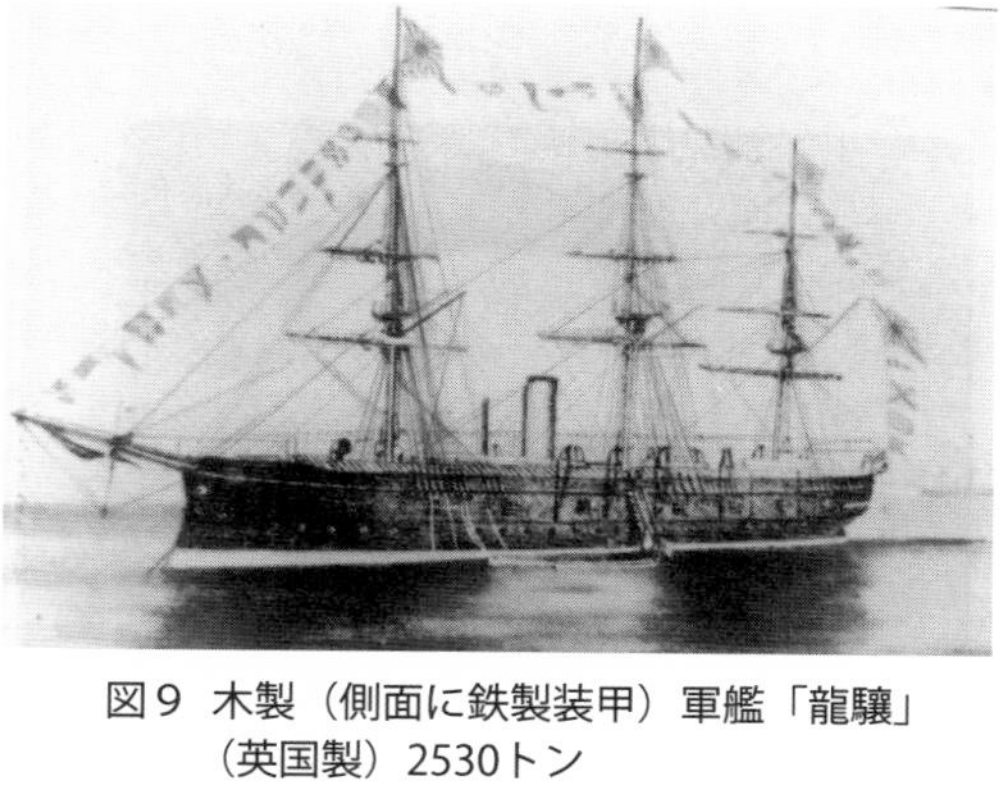

図9　木製（側面に鉄製装甲）軍艦「龍驤」（英国製）2530トン

日本海海戦時の第二艦隊参謀長。ロシア海軍の対馬海峡通過を予見・主張し、東郷司令長官の決断・運命の一日を導いた。後に大将となった人物である。

明治16年9月16日、軍艦「龍驤」が9か月間もの長期遠洋航海から帰還した。伊東艦長からの報告を受け、海軍省幹部には衝撃が走った。それは二つの大事件が起きていたからである。一つは火薬庫の火災。赤道祭開催の夜、火薬庫から出火した。火薬に引火すれば、大爆発で艦は沈没する。必死の消火活動で鎮火した。出火原因は碇泊地で打ち上げる予定の花火であった。それらの花火は甲板へ移動させたが、翌日もそこから発火した。これは直ぐに鎮火した。発火し易い花火は全て打ち上げ処理し、事なきを得た。

二つ目の大事件は脚気患者の多発である。最初の寄港地はニュージーランドのウェリントン、次はチリのバルパライソ、それからペルーのカラオである。カラオには4日間だけ碇泊し、最後の寄港地、ハワイのホノルルへ向かった。その大航海である。その距離5526里（2万1200キロ）の大航海である。品川からウェリントンまでに3名、ウェリントンからカラオまでは24名の脚気患者が発症し、3名が死亡したが、カラオからホノルルまでの航海になると、脚気患者が急増した。死亡者も増えて水葬に付した。その後も死亡者が続々と出て、乗組員は恐慌状態に陥った。通常、帆船型軍艦の航海は帆走が原則であったが、伊東艦長はできるだけ早くホノルルに到着して、患者の治療に当たらせるべく、蒸気走にした。しかし、火夫たちも脚気で倒れてしまったので、艦長はじめ士官も率先して石炭を蒸気機関に入れる作業を行った。ホノルル到着までの45日間に、乗組員378名中138名が脚気で倒れ、14名が死亡した。ホノルル到着後、患者を病院へ搬送したが、現地の医師たちは原因が解らないので有効な治療もできず、さらに8名が死亡した。この航路での死亡者は22名になった。ホノルル碇泊中は脚気の発症はなく、軽症者も徐々に恢復した。全員恢復まで32日間の碇泊を余儀なくされた。その後、従来の食料を全て廃棄し、新たにパンや肉類などを積み込んでホノルルを出航した。日本までは4103里（1万6400キロ）であったが、この航路41日間での脚気はごく数名の軽症者が出ただけであった。しかし、全行程270日の脚気患者は169名、乗組員の45%、死亡者は25名、脚気患者の14・8%にも達し、海軍医務史上最大の惨事となった。

5　脚気撲滅へ

この「龍驤艦」脚気病報告は伊東艦長から川村海軍卿を通じて海軍医務局長・戸塚文海に伝えられ、戸塚は直ちに高木を呼んでこの惨状を知らせた。戸塚と高木は、海軍の命運は脚気撲滅の成否にかかっていることを更に強く確認し合った。高木は、海軍省幹部は衝撃を受けているに違いないので、兵食改革を一気に進める絶好の機会と捉えた。それにはまず、「龍驤」の調査委員会設置の上申を戸塚に提案した。戸塚も大いに賛同してくれたが、上申書は高木の名前で提出するよう指示された。戸塚はこれを契機に辞任し、後任に高木を推薦するとのことであった。高木は慰留したが、戸塚の辞意は固かった。高木は直ちに草案を作成し、戸塚とも協議の上、海軍医務局副長・高木兼寛の名前で、明治16年10月1日、「脚気病調査の義に付上申」を川村海軍卿に提出した。その2日後、戸塚は辞表を提出した。さらにその2日後、高木は海軍医務局長の辞令を受け、海軍医務関係の最高責任者となった。34歳という若さであった。川村は高木の上申書を受け入れ、「龍驤艦」脚気病調査委員会が発足した。委員長は真木長義少将（佐賀藩・長崎海軍伝習所出身）以下10名の少数精鋭である。もちろん高木も入っている。真木委員長は高木を信頼し、調査主任心得に任命して、委員会活動の中心人物と定めた。高木は土、日を除く毎日、委員会を開いた。

その頃、以前から予定されていた海軍生徒訓練のための軍艦「筑波」が遠洋航海の準備中であった。高木は「筑波」が「龍驤」の二の舞になることを危惧した。彼はこれを回避すべく、兵食の金給制度を廃止し、食費を全額食料購入に当てるべきとの上申書「食料改良の義上申」を川村に提出した（明治16年11月24日）。これに遡ること、同年7月6日、高木の上申により、川村は兵食の金銭支給から現物支給へ改めた時の食物調達と支給方法、経費の増減などの調査を会計局長、主船局長、医務局長に命じていた。しかし、その後は一向に進展がなかった。高木はこのままでは遅々として進まないと考え、政府部内で強い発言力を持つ前内務卿・伊藤博文に嘆願した。伊藤は「陛下も常日頃、このことをご心配なさっておられるので、陛下にご謁見下されます様お願い申し上げておく」とのことであった。また、伊藤の計らいで、有栖川宮威仁親王（会津戦争や西南戦争の総督として総指揮をとり、天皇の信任も篤い）にもお願いした。それらの嘆願が功を奏し、数日後に天皇陛下に拝謁を賜ることになった。

明治16年11月29日、高木は川村海軍卿に伴われて赤坂皇居に参上した。有栖川宮親王と伊藤博文が臨席していた。高木は陛下を前に、海軍の惨状を訴え、これまでの脚気の調査・分析結果とその駆逐策について詳しく解説した。彼は脚気の原因は細菌や風土病などではなく、食事の調合不良が原因であり、兵食を白米からパン食や肉食へ変更する必要性を訴えた。また、兵食の金給制度もその要因になっていることなどを説明した。最後に陛下のご英断によって、兵食が改良されるようお願いした。天皇は高木の緻密で説得ある調査・分析と国を思う信念に強く心を動かされ、「いい話を聞いた。海軍のために一層努力するように」とのお言葉を発せられた。この後、川村は高木の上申を受け入れ、「筑波艦」

の遠洋練習航海では兵食の金給制度を廃止し、全額食費に当てるよう指示した。さらに、「筑波艦」脚気病予防実験の調査委員として筑波艦長・有地品之允大佐以下4名を任命した。また、海軍全般の食料調査を行い、毎月医務局に報告するよう、艦隊司令長官、海軍兵学校長、海軍裁判所次長らに指示した。有地艦長以下、「筑波艦」脚気病調査委員は高木を全面的に支持した。有地は「筑波」の脚気予防実験航海が海軍にとって極めて重要であることを乗組予定者全員に訓示し、彼らも高木の定めた食料を摂ることを誓った。

年が明けた。明治17年は高木にとって、また海軍にとっても運命の年となる。1月15日、川村は「下士以下食料給与概則」を全海軍に通達し、兵食の金給制度を廃止した。概則には高木が定めた食料の内容（米、牛・豚・鳥・魚など肉類、野菜、豆類、小麦粉、牛乳など）も記載されていた。高木は自分の要望が取り入れられたことで嬉しかったが、まだ不満があった。それは「筑波」の遠洋練習航海の内容である。予定の航路はホノルル、ウラジオストック、釜山へ寄港するだけの「龍驤」より遥かに短い距離であった。「筑波」を脚気病予防実験艦とするならば、「龍驤」と同じ航路でなければ比較する意味はない。彼は川村にそのことを何度も嘆願したが、これまで彼の要請を受け入れてきた川村は一転して「それは受け入れられぬ」と頑として首を縦に振らなかった。経費の増大が理由である。「筑波」の航海は以前から予定されていたもので、予算も既に決定されており、航海予定日数は140日であった。「龍驤」の航海日数は206日の予定であったが、脚気患者が多発したため2か月も遅れた。そのため、資金が底を尽き「病者多し、航海できぬ、金送れ」と悲痛な電報を海軍省へ送ってきていたのである。「筑波」を「龍驤」と同じ航路にすると、5万円の費用を捻出せねばならない。当時の国家予算が8300万円、海軍全体の予算が300万円である。当時の5万円を現在に換算するとおよそ十数億~20億円にもなる。海軍卿といえどもそう簡単に決められるものではない。かなりの高額である。

しかし、ここからが高木の真骨頂である。彼はいかに費用が嵩もうとも、脚気の予防法が確立しなければ海軍の存続はないと、「筑波」の航路を「龍驤」と同じにするよう川村に決断を迫った。しかし、「筑波」の航海予算は既に大蔵省を経て、閣議決定済みである。川村は大蔵省が拒否すると考えていた。高木は日本の盛衰にもかかわることだと必死に説き、何度も頭を下げたが、川村は大蔵省が許可しないと言うばかりである。そこで、高木は思い切って、自らが直接大蔵卿に嘆願することを許可してもらいたいと願い出た。川村はそこまで言うならと、自分の代理として交渉することを許可した。高木は礼を述べると、すぐにその足(人力車)で大蔵省へ向かった。そこへ着くと、大蔵卿・松方正義(薩摩藩出身、図10)に面会を求めた。しばらく待たされた後、松方の部屋へ通された。高木は「筑波」の実験航海がいかに重要であるかを熱く語った。松方は以前から海軍の脚気による惨状を聞いていたこともあり、理解を示してくれた。しかし、

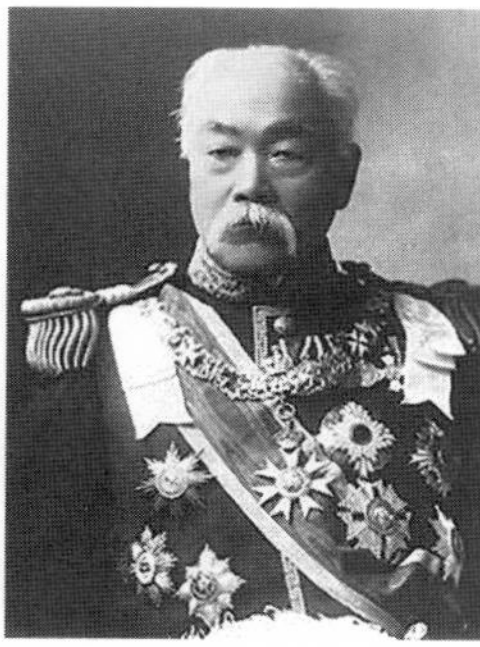

図10 大蔵卿・松方正義

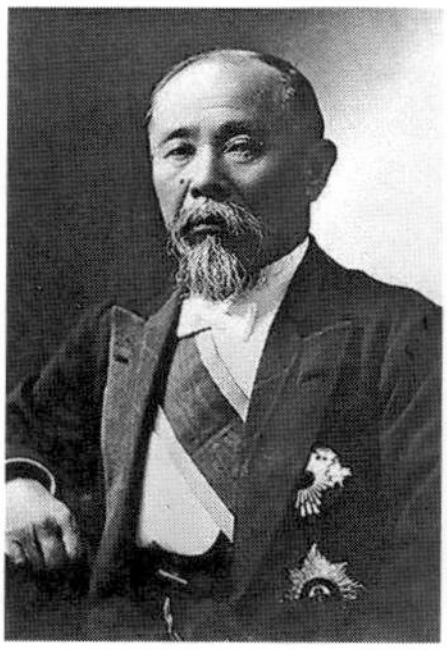

図11 参議・伊藤博文

「内閣閣議の決定事項だから自分の一存ではどうにもならない。参議の伊藤博文の同意を得て内閣閣議に取り上げてもらう必要があるので、伊藤参議にお願いしては」とのことであった。彼は松方大蔵卿に感謝し、再びその足で伊藤邸に向かった。幸い伊藤(長州藩出身、図11)は在邸していて、すぐに座敷に通された。高木は「筑波」が「龍驤」と同じ航路を

とることの重要性を力説した。伊藤は「陛下が脚気のことをご憂慮されていることから、筑波の実験航海で解決の道が開けるのなら、内閣の議題に取り上げるべき」とのことで了承した。そして、「閣議の時には海軍卿と共に出席して説明するように」と指示された。

翌朝、高木は昨日のことを川村に報告した。川村は「そうか」とだけ言った。川村は自分の代理人として大蔵卿に交渉することは許可したが、伊藤参議にまで嘆願に行ったことが不快であったのかもしれない。高木の要請に川村が難色を示していたことは海軍省内では周知の事実であり、高木が政府重臣にまで説得工作したことに反感を抱くものも少なくなかった。しかし、「筑波」の軍医長・青木忠橘・大軍医が高木の部屋を訪れ、有地艦長以下乗組員全員、食料積込の手筈も全て完了して、意気盛んなこと、そして「筑波」の実験航海は「龍驤」と同じ航路を取ることを一同切望していると勇気づけてくれた。高木は「龍驤」脚気病調査委員会にも「筑波」の航路を「龍驤」と同じにする件を上程。全員一致でこれを決議し、真木委員長と共にその決議をもって川村に尽力を懇願した。川村は「内閣決議事項なので、自分に裁決権はない」と素っ気ない返答だった。

数日後、大蔵省から川村宛に書面が届いた。その内容はおよそ次のようであった。「筑波の遠洋航海の件については、内閣会議で討議されるとされていたが、国家の存亡にかかわる重大事であるので、会議の同意を得る必要はないことになった。大蔵省で検討した結果、その費用は来年度上半期の予算から、特別に繰り上げ支出されることに決定した」。高木はこれまでの苦労が報われたことに感激し、嬉しかった。川村も祝いの言葉をかけ、高木は謝辞を述べた。すぐに医務局長室に戻った高木は、有地艦長に書簡でこのことを知らせた。

「筑波」の航海予算承認の経緯については、もう一つ別の資料がある。高木が後年、講演した時の記録である。それによると、高木が松方大蔵卿に5万円の経費をお願いしたところ、松方は「私の金ではないから即答はできないが、伊藤に話しておけ。伊藤が賛成すれば異議はない」と言った。そこで、伊藤博文に話したところ、伊藤は「海軍省で300万円の経済（予算）に5万円の金が出ないことはなかろう。そんな筈はない」と言う。高木は「けれども（川村海軍卿は）できないというお話でありますから、私には何ともすることはできません。何卒大蔵省から5万円の支出をお願いします。ご賛成を願えば、松方大蔵卿が承諾するというお話でありました」と嘆願した。伊藤は「宜しい。承知した。明後日内閣閣議だから、明後日出て来なさい。海軍卿が海軍省に関する書類を携えて登閣なさい。その時、その筋の者に聞かなければならぬということのないように、有るだけの書類を持って来なさい」とのことであった。高木は海軍省へ戻って（川村に報告すると）「説明が入り用であるかもしれないから、お前（高木）も一緒について来い」と言われた。（ところが同席していた）海軍主計総監の長谷川貞雄が「来年度の上半期の分を使用して宜しいということならば、今度の航海に差し支えはない」と言い出した。すると（川村が）「上半期、差し支えない。5万円の支出を願うというならば、お前（高木）の言うとおり航海をさせることができる」と言ったので、大蔵省に特別支出を願い出ないことになった。

つまり、この記録では、海軍省内部で決着している。また「筑波」の航路については、高木と有地艦長が「龍驤」と同じ航路にするべきと主張したが、川村は合意しない。その話の最中、火事を知らせる半鐘が鳴り、その火元が有地艦長の住居（木挽町）附近だとの報告が入った。川村は「筑波」の航路決定を先延ばしにしようとしたが、有地は「その方（航路のこと）が大事であるから、今ここで川村卿が決定するまでは、家は焼けても帰らない」と言い張った。それで川村もとうとう「それじゃ、まあ、それで宜しかろう」と合意したという。高木は有地艦長を尊敬すべき人物と高く評価している。

いずれにしても、「筑波」の予算と航路は高木らの要望どおりとなった。ただ、「筑波」出航まではあまり日数がない。高木は急いで、「筑波」の食事の献立（食量表）作成にとりかかった。彼は蛋白質と含水炭素の比率が適正になるように食量表を何度も修正し、完成させた。その表を有地艦長に渡して食料の調達を指示した。青木大軍医には、航海中、毎日曜日に乗組員の体重測定と病気発症時にはその病名を詳細に記録するよう指示した。さらに寄港地到着後、概要報告書を医務局に送るよう求めた。明治17年2月2日、高木は「筑波」用の食量表を全海軍で実行するよう川村に要請した。川村は全艦船、兵舎、学校にこれを配布し、同年2月9日をもって実行するよう通達した。

6　偉大なる航海・世紀の臨床実験

明治17（1884）年2月3日、軍艦「筑波」（図12）が盛大な見送りを受けて、品川沖を出航した。運命の実験航海である。艦長は有地品之允大佐（長州藩萩出身、後に海軍中将、男爵、図13）、軍医長は青木忠橘・大軍医（後に軍医少監）。総乗組員は333名（生徒25名を含む）であった。航路は「龍驤」と同じくニュージーランドからチリ、ハワイを経る遠洋航路である（図14）。

「筑波」出航後、高木は各碇泊港からの報告が届くまで、夜も眠れず体調もすぐれない日々が続いた。彼は、天皇にまで奏上し、有栖川宮親王や大蔵卿、内閣参議まで巻き込み、特別予算をもらってまで「筑波」の実験航海計画を変更させた責任を背負っていた。この航海に命を懸けていた。実験が失敗すれば切腹し、お詫びする覚悟であった。夜、

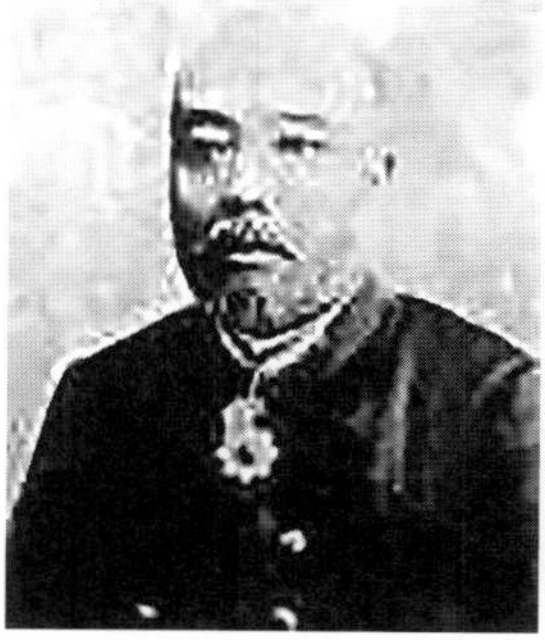
図13 艦長・有地品之允大佐

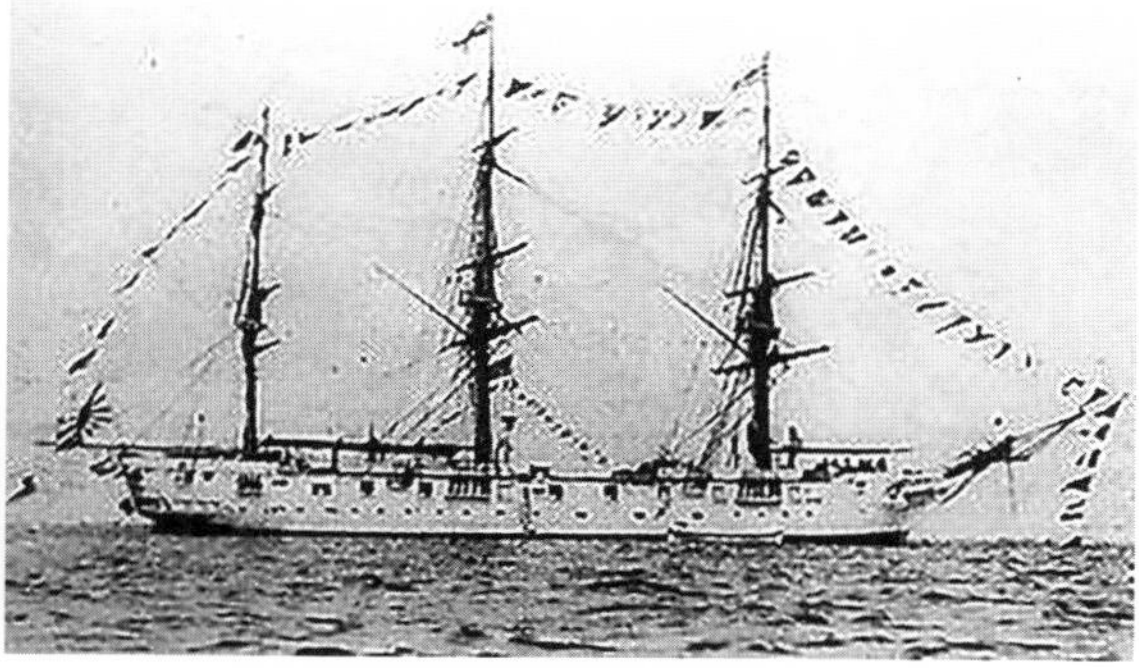
図12 軍艦「筑波」木製1978トン

眠っていても、「筑波」で脚気患者が多発し、実験が失敗に終わる悪夢で目が覚めることが幾度もあった。

３か月が過ぎた。５月28日、有地艦長からの第一報が届いた。「３月21日、最初の寄港地ニュージーランドのオークランドに到着。生徒３名、水兵１名、計４名の軽

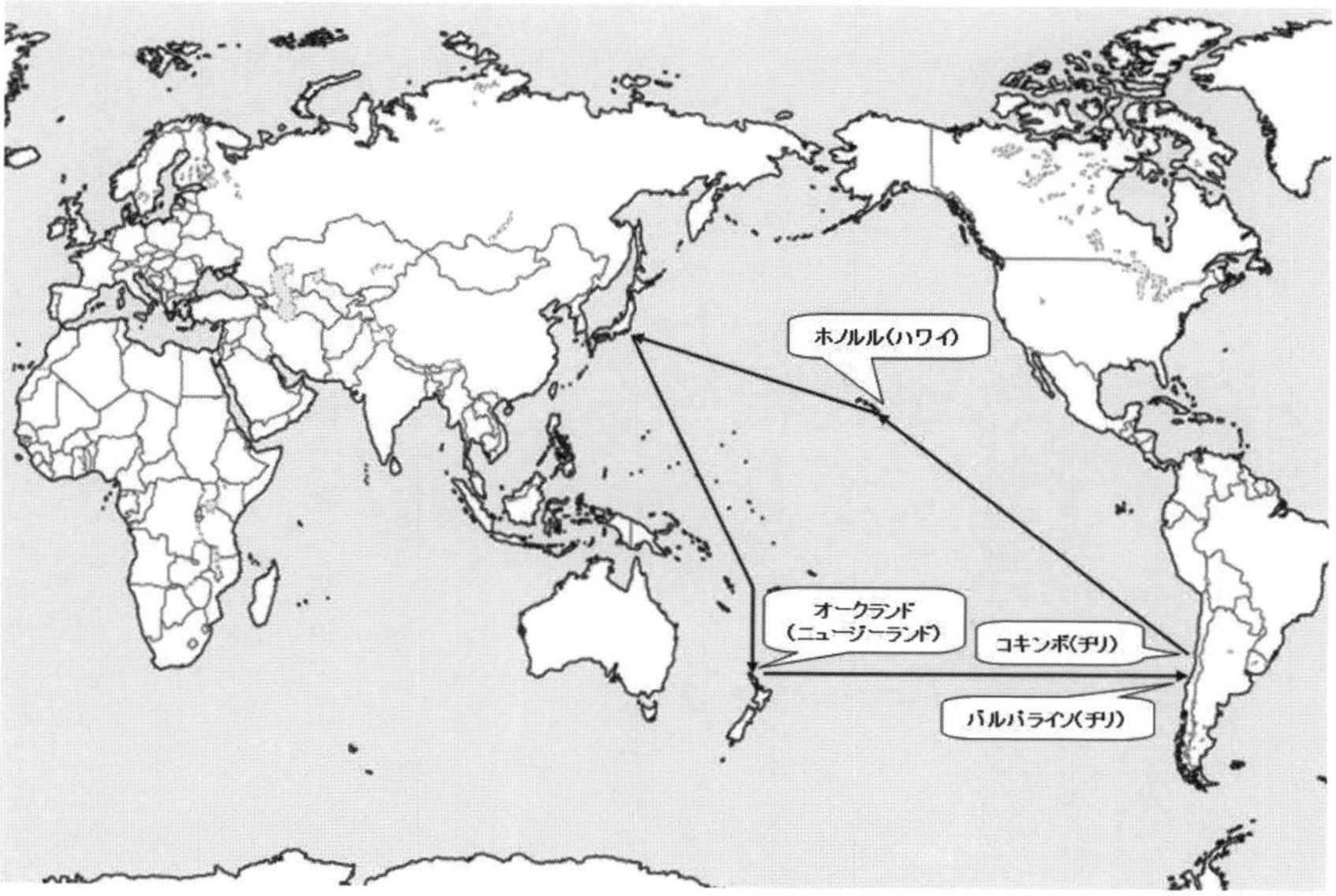

図14 筑波艦 実験航海航路図

症の脚気症状があった」との報告であった。しかし、まだ喜ぶのは早い。比較対照である「龍驤」の航海でもニュージーランドまでは、脚気患者は3名であった。差は全くない。まだ予断を許さない状況である。

秋になり、青木大軍医から第二報が届いた。4月20日にニュージーランドのオークランドを出航し、6月22日チリのバルパライソに到着。しかし、そこは安全でないため、5日後に出港して北上し、7月2日チリのコキンボに到着。そこからの報告であった。「生徒1名、水兵4名、準卒1名、計6名が軽症の脚気に罹ったが、4名は航海中に、2名も寄港後数日で恢復した」とのことである。ただ、「龍驤」の場合もニュージーランドからペルーのカラオまでは脚気発症24名、うち3名死亡とそう多くはない。ある程度減少したものの、差があるとまでは言えない。「龍驤」で多数の脚気患者が発症したのは、南米からハワイまでの航路である。したがって、チリからハワイまでの長期遠洋航路で脚気患者の発症をどの程度まで抑止できるのか、ここからが今回の「筑波艦」実験航海の最大の正念場である。

高木には不安の日々が続いた。次のハワイからの報告までは人生で最も長く感じた日々だった。眠れぬ日々だった。酒を飲んで眠りに入っても、「筑波艦」内に脚気患者が溢れ、次から次へ死亡者を水葬に付す情景が何度も夢に出てきた。「こんな食量表などなんの役にも立たぬ」と有地艦長が激怒し、青木大軍医がその表を破り捨てる夢も見た。あげくの果ては、「筑波」が航行不能に陥り、太平洋を幽霊船のように漂う情景までも浮かんできた。

10月9日夕刻、高木は川村海軍卿から呼び出しを受けた。有地艦長からの電信文が届いたからである。いよいよ「筑波艦」実験航海の命運を決する時である。「筑波」は7月30日にチリのコキンボを出航し、9月19日にハワイに到着していた。航行日数は52日。「龍驤」は途中から蒸気走にしたため航行日数は44日と短かった。川村から高木に電信文が渡された。高木は、最悪の場合、死も覚悟していた。どんな結果でも冷静に対処するつもりであった。しかし、電信文を見て手の震えが止まらなかった。そこには「ビョウシャ　イチニンモナシ　アンシンアレ」と書いてあった。「龍驤」で１３８名もの脚気患者が発症し、22名の死亡者まで出た南米からハワイまでの長期航路で、「筑波」は脚気患者を一人も出さなかったのである。

高木は電信文の文字を見つめながら、思わず胸が熱くなり、こらえきれず涙が漏れた。川村も目を潤ませ「よかったな」と声をかけた。川村は全面的な助力を約束した。高木は川村に頭を下げ、自室に戻った。「ビョウシャ　イチニンモナシ」の電信文が目に焼き付いていた。嬉しくて、頭の中で何度も読み返した。ここに至るまでの苦労の日々、陛下をはじめ政府重臣へ嘆願したこと、上司の石神、戸塚、部下の軍医たちと苦労を重ねて来た日々、これまで自分を支えてくれた人々、ウィリス、アンダーソン、妻や子供たちとの日々、そして自分を医師の道へ送り出してくれた亡き父や母との思い出が走馬灯のように次々と浮かんで来た。一気に涙があふれてきて、止まらなかった。「ビョウシャ　イチニンモナシ」の電信文に海軍省内は沸き立った。高木のところには祝いの言葉を述べに大勢の者が訪れた。特に真木以下「龍驤艦」脚気病調査委員会委員たちの喜びはひとしおで、皆で祝宴を催した。

11月16日、「筑波」が品川沖に帰還した。ホノルルから日本までは腸チフスで1名死亡しただけで、脚気に罹った者は一人もいなかった。全航海日程２８７日（「龍驤」は２７０日）で、脚気は15名と極めて少なく、脚気による死亡者は無かった。「筑波」の実験航海は大成功をおさめたのである。高木は食量表を徹底的に実行させた有地艦長と青木大軍医に心から感謝した。後日、脚気15名の中で8名が肉を嫌って全く食べず、また4名はコンデンスミルクを飲まなかったことが報告された。このことも高木が作成した兵食が脚気を予防するとの傍証となった。なお、後日の海軍医事報告撮要にはチリのコキンボからハワイまでの航海で「脚気1名あり」と記載されている。しかし、「1名あり」も「なし」も結論に全く差はない。結論が同じなら、数字は問題ではなく、結論をいかに印象深く、簡潔明快に伝えるかが電信文では重要なのだろう。有地艦長はこの航海最大の難関を乗り切って、いち早く高木ら海軍幹部に良い報告を伝えたかったに違いない。「ビョウシャ　イチニンモナシ（病者1人もなし）」は実験成功の報告とその時の歓喜を的確に表している。

有地艦長、青木大軍医以下乗組員は見事にその目的を遂行し、高木が改善した兵食が脚気を防止することを証明したのである。「筑波艦」実験航海の大成功により、海軍の兵食改革は一気に進んだ。

「筑波」が出航した直後の明治17年2月9日から、海軍では兵食を「筑波」と同じ食量表に統一することになっていたが、まだ徹底されていなかった。「筑波」が帰還した翌年の明治18年2月、米食に慣れた兵たちはパンや肉を嫌い、それらを艦から海へ投げ捨ててしまうとの報告があった。それならばということで、高木は米・麦を等分にした主食にすることを川村に上申し、川村は直ちに全海軍に通達した。さらに、これを徹底するため海軍全部門の責任者への啓発講演を提案し、川村も快諾した。同年2月24日、講演会が開かれた。前段として「龍驤艦」脚気病調査委員会委員長の真木少将が調査の経過と委員会の完了を報告した。次に高木が登壇した。これまでの詳しい資料で兵食改革の必要性を解説し、「龍驤艦」の惨状と「筑波艦」の実験航海の成功を示して、白米主食からパン、肉食への改善で脚気を撲滅できることを説明した。さらに、パンや肉が捨てられている事態に対応するため、米・麦混合食にすることで脚気を予防できることを訴えた。海軍存亡の危機から脱出するには兵食改革を確実に実行するしかないと熱く語った。講演が終わると、静まり返っていた場内から、大きな拍手が起こり、高木が降壇するまで続いた。

明治17年、脚気患者は激減し、翌18年以降は姿を消した(図15)。高木の兵食改善が正しかったことが証明された。同年3月になると、伊藤博文から「筑波」実験航海の成果を陛

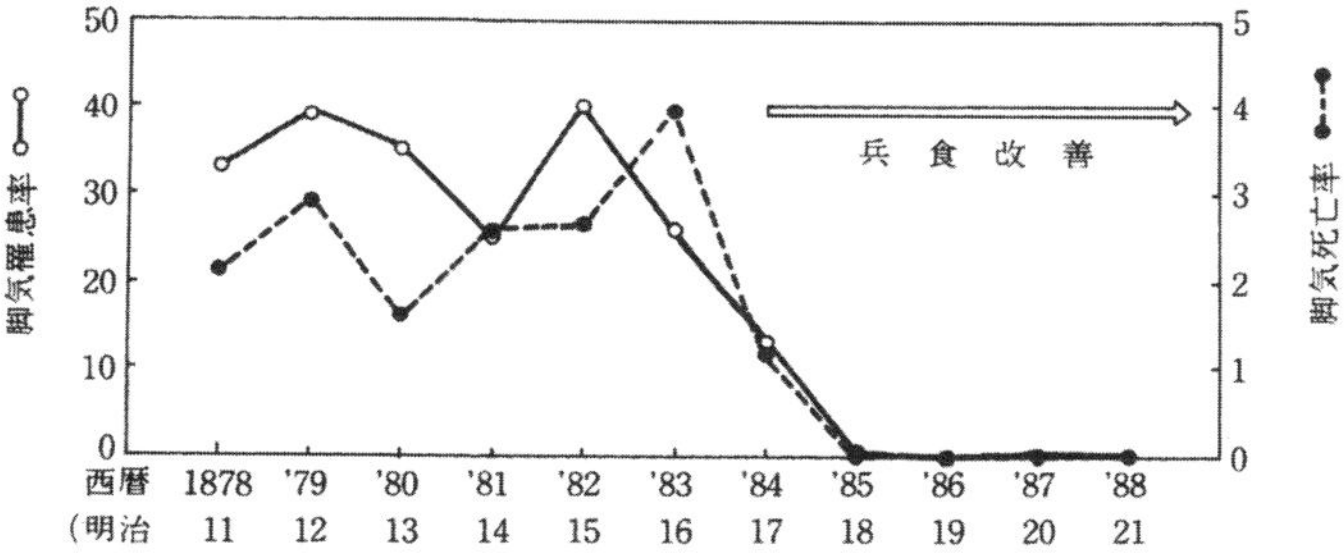

図15 脚気の罹患率と死亡率の年次推移・兵食改善の効果

下に奏上するようにとの指令が下り、3月19日宮中に参内した。高木は「龍驤」の調査報告とパンと肉類中心の兵食改善で「筑波」の遠洋航海では脚気を防止できたことを奏上した。陛下は脚気専門の高名な漢方医・遠田澄庵を深く信頼していた。遠田の主張する「脚気の予防は米食を断ち、小豆、麦を食べさせる」ことについて、高木に意見を求めた。彼は「まことにそのとおりと存じます。米こそ脚気にとって最も好ましくないと考えております」とお答えした。陛下は満足そうだった。

7 脚気論争

この後、高木はやはりパンを主食とするよう活動する。これと並行してこれまでの成果を医学論文にまとめ、大日本私立衛生会雑誌に送った。明治18年3月28日発行の同雑誌に掲載された。当然、彼の成

果を称賛する声が巻き起こると予想されたが、全く逆であった。ここから陸軍軍医部とその母体である東京帝国大学医学部陣による反論が始まるのである。いわゆる陸軍（ドイツ医学）対海軍（英国医学）の脚気論争である。相手は石黒忠悳（東京帝大医学部卒、当時陸軍軍医監）、緒方正規（東京帝大医学部卒、脚気病菌発見と発表、後に否定される）、大沢謙二（東京帝大生理学教授）、森（鷗外）林太郎（東京帝大医学部卒、陸軍一等軍医）など脚気病細菌原因説を主張するドイツ医学派（学理主義を重視）の人々である。中でも森は反論の急先鋒で、舌鋒は鋭く、論点は的確であった。彼は「高木の栄養学説に学問的裏付けがないこと、『筑波』の実験航海の結果は過去のデータ（龍驤艦）との比較であり、単なる偶然の一致の可能性があること、したがって『筑波』の実験では従来どおりの兵食を摂らせる群（コントロール）も設定して比較すべきだったが、それを行っていないこと、このように高木の学説は全く根拠がない」と徹底的に批判した。まだ脚気の原因が不明なこと、また当時は臨床試験の方法や疫学的な証明の方法が確立・評価されていなかったこともあり、高木は反論すべくもなかった。

　しかし、高木（図16）は原因不明でも、臨床実験で脚気予防に成功したことこそ真理である（英国医学の臨床実証主義）と自信を持っていた。彼は食物中のある栄養素の欠損によって脚気が発症することを指摘し、ビタミン発見の道を開くことになる。13年後、米の胚芽、米糠の成分（のちに化学構造が解明されビタミンBと命名）に脚気治療効果のあることが発見され、胚芽を除去した精製米（白米）の摂取が脚気の原因と分かる。高木の学説が証明されたのである。しかし、ビタミン発見後も日本の陸軍中心の医学界は細菌説を固持し続けた。高木の

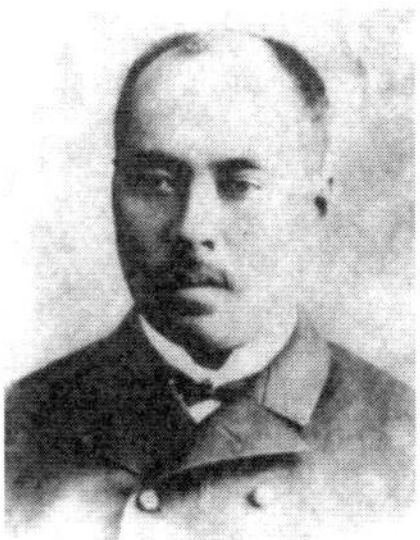

図16 脚気論争の頃の高木兼寛

学説を認めるのは森、高木が亡くなった後の大正14（1925）年4月、ビタミン発見から28年も後のことである。

脚気論争については長くなるので、またの機会に委ねるが、少しだけ高木を擁護しておく。彼は米食が脚気の原因とほぼ確信していた。「筑波」の実験で、森が主張するコントロール群を設定すれば、間違いなく脚気が多発する。したがって、人間性尊重の精神と臨床重視の英国医学を修得した高木にとって、そのような設定はありえなかったのであろう。現在では、臨床試験で高い死亡率が想定されるコントロール群の設定は倫理的に許されないことを考えると、高木は高い道徳を具えた尊敬すべき医師である。しかし、法律と同様、歴史も「不遡及」なので、現代の価値観で森の反論を非とすることも適切ではない。ただ、歴史を検証し、その結果を将来の糧とすることは重要である。高木は時空を超越した、永遠に称讃される人物である。

高木は日本初の英語の国際欧文誌、Sei-I-Kwai Medical Journal（成医会医学雑誌）を発行し、英文でも発表した。それを交換雑誌として世界に送っていたことから、国際的に権威ある医学雑誌「THE LANCET」が彼の論文を見て、高く評価し、明治20（1887）年7月と明治21（1888）年1月にその要旨を掲載した。日露戦争後、明治39（1906）年、米国コロンビア大学からの要請で高木は講演を行い、拍手喝采を浴びた。その後、米国の主要都市を歴訪し、ワシントンではセオドア・ルーズベルト大統領にも会っている。フィラデルフィア医科大学でも講演し、同大学から名誉学位を授与された。その後、英国へ渡り、母校のセント・トーマス病院・医学校で、特別講演を行った。5月19日、同26日、6月2日の3日間にも及ぶ講演で、この内容はほとんどそのまま「THE LANCET, May 19, May 26, June 2, 1906」に詳しく（合計15ページ）掲載された。この講演のなかで「龍驤艦」の惨劇と「筑波」の実験航海のことが語られている（図17）。

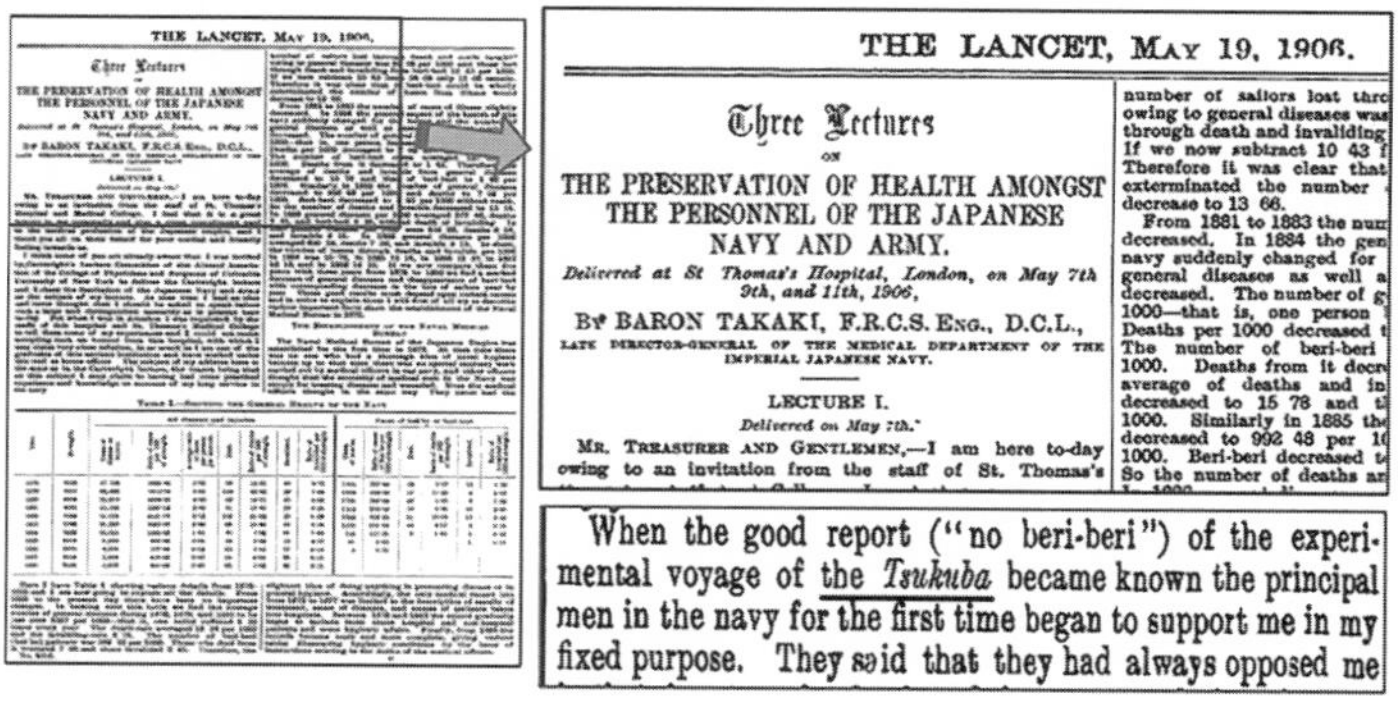
THE LANCET, May 19, 1906.
Three Lectures
ON
THE PRESERVATION OF HEALTH AMONGST THE PERSONNEL OF THE JAPANESE NAVY AND ARMY.
Delivered at St Thomas's Hospital, London, on May 7th 9th, and 11th, 1906,
By BARON TAKAKI, F.R.C.S. Eng., D.C.L.,
LATE DIRECTOR-GENERAL OF THE MEDICAL DEPARTMENT OF THE IMPERIAL JAPANESE NAVY.
LECTURE I.
Delivered on May 7th.
Mr. Treasurer and Gentlemen,—I am here to-day owing to an invitation from the staff of St. Thomas's
When the good report ("no beri-beri") of the experimental voyage of the Tsukuba became known the principal men in the navy for the first time began to support me in my fixed purpose. They said that they had always opposed me
図17 THE LANCETの論文（1ページ目）

高木は世界的に有名な数々の医学著書や教科書（ハリソン内科学やグッドマン・ギルマン薬理書など）にもビタミン発見の先駆者として紹介されており、日本よりも世界で名声を博した。昭和34（1959）年、英国南極地名委員会は南極の地名にビタミン発見の功労者5名の名前を採用した。高木岬、エイクマン岬、フンク氷河、ホプキンス氷河、マッカラム峰である（図18）。エイクマンは高木が亡くなって9年後の昭和4（1929）年、ノーベル生理学・医学賞を受賞している。高木はノーベル賞クラスの医学者といえるだろう。ちなみに、世界地図に日本人の名前が付

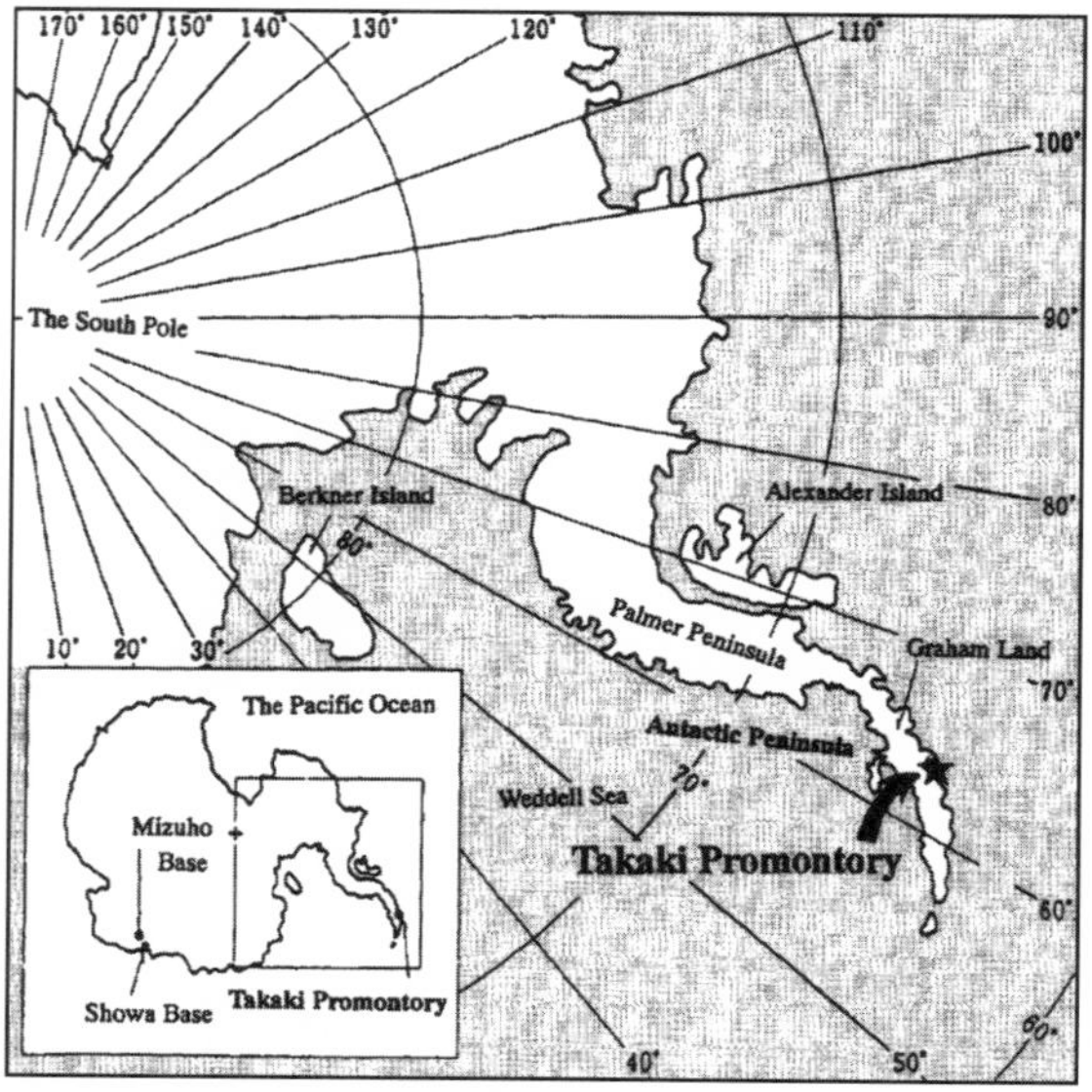

図18 南極大陸の高木岬（Takaki Promontory）

いているのは、間宮林蔵（間宮海峡）に次いで高木が二人目である。

8 医学校、看護婦学校、後年

高木の功績はこれだけではない。彼は東京帝大医学部を中心とするドイツ医学派の権威・理論主義、研究至上主義の医風に対し、臨床を重んじる英国医学による医師育成の必要性を感じていた。そこで、志を同じくする松山棟庵（英国学派医師、福澤諭吉の高弟）と共に、明治14年、成医会を結成した。患者を研究対象とみる医風から、病に悩む人間とみる医風へ転換しようと努力する。同年5月には成医会講習所を設置。翌年には有志共立東京病院（貧しい病人を無料診療する施療病院）を開設し、成医会講習所を成医学校と改称して、同病院内に移設した。このモデルは母校のセント・トーマス病院とその医学校であった。その後、東京慈恵医院医学校となり、有栖川宮威仁親王妃殿下を総裁とする社団法人慈恵会設立後、東京慈恵会医院医学専門学校と改称。最終的には現在の東京慈恵会医科大学へ発展する。

また、彼は英国留学時、セント・トーマス病院で医学知識と経験の豊富な看護婦の活躍に感銘を受けた。それが同病院内にあるナイチンゲール看護学校での看護婦教育によるものであることを知った。そこで看護婦教育の必要性を痛感し、日本初の看護婦学校、有志共立東京病院看護婦教育所を創設する（明治18年、現・慈恵看護専門学校）。その時、資金援助で創設に大きく貢献したのが、大山巌の妻・捨松である。大山は薩摩藩、西郷隆盛の従兄弟、戊辰・会津戦争で狙撃され下肢を負傷、日露戦争時の満州総司令官・元帥陸軍大将である。捨松の写真が残っている（図19）。

話が逸れる。彼女は、平成25年の大河ドラマ「八重の桜」に登場した。会津戦争で若松城に籠城した

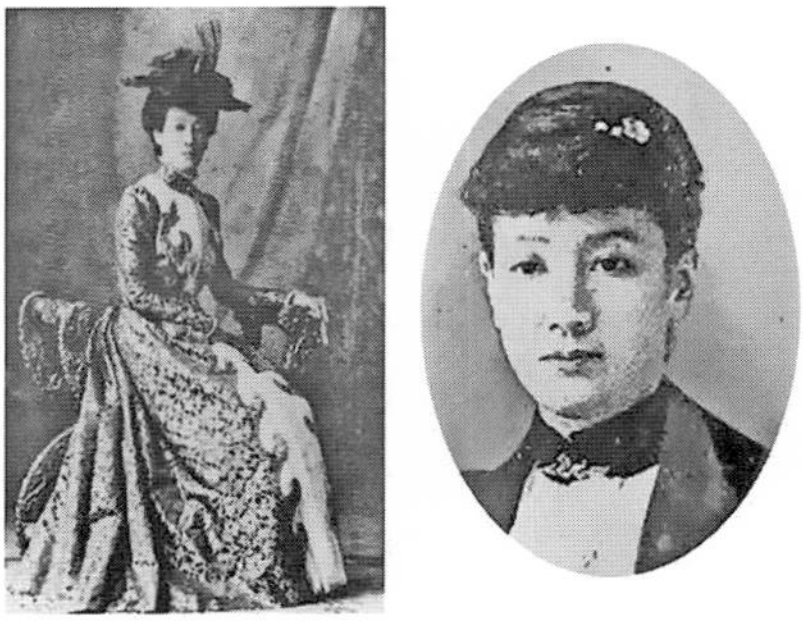

図19 大山（山川）捨松

時、凧揚げをした子供たちの一人、山川さき（咲子、留学時に捨松と改名）である。明治4年11月12日、初めての海外女子（官費）留学生として岩倉使節団と共に渡米した。当時はまだ11歳であった。使節団の中には最年少6歳の津田うめ（津田塾大学の創始者）もいた。10か月前には次兄・山川健次郎（会津藩白虎隊、後に東京帝大、九州帝大、京都帝大の総長を歴任）も既に米国エール大学に官費留学していた。捨松は11年間の留学から帰国後、留学同窓生の永井繁子と瓜生外吉海軍中尉（米国アナポリス海軍兵学校卒）との結婚披露宴に出席した。二人は留学中に知り合っており、恋愛結婚であった。その時、同宴会に出席していた大山巌が捨松を一目で見初めるのである。大山は早くに妻を亡くし（23歳、産褥熱）、3人の子供を抱えていた。捨松の長兄・元会津藩重臣・山川浩（大蔵）ら山川家は大山が遺恨の宿敵、薩摩の軍人であったことから、猛反対する。しかし、大山の従兄弟・西郷従道が山川浩を粘り強く説得し、二人は付き合うことになる。捨松は大山の人柄に惹かれ、自ら望んで彼の妻となる。彼女は名門ヴァッサー（女子）大学を優秀な成績（卒業生総代の一人に選出）で卒業したが、留学を1年延長したので、看護婦養成学校に通い、上級看護婦免許も取得していた。彼女は、わが国にも看護婦学校が是非必要と思っていたので、高木が資金不足で看護婦学校創設に苦労していると聞き、鹿鳴館で慈善バザーを開催。資金援助を行っている。

高木は海軍軍医総監そして日本初の医学博士となり、男爵、勲章も授かって、社会的には高い栄誉を得た。しかし、家庭での人生は社会による評価や本人の意志・願望とは関係なく、無情な世界の中で動いているようである。彼は6人の子宝に恵まれたが、長女は彼の英国留学中に6歳で病死。四男は3歳で病死。その4年後、大正4年1月、31歳で病死。次女・寛子は大正8年1月、三男・舜三（ニューヨーク三井物産社員）が37歳で急死（交通事故）。さらにその3か月後、次男・兼二（セント・トーマス病院留学、東京慈恵医科大学教授）も腸チフスのため39歳で病没した。残ったのは長男・高木喜寛（セント・トーマス病院留学、東京慈恵会医科大学教授）ただ一人となった。この頃から急に心を病み、体調を崩した。持病のリウマチが悪化、腎機能も低下して、脳溢血で東京病院（高木の個人経営、現・東京慈恵会医科大学附属病院）に入院。妻、長男ら親族に見守られながら、大正9（1920）年4月13日、逝去した。享年72。

9 おわりに

高木は医師・看護婦教育などでも数々の素晴らしい業績を残したが、やはり日本の将来を左右した海軍の脚気撲滅が彼の最大の功績である。明治37～38（1904～1905）年の日露戦争で陸軍では多数の脚気患者が発症したが、海軍ではそれがなかった。特筆すべきは、旅順包囲戦では、海軍兵も陸軍と一緒に陸戦を闘ったが、陸軍（白米主食の兵食）が膨大な脚気患者を出したのに対し、兵食改革を行った海軍は殆どなかった。この事実は、兵食以外の条件が全く同じであることから、偶然ではあるが森林太郎が反論の根拠とした（レベルの高い前向きの）比較試験となっていた。高木学説の正しさを高いレベルで証明した事実（根拠）である（次編「Ⅱ陸軍の脚気」で述べる）。高木による脚気の調査・分析や「筑波艦」の実験航海は、日本初の疫学研究だった。彼が日本「疫学の父」とも称される所以である。

海軍の脚気撲滅がなければ、日本海海戦の勝利はなかったかもしれない。そして日本海海戦の勝利がなければ、日露戦争の勝敗はどうなったかわからない。その意味で、高木は日本海海戦さらには日露戦争勝利の立役者である。もっと言えば、日本国の救世主と言っても過言ではない。彼自身が脚気撲滅の達成をどう評価していたのかについて、興味深い記録がある。彼は母校セント・トーマス病院・医学校での特別講演の最後に、次のように述べている。「脚気撲滅の達成は、第一に海軍首脳に一人の有能な人物、川村純義海軍卿をもったこと、第二に軍医の教育を熱心に行ったこと、この二点によってであると躊躇なく断言できる」と。川村は高木の活動を必ずしも快く思っていなかったかもしれない。しかし、それでも彼の活動を妬んだり、邪魔したり、陸軍における森林太郎のような左遷人事（異論もある）はしなかった。高木の言動を理解しながらも、海軍組織の最高責任者として、苦渋の判断があったのだろう。「筑波」の実験航海成功後は、積極的に支援している。高木も順風満帆とは言えないまでも、大局的見地でみれば自分の要望は叶えられていることから、川村を高く評価したのではないだろうか。

最後に、脚気撲滅の最大の山場、一大転機は何と言っても、高木が命懸けで大幅に計画を変更した軍艦「筑波」の遠洋実験航海である。脚気撲滅の栄冠は、高木兼寛を筆頭に、彼を支えた多くの人々、そして、この「偉大なる航海」を遂行し、「世紀の臨床実験」を大成功に導いた艦長・有地品之允大佐、青木忠橘・大軍医、さらに、改善された兵食の摂取を忠実に実行した331名の乗組員が一丸となって勝ち取ったものである。全員に称讃の拍手を送りたい。

本稿は主として吉村昭著「白い航跡」と松田誠著「高木兼寛の医学」をベースにした。しかし、それらの中で、航海のデータは数値が異なる部分もあったので、龍驤艦脚気病調査書、海軍医事報告撮要の資料を採用した。

【参考文献】

「白い航跡（上、下）」吉村昭著　講談社文庫

「高木兼寛の医学」松田誠著　東京慈恵会医科大学

「高木兼寛伝：脚気をなくした男」松田誠著　講談社

「高木兼寛伝」高木喜寛著、佐藤謙堂編集　１９２２年

「龍驤艦脚気病調査書」明治18年2月25日　海軍省　国立国会図書館資料

「海軍医事報告撮要」明治16年第三号　海軍医務局　国立国会図書館資料

「　同上　」明治17年第五号　海軍軍医本部　国立国会図書館資料

「KAKKE, OR JAPANESE BERI-BERI」The Lancet, Volume 130, No. I; 189-190, July 23, No. II;233-234, July 30, 1887

「Health of the Imperial Japanese Navy」The Lancet, Volume 131; 191-192, January 28, 1888

「Three Lectures on the Preservation of Health amongst the Personnel of the Japanese Navy and Army」By Baron Takaki, F.R.C.S.Eng., The Lancet, May 19;1369-1374, May 26; 1451-1455, June 2;1520-1523, 1906

「食事の改善と脚気の予防」（高木男爵のセント・トーマス病院医学校での特別講演）松田誠訳　第一〇〇巻記念論文慈恵医大誌１００、７５５～７７０、１９８５年

「鹿鳴館の貴婦人　大山捨松」久野明子著　中公文庫

（附）本編Ｉ は福岡市医師会・勤務医会・季刊誌「きんむ医」１６７号２０１３年１２月号に掲載したものである。

II 陸軍の脚気

森鷗外遺言の謎とドイツ医学導入の真相に挑む

1　はじめに

「……余は石見人　森林太郎として死せんと欲す。宮内省陸軍　皆縁故あれども、生死　別るる瞬間　あらゆる外形的取り扱いを辞す。森林太郎として死せんとす。墓は森林太郎のほか　一字も彫るべからず……」森鷗外（林太郎）の遺言の一部である。彼は亡くなる3日前、遺言を口述で託し、友人（東京帝大医の同級生）の陸軍軍医・賀古鶴所《かこつるど》が筆受した。墓は島根県津和野町の永明寺と東京都三鷹市の禅林寺にある。両方とも彼の遺言どおり「森林太郎墓」とだけ刻まれている（図1）。

　森は陸軍軍医のトップ、医務局長・軍医総監にまで昇り詰め、文学博士、医学博士、そして勲章や官位も授かっている（勲一等旭日大綬章、従二位）。その彼が何故このような、自らの栄典表記を辞する遺言を残したのだろうか。海軍軍医・高木兼寛の業績を調べている時、その疑問が頭の隅にずっと残って離れなかった。今も、折に触れて思い出す。また、森は軍医として最期まで脚気栄養学説を認めなかったというが、最高学府出身の医師が疾病の原因を理解できない筈はない。どの時点で、森は脚気の原因が白米だと知ったのだろうか。さらに、森はそのことを表明したのか、しなかったのか。様々な疑問が湧いてくる。

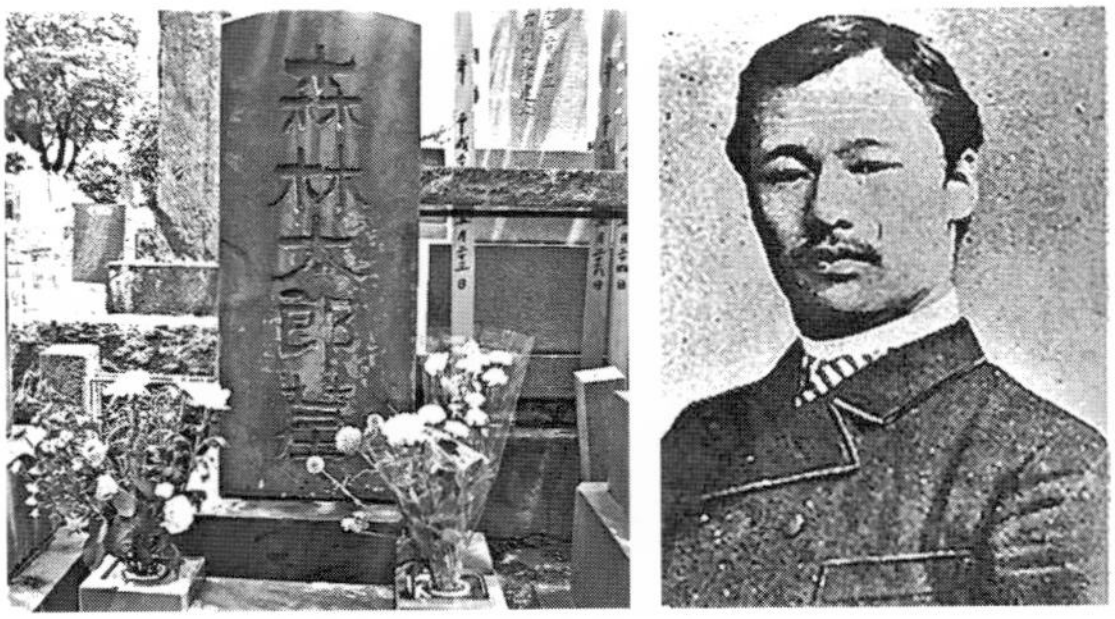

図1　森林太郎とその墓

　「本編Ⅱ」執筆の契機は、病院関係の月刊誌編集長からの依頼だが、それは「それらの疑問を解明せよ」との天の声（運命）に違いない。森林太郎は軍医として脚気とどのように係わったのか。そこに疑問を解く鍵があるのではないか。そう思って、脚気論争に取り組むことにした。また、その背景に関係があるとされるドイツ医学導入の真相解明にも挑んでみることにする。

2 米の歴史と脚気

平成25（２０１３）年12月、和食がユネスコ無形文化遺産に登録された。お寿司など日本の白米の美味しさが高く評価されているが、米食については苦い歴史がある。脚気である。

脚気は、玄米からビタミンB1を含む糠《ぬか》（胚芽を含む）を除去した白米（精製米）を主食としたことが原因の疾患、すなわちビタミンB1欠乏症である。下肢のしびれや浮腫をきたし、適切な治療を行わなければ、遂には心不全（脚気衝心）で死亡する。先人たちは何故、米を精製したのか。脚気論争を考えるに当たり、そのことも含めて、まず精米の歴史と脚気をまとめてみる。

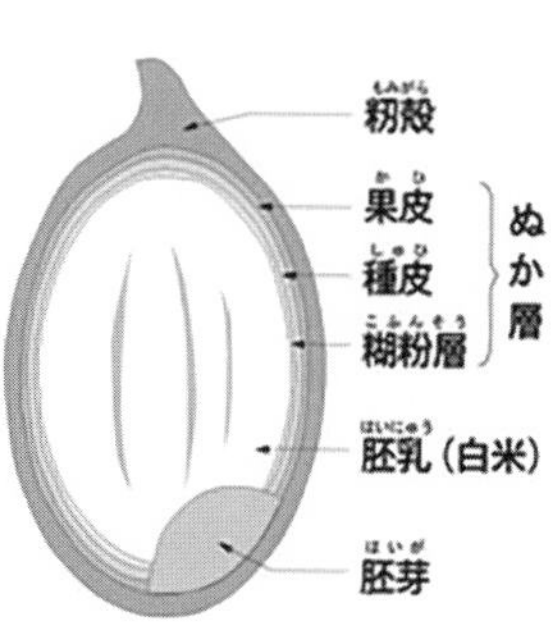

図２　米の構造

米の外側は籾《もみ》で被われており、それを除いたのが玄米で、玄米は薄い糠に被われ、その一部に胚芽がある。糠の内部は胚乳、これが白米（図2）で、炭水化物（エネルギー源）が主成分である。糠にはビタミン、ミネラル、食物繊維などの栄養分が含まれている。

稲作の起源は紀元前約1万年の中国、長江流域、湖南省周辺とされる。日本への伝来は縄文時代後期（陸稲）説もあるが、現在の水稲は弥生時代とい

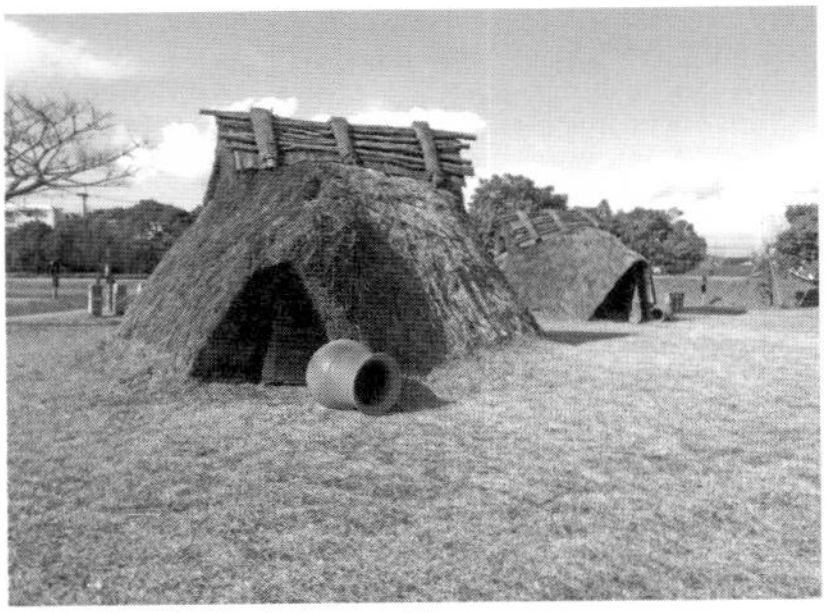

図３　板付遺跡（日本最古の稲作遺跡）

う（図3）。原始的な精米は弥生時代にはすでに行われていた。先人たちが米を白米にした理由は、玄米は固くて、粘りもなく、食感も悪い。炊飯には多くの熱が必要で時間がかかる。要するに玄米は美味しくない、調理が面倒だからである。後に、消化吸収が悪いという欠点も示されている。糠に栄養分があることはまだ知られていないので、白米は玄米の食物としての欠点を解消するために生まれたのである。

ただ、その頃の精製は、玄米を臼に入れて杵で搗《つ》くという手作業だったため、大変な労力を要した（図4）。そのため，白米は祭祀や貴族にだけ奉納された高級食品で、上流階級の人々しか食べられない贅沢な食物だった。

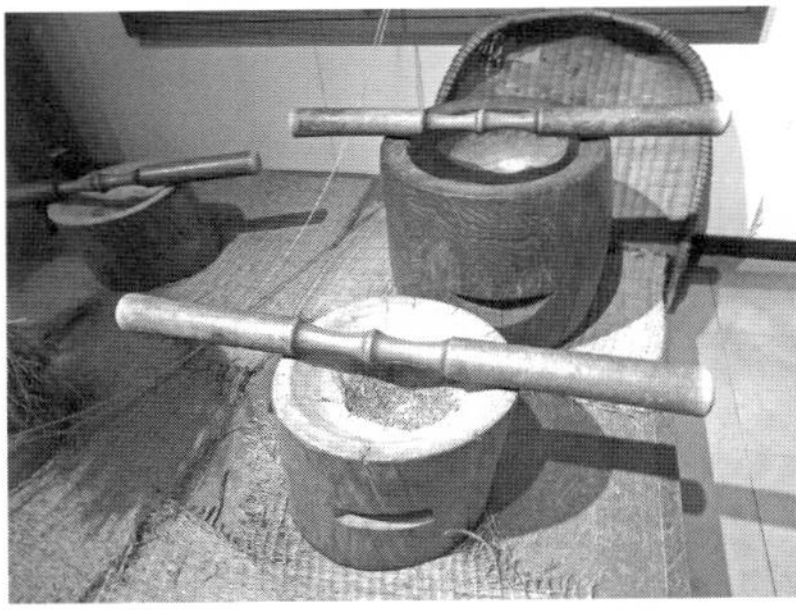

図４　臼と杵（板付遺跡弥生館）

したがって、脚気に罹ったのは貴族など上流階級の人々だけだった。古くから疾病としては認識されており、奈良・平安時代の日本書紀、落窪物語に脚気と思われる病気の記載が報告されている。その後、江戸時代になり、中国から足踏式石臼が伝わって、精製法が向上した。特に江戸では白米が普及し、上流階級以外の人々にも脚気が広がった。当時「江戸病《や》み、江戸患《わずら》い」と称された。参勤交代で、江戸勤めになると白米を食べるので発症し、帰郷すると雑穀米しか食べないことで治癒したので、そう呼ばれた。ただ、江戸で普及したとはいえ、白米を毎日の主食としていたのは、やはり貴族や殿様など上流階級の人々だった。幕末の将軍13代徳川家定、14代徳川家茂とその奥方・和宮などが脚気で命を落としている。明治天皇も脚気に悩まされていたが、ドイツ医学派の洋方医・侍医団を信頼せず、米食が原因との漢方医の遠田澄庵や海軍の高木兼寛の見解に賛同していた。主食を麦飯に変更して事なきを得ている（山下政三著『鷗外森林太郎と脚気紛争』）。

このように白米は裕福な階級しか食べられない高価で美味しい贅沢な食事だった。精製法の向上で江戸時代には広く普及したが、明治になっても、まだ地方では毎日の主食ではなかった。軍は兵食が白米であることを宣伝して兵隊を集めていた。それは入隊した兵士たちの多くは地方の貧しい農家出身だったので、普段は高級食物・白米（銀シャリと呼ばれていた）を食べることはできなかった。しかし、軍隊に入れば毎日食べることができることも入隊目的の主な理由の一つだった。このような時代背景の中で、論争が起こるのである。

3 論争の始まり

明治17年5月8日「陸・海軍上長官協議会」が東京築地の精養軒で開かれた。これは定例の会合で、上長官とは陸軍は二等軍医正、海軍は軍医少監、これら佐官級以上の者のことである。この時は、海軍が兵食を（和食から洋食へ）改善した軍艦筑波の実験航海中だった。この席で海軍の高木兼寛《たかきかねひろ》（軍医大監）（図5）が「脚気は食物中の窒素分不足による」との仮説に基づく脚気予防説を紹介した。これに対し、陸軍の石黒忠悳《いしぐろただのり》（軍医監）（図6）が「脚気細菌説」を主張して譲らなかった。石黒は「それなら西南戦争で政府

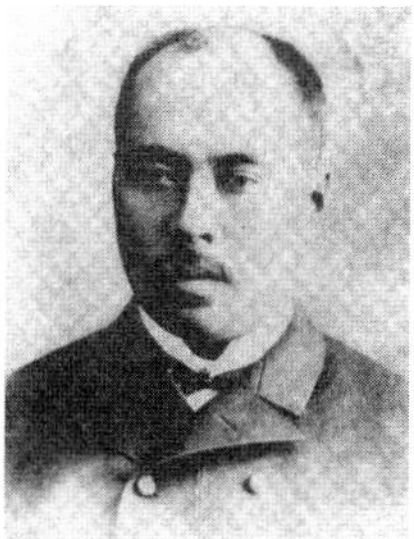

図5　高木兼寛

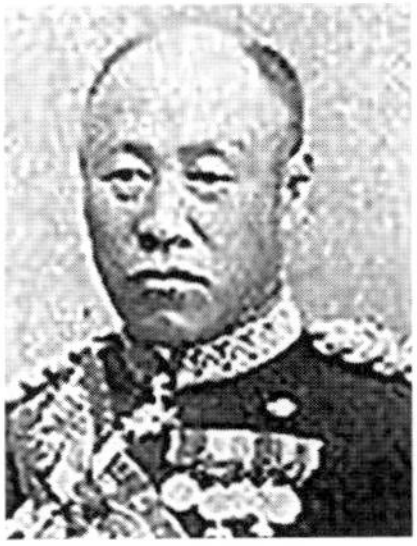
図６ 石黒忠悳

軍が熊本城に籠城した時、脚気が出なかったのはどうしてか」と反論した。高木は「兵食は不足したが、将軍自ら粟粥を口にして兵隊を守ったからではないか」と答えた。しかし、当時、兵食より粗末な食事だった農村には脚気はみられなかった。食物の内容が粗末だから脚気になるとの高木説は受け入れられず、議論は物別れに終わった。海軍対陸軍による脚気論争の始まりである（板倉聖宣著『模倣の時代（上）』）。

　この時、森林太郎は東京帝大医学部卒業後、陸軍に入ってまだ3年目で、その年の8月23日にドイツ留学へ旅立っている。森の階級は第一軍管区徴兵副医官（中尉相当）なので、この会合には出席していないと考えられる。ここで問題は、石黒の反論の内容である。彼は「西南戦争で籠城した政府軍に脚気がなかった」と発言しているが、これは事実と異なる。籠城時の病死はコレラ、腸チフスに次いで脚気が3位であることから、その背後には多くの脚気患者が発生していたと考えられる。また、高木は明治8年から13年まで、英国留学中だったので、西南戦争（明治10年2〜9月）のことは詳しく知らなかったのではないだろうか。

　明治17年11月16日、実験航海中の軍艦筑波が品川港へ帰還した。この航海の契機となった前年の龍驤艦の遠洋航海訓練では、乗組員378名中、169名（45％）が脚気になり、25名（14・8％）が死亡した。一方、兵食改善した筑波では乗組員333名中、脚気患者は僅か15名（4・5％）で死亡はなかった（吉村昭著『白い航跡（下）』、龍驤艦脚気病調査書、筑波艦南米航海医事報告）。この実験航海の大成功を受け、明治18年1月31日、高木は『大日本私立衛生会常会』でこの成果を講演した。これに対し石黒は同年2月5日「脚気談」という小冊子を発行して反論した。ここから海軍対陸軍＋東京帝国大学医学部との本格的な論争へ進展する。

石黒は高木の「窒素分（蛋白）不足が脚気の原因」との意見に対し、次のように反論した。幕末以降肉食が増えているのに脚気は益々増加している、地方より東京の方が肉食が増えているのに東京に脚気が多く地方に少ない、大名や士族には脚気が多いが貧しい人には少ない、脚気衝心で死ぬのは体格の良い人である、陸軍で監獄に入っている者は粗食なのに脚気が少ない、などから脚気は食事の蛋白不足が原因とは言えないとの意見である。高木は実験航海ではパンを主食にしていたが、伝統的な米主食の日本人に、パン主食は抵抗が大きかったので、米より蛋白分の多い麦（約2倍）への変更を主張した。これに対し石黒は麦の蛋白が多い（滋養には良い）ことは認めるが、麦は雪国や水田では作れない、炊飯に手間がかかる、腐敗し易い等の理由で行軍（戦時）には適さない、平時も炊飯の煩わしさから兵食には適さないと主張した。既存の兵食（和食）に原因があるとの高木の意見は事実だったが、食事中の窒素分（蛋白）不足が原因との見解は誤っていた。高木は石黒への的確な反論はできなかった。

この頃、高木は実験航海の成果を「脚気予防説」の題で『大日本私立衛生会雑誌』（明治18年3月28日発行）で発表した。これに対し、東京帝国大学医学部・緒方正規が同年4月7～8日の『官報』（第五二六号、第五二七号の衛生事項）に「脚気病菌発見」を発表し、4月14日、神田の大学講堂で講演した。緒方は高木の食物原因説を徹底否定し、脚気は細菌が病原体であると主張した。聴講していた高木は演壇に立って軍艦龍驤と筑波の例を挙げて自論を力説した。それを聴いた石黒は演壇に立って緒方の説を賞讃した（吉村昭著『白い航跡（下）』）。しかし、脚気菌については、後にドイツ留学中の北里柴三郎から否定する論文が発表された（北里柴三郎著『緒方氏ノ脚気「バチルレン」説ヲ讀ム』）。ただ、北里は脚気病細菌説を支持はしていたので、それを否定したのではない。北里は、細菌培養結果の不備や培養からだけでなく脚気患者の病巣を用いて動物実験で脚気を再現していないことなどから、緒方が発見した細菌は細菌同定結果の判断の誤りで、脚気菌だと断定はできないと指摘したのである。緒方の脚気菌は、その後の追試も成功せず、脚気菌の存在は否定される。ちなみに、緒方が北里の指導教官だったことから、北里は恩師を裏切ったとして、東京帝大医学部の学閥人事からは外されてしまう。しかし、北里はペスト菌の発見や破傷風抗毒素の発見と血清療法の開発など、彼の業績は世界から高く評価される。

その後、東京帝大生理学教授・大沢謙二が同明治18年4月25日の『大日本私立衛生会雑誌』に「麦飯の説」と題する論文を発表した。彼は「高木君は窒素の多い食物を食べることが脚気予防の第一だと言って、まず肉を、それが嫌なら麦をパンにして、あるいは麦飯にするよう薦めている。が、麦飯は米飯に比べて4倍も消化せず、麦の蛋白質（窒素分）は米の中の蛋白質の3倍も不消化で、5合の米から体に吸収される蛋白質は8匁（30・2グラム）余なのに、同量の麦から得られる蛋白質はわずか7匁（26・24グラム）に過ぎない。したがって、米飯の代わりに麦飯をとれというのは、全く意味がない」と述べた（吉村昭著『白い航跡（下）』）。大沢の批判は麦飯が米食より蛋白吸収面で劣るとの意見である。高木の実験航海の事実（兵食改革で脚気が減少したこと）を直接否定したわけではない。的はずれの論点だが、蛋白不足を問題視する高木にとっては不利だった。

話を戻す。森林太郎がドイツへ留学したのは脚気論争が始まった年（明治17年）である。留学の目的は「軍隊衛生学、ことに兵食の事について専ら調査するため」で、石黒の指示だった。明治18年10月10日、森は「日本兵食論大意」をドイツから石黒軍医監へ提出した。これは「栄養学的にみても兵の米食に問題はない」との結論だった。しかし、森が新たに実験あるいは調査したわけではない。既に日本で行われていたオランダ人軍医エイクマンの士官学校食物検査とドイツ人医師ショイベの兵隊の食物検査データを使って、栄養学の学説に基づき、従来の三大栄養素（蛋白質、糖質、脂質）を計算しただけだった。森はその報告書に「米食と脚気の関係有無は敢えて説かず」と明記し、米食と脚気との関係は一切論じていない。しかし、この報告によって、森は脚気論争に深く関わらざるを得なくなる（板倉聖宣著『模倣の時代（上）』）。

4 陸軍の脚気対策（平時の場合）：堀内利國の功績

陸軍全体が海軍に反対したわけではない。明治2年、大阪に兵部省（陸軍省の前身）が置かれ、軍事病院（最初の陸軍病院）が設けられた。翌年オランダ人軍医ボードウィンと堀内利國《ほりうちとしくに》（図7）が大阪病院から移ってきた。堀内は弘化元（1844）年、丹後国・田辺藩の藩士の子として生まれ、京都の蘭方医の弟子となる。その後千葉佐倉、佐藤尚中《たかなか》の精衆精舎から佐倉順天堂を経て、大阪病院へ入った。陸軍軍医本部の中心人物、松本良順や林紀《つな》、そして帝国大学医学部にドイツ医学導入を推進した相良知安や岩佐純と同世代。石黒忠悳より一つ、高木兼寛より五つ年長である。

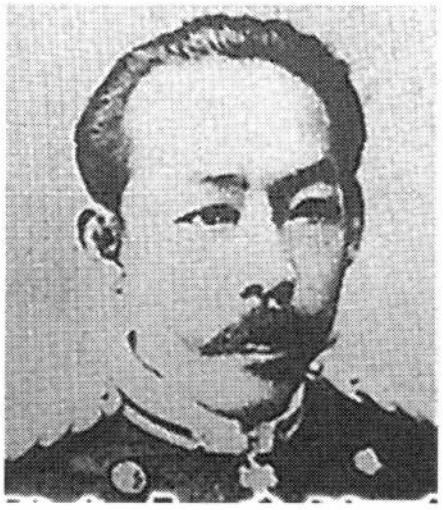
図7　堀内利國

明治4年、兵部省は東京へ移され、大阪は出張所となる。堀内は大阪鎮台の軍事病院に留まる。東京に軍医寮（後の医務局）が設けられ、松本良順がトップとなり、全国から洋方医を集めた。この時、林や石黒が軍医寮に入った。当時の陸軍部隊は、近衛と六つの鎮台（東京、仙台、名古屋、大阪、広島、熊本、後に増えて、鎮台から師団と名称変更される）から成っていた。堀内は一旦熊本鎮台の病院長となるが、数年後大阪鎮台へ戻り、大阪陸軍病院長となる。この頃、廃藩置県（明治4年8月）、徴兵令（明治6年1月）により、農民から兵隊に入る者が多くなり、地方から大阪へ集まる兵士が増えた。それに伴い、脚気が増加し、問題になっていた。

明治17年4月、海軍で兵食改善した軍艦筑波が実験航海中だった頃である。陸軍では大阪鎮台の兵隊50〜60名が演習後、脚気を発症した。同鎮台病院の堀内院長は重地正己・三等軍医と脚気について相談した。重地は自分が脚気になった時、麦飯を勧められて改善したことから、麦飯を試すよう促した。堀内は漢方医の麦飯による治療法は時代遅れだと信じてなかった。しかし、その後、再び重地から、大分や神戸の監獄では麦飯支給で脚気がなくなったとの話を聞き、調査を指示した。大阪、京都、兵庫、滋賀、三重、和歌山、岡山の衛生課に質問状を送った。すると、滋賀と和歌山以外は明治14年の内務省布達によって監獄囚人に米麦混合食（麦6割）を支給してから脚気が著しく減ったとの回答を得た。内務省布達までは白米１００％が支給されていた。それは米国宣教師で医師のジョン・ベリーが囚人を診察した時、監獄の待遇が非人間的だとして内務卿大久保利通に忠告した。これが発端となって監獄では白米１００％が支給されていた。しかし、当時農民はまだ米麦混合食だったので、不平等を是正するため明治14年に監獄でも米麦混合食に改正された。滋賀と和歌山については、脚気は以前から少なく、麦飯支給前後で変化はないとの回答だった。これは内務省布達の前から白米以外の食事を支給していたからだろうとされている。

これらの回答を得て、堀内は米麦混合食（麦4割）を1年間支給との建議書を鎮台司令官・山地元治中将へ提出した。鎮台会議では、粗食である麦飯をわが兵士には食わせられないとして反対も多かったが、堀内が説得し、その年（明治17年）の12月5日から断行した。翌明治18年中には脚気が激減した。麦飯の脚気予防効果は明白だった。大阪鎮台ではその後も米麦混合食を続行する事になり、脚気の流行はなくなった。東京・近衛軍医長・緒方惟準《おがたこれよし》（緒方洪庵の次男）は、堀内の義理の兄（堀内の妻は緒方惟準の妹）だったので、これを知って、近衛都督の許可を得て、明治18年12月から近衛連隊に米麦混合食（麦3割）を支給し、脚気を激減させた（図8）。この件について、緒方は石黒と激しく対立したらしく、明治20年2月辞表を提出し、故郷の大阪へ帰った（板倉聖宣著『模倣の時代（上）』）。

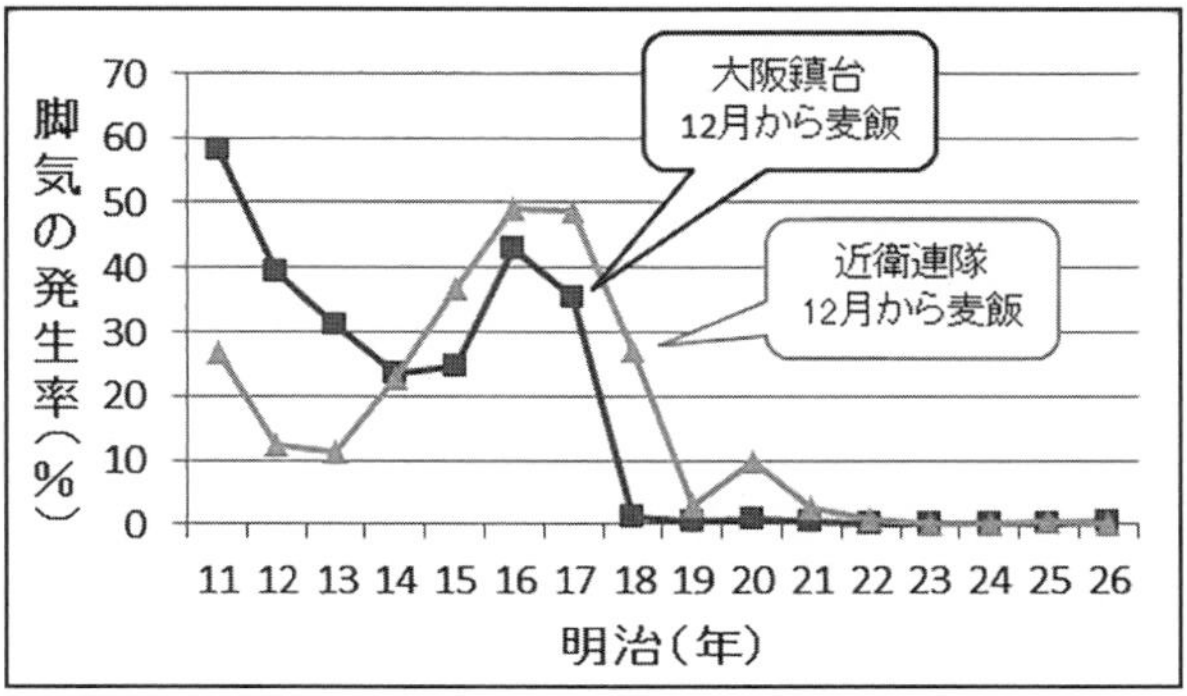

図8　大阪鎮台、近衛連隊の麦飯支給と脚気発生率
（山下政三著『鷗外森林太郎と脚気紛争』の表8の数値を基に作成）

5　陸軍の脚気対策：石黒、森による兵食の評価

兵食については、蛋白質と脂肪の不足、炭水化物の過量が外国人医師らから指摘されていた。石黒ら陸軍軍医部は外国と同じように、米菜共に分量で定める、つまり近代栄養学の基準に則り生理的に必要な量の栄養を給与するとの兵食改良案を陸軍中枢に提案したが、拒否されていた。そこで「1日精米6合、金6銭で賄うよう定められているが、今後は麦、小豆その他の雑穀類を混ぜて支給しても差し支えない。精米定量より生ずる残米代は時価で下げ渡すの

で、賄料に加え魚菜代に支弁すべし」との改革案を上申し、陸軍中枢での審議の末、裁可された。明治17年9月25日「精米に雑穀混用の達」との陸軍省令が発せられた（山下書）。石黒は白米が脚気の原因と認めたわけではなく、兵食は蛋白質と脂肪が不足しているとの指摘を受けて、副食を増やすための改良策だった。この通達と大阪鎮台（明治17年12月4日米6麦4の司令官達）、近衛連隊（明治18年12月米7麦3）での麦飯の効果によって、陸軍全体に麦飯が広まった。ただ、これは中央からの指令ではなく、各鎮台での任意実施（中央黙認）だったので、麦飯の支給期間や米麦混合比率はばらばらだった。明治19年以降、陸軍全体で脚気は劇的に減少した（山下書）。

明治天皇は自身も常々脚気に悩まされていたので、海軍の脚気予防の成果を喜び、明治18年3月27日、高木を宮中に呼んで話を聞いていた。また、陸軍・大阪鎮台での脚気予防の成果も知っておられ、明治20年2月の大阪行幸時、大阪鎮台を訪問されて、堀内からも話を聞いている。当時の大阪鎮台司令官・高島鞆之助《たかしまとものすけ》・中将（薩摩）（図9）は同年10月、将官会議に堀内を連れて上京し、陸軍全体での麦飯採用を提案したが、石黒の猛反対で採用されなかった。しかも、その夜の宴会の席で東京帝大医学部教授・大沢謙二が、麦飯は米飯より劣るとの説を講演した（石黒の画策という）ので、高島と堀内は面目丸つぶれとなった。堀内は辞表を提出したが、慰留されている。しかし、明治天皇は、海軍、陸軍大阪鎮台の脚気予防の成果を知って、自身の主食を麦飯に変更されたので、明治19年7月の脚気再発を最後に、これ以降脚気は再発しなかった（板倉書）。

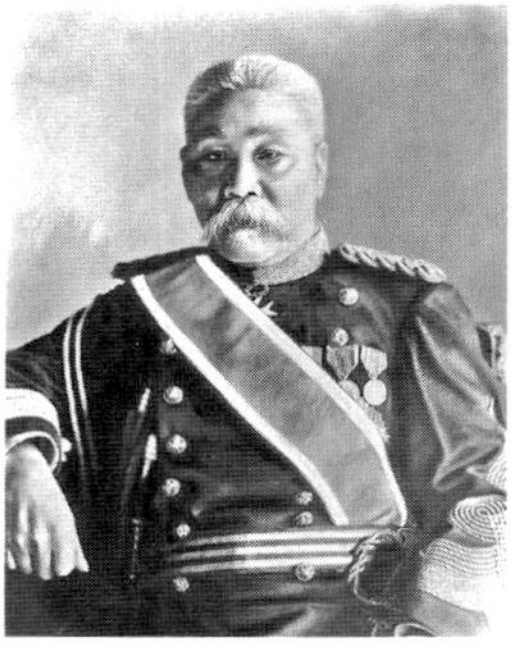
図9　高島鞆之助

明治21年9月8日、森林太郎がドイツ留学を終えて帰国した。同年11月24日、『大日本私立衛生会』で「非日本食論は将にその根拠を失わんとす」の題で講演した。この会は一般の医学会で会場は満員だった。その内容は栄養学的見地から、日本食（米食）は新しい基準によれば蛋白は不足していない、洋食に劣るものではないとの主旨だった。しかし、演説の後半で「…ローストビーフに飽くことを知らないイギリス流の偏屈学者の後について非日本食論を唱え…、ある権力家の説を直ちに認めて教義となし、この偽造の通則から、根拠のない細則を作り…」と述べ、明らかに海軍の高木兼寛を痛烈に批判した。

日本食は悪くない、非日本食論（洋食論）は根拠を失った、との講演は大反響を呼んだ。講演内容は脚気とは全く無関係だったが、日本食、米食は脚気の原因ではないと受け取られたのである（山下書）。

明治22年1月、森は『東京醫事新誌（当時最も多くの読者を持つ公的医事週刊誌）』の主筆に就任した。翌2月、スタチスチック社の今井武夫氏と統計について論争となる。11編もの論文を発表して闘っている。その中で、6月「統計に就いての分疏《ぶんそ》（弁解、釈明の意味）」を発表し、今井氏が麦飯による脚気減少の事例を挙げてきたことに反論する。森はドイツ留学で学んだ「前後即因果の誤謬（Post Hoc Ergo Propter Hoc）」すなわち前後関係の事実に因果関係があるとの解釈は誤りを招く、と指摘し、海軍・高木の軍艦筑波の実験航海や陸軍・堀内利國の結果の解釈は誤っていると暗に批判した。この誤謬に陥らないためには、同一の条件下で麦飯と米飯のグループに分けて比較すべきと述べている。現在の無作為化比較試験のことである。高木や堀内はそれを行っていない。両者の解釈は誤っているという（坂内正著『鷗外最大の悲劇』）。森の指摘は鋭かった。これに対して的確な反論はなく、森はこの「前後即因果の誤謬」に拘り続けることになる。しかし、それに拘泥するあまり、多くの事実（麦飯給

与で脚気が減少すること）を認めないという誤りに気付くのが遅れてしまう。（「前後即因果の誤謬」の詳細は後述する）

6　陸軍の脚気対策：石黒、森による兵食試験

明治22年、陸軍の脚気は、米麦混合食の普及で、激減していたが、石黒は麦飯が脚気に有効との意見には反対であった。彼はドイツで最新の栄養学を学んできた森に兵食の栄養試験を行わせることを計画した。目的は兵食として米飯が優れていることを証明するためである。森と今井が統計論争の最中だった明治22年6月、石黒は医務局長・橋本綱常の名で陸軍大臣・大山巌に「陸軍兵食試験」の上申書を提出し、裁可された。森は兵食試験委員の主任に任命される。被験者の兵士6名に、米食、麦食、洋食（パンと肉）を8日間食べさせて、毎食の摂取量を測定。蛋白質、脂肪、炭水化物を分析し、総熱量（カロリー）を計算。尿、便を採取し、排泄窒素量を測定、摂取蛋白質（窒素）と排泄窒素から窒素の出納量を計算。蛋白質の出納量も測定。尿中の硫酸と硫黄を測って、体内の酸化作用の強弱を判定した。この結果は、翌年10月23日「呈兵食試験報告表」として石黒から大山巌・陸軍大臣に提出された（山下書）。

それによると、熱量、蛋白補給能力（窒素出納）、体内活性度（酸化作用）の全てにおいて、米食が一位、麦食二位、洋食三位となり、米食が兵食として最も優れているとの結果だった（表1）。この冊子「陸軍兵食試験報告」は、部外の医界、その他にも広く配布された。この試験（人体実験）は当時の最先端の栄養学を駆使して行われた本式の栄養試験で、画期的だった。試験の内容に遺漏はなく、学問的にも高く評価される業績だった。ただ、この試験は脚気と兵食の関係を検討したわけではない。争点は外れ

ているが、米食が優れているとの結果は石黒を喜ばせ、勇気づけた（山下書）。一方、麦飯推進派の立場は不利となった。

平時の兵食については、各鎮台（師団）の権限で実行していたので、脚気は少なく、問題とはならなかった。しかし、戦時においては軍本部（中央）が管理するため、日清戦争、台湾征討、日露戦争では脚気が多く発症する。

表1 米食、麦食、洋食と発生熱量（陸軍兵食試験）

	栄養素	摂取量（g）	吸収量（g）	発生熱量（Kcal）
米食	蛋白質	85.0	71.0	291.2
	脂　肪	14.7	14.7	137.0
	糖　質	533.7	525.0	2,152.5
	合　計	633.4	610.7	2,580.7
麦食	蛋白質	78.1	55.5	227.4
	脂　肪	12.6	12.6	117.1
	糖　質	475.8	459.4	1,883.7
	合　計	566.5	527.5	2,228.2
洋食	蛋白質	78.5	63.5	260.4
	脂　肪	21.4	21.4	199.4
	糖　質	441.5	426.8	1,749.9
	合　計	541.4	511.7	2,209.7

（松田誠論文より引用）

7　陸軍の脚気対策（戦時の場合）：日清戦争と台湾征討

明治15（1882）年7月23日、朝鮮半島李王朝の守旧派兵士が反乱を起こした。日清戦争の発端となった壬午事変である。開化派を支援していた日本も不満の矛先となり、京城の日本公使館が襲撃される。陸軍工兵7名が殺害され、脱出先の仁川でも巡査など6名が殺害された。花房義質・公使は小船で脱出し、その途中、英国の測量船に救助されて長崎に到着した。事態収拾のため、日本は花房公使、近藤眞鋤・外務書記官らとその護衛のために、陸軍少将・高島鞆之助率いる小倉屯営歩兵2個中隊、海軍少将・仁禮景範率いる軍艦金剛ほか数隻を仁川へ派遣した。一方、清は巨大軍艦・定遠、鎮遠と通常軍艦1隻を派遣していたので、仁川港で日本と清が対峙することになった。外交折衝（犯人処罰、賠償金、公使館駐兵権、居留地拡張等の内容）で条約を締結し、事変は終結した。清との衝突は避けられた。しかし、約40日間ものにらみ合いとなったため、日本の軍艦内では脚気が多発（三百余名中百八十余名）し、戦闘能力を失っていた。海軍は内心ほっとした。海軍は、この事変とその後の軍艦龍驤の訓練航海で脚気被害を経験した。そこで、兵食改善による軍艦筑波の実験航海を行って成果を挙げ、脚気の予防に成功したのである（本書Ⅰ 海軍の脚気）。

(一) 日清戦争

明治27（1894）年5月、南朝鮮の農民反乱（東学党の乱）が起こった。朝鮮政府は清に援助を要請。日本は居留邦人保護目的で軍隊を派遣した。反乱は鎮まったが、日清の衝突は避けられず8月1日、日本は清に宣戦布告。海軍はすでに兵食改善で脚気予防に成功していたので、黄海海戦で清国北洋艦隊に勝利した。陸軍は遼東半島を制圧し、米国の仲介で明治28年4月17日下関条約（日清講和条約）が締結されて終結した。清国領土の台湾と澎湖《ほうこ》諸島が割譲され、国際法的に日本の領土となった。

日清戦争で陸軍は戦時食を白米6合と定めたため、朝鮮と清国では、戦闘による死亡（戦死）693名に対し脚気患者は1万6241名に達し、その内1707名が脚気で死亡（死亡率10・5％）した（山下書）。一方、海軍では兵食改善で麦食が徹底され副食も充実していた。現場の強い要望で米食を許したものの、一人1日米百匁（2・5合）までと制限した。出動3096名中脚気患者は僅か34名、死亡は1名だけだった（『白い航跡（下）』）。

戦時陸軍衛生部のトップは野戦衛生長官・石黒軍医総監（医務局長）だった。森は第二軍中路（釜山

―京城）兵站軍医部長として、9月4日～10月2日釜山で、その後、第二軍兵站軍医部長として遼東半島で勤務した。この間、入院患者の約3割が脚気であることを、頻回に石黒へ報告している。10月下旬から脚気が増えてきたので、第二軍の軍医部長・土岐頼徳《ときよりのり》（麦飯派、図10）は翌年の明治28年2月15日に第二軍司令官・大山巌に脚気予防策として麦飯給与を上申した。第二軍の主力第一師団長・山地元治はかつて大阪鎮台司令官時代、堀内利國と共に麦飯で脚気予防を成功させていた麦飯派である。さらに戦時物資運搬の責任者・大本営陸軍運輸通信長官・寺内正毅《てらうちまさたけ》大佐も麦飯派で、大山も了承していたので、当然実施されると思われた。しかし、石黒が麦飯の脚気予防効果は疑問だと強硬に反対し、森も反対した。土岐は大山司令官へ上申する前、1月8日と2月8日に第二軍兵站軍医部長・森と協議している（第二軍兵站軍医部別報）が、森の協力が得られなかったのであろう（山下書）。後年、陸軍大臣となった寺内は、臨時脚気病調査会設立時の挨拶で、石黒と森が麦飯給与に強硬に反対したことを暴露した。両者の反対で、麦飯給与は実施されず、前述のとおり、脚気死亡者数は戦死者の2・5倍の惨事となった。

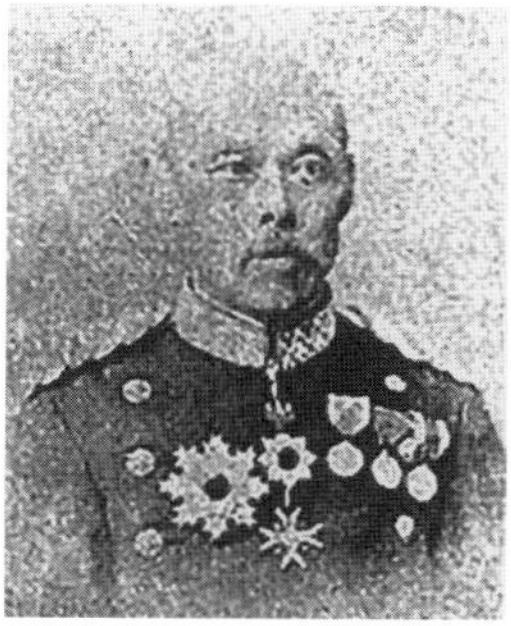
図10　土岐頼徳

㈡ 台湾征討

日清講和条約締結後、台湾征討は容易と考えられていた。明治28年5月28日、森は石黒から、物見遊山の気分で行ってこいというような軽い話で、台湾総督府陸軍局軍医部長（台湾での軍医トップ）に任じられた。しかし、予想を越える抵抗で征討軍は苦戦した。追い打ちをかけるように脚気が多発し、悲惨を極めた。海上輸送に妨害はなかったにも係わらず、麦飯は給与されず、副食も貧粗だったからである。新聞でもこの惨状が報道され、一般国民も知るところとなった。現地からの医師増員の要請に加え、医師不足との新聞報道もあって、石黒は現場経験豊富な藤田嗣章一等軍医正と伍堂卓爾一等軍医正ら医師二十余名を急遽派遣した。森は有効な脚気対策を行わず、8月早々、森更迭説が報道され、9月2日に職を免じられた。わずか3か月程度の勤務となった。

石黒は経験豊富なベテラン軍医・石坂惟寛《いしざかいかん》（図11）を森の後任とした。石坂は岡山の豪農の四男で、医師を志し、岡山藩の侍医となる。維新後は軍医となって広島鎮台から、陸軍本病院第一課長、陸軍一等軍医正・大阪鎮台病院長、陸軍本部課長を経て、軍医監、医務局次長、第一師団軍医部長となった。石黒の五つ年長である。

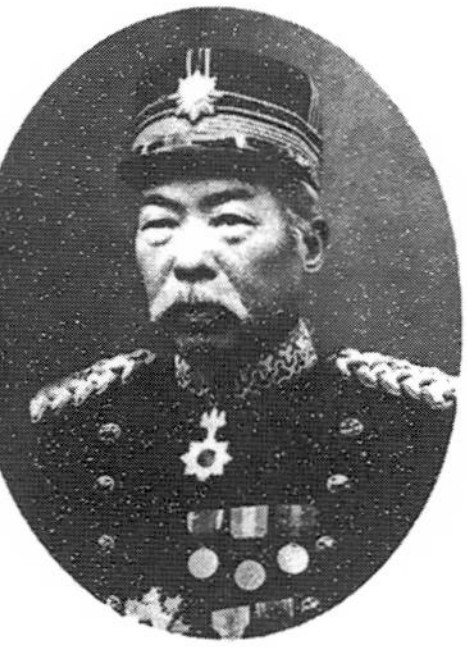
図11 石坂惟寛

石坂が赴任して、約2週間後（明治28年9月18日）、『時事新報』に海軍大軍医・石神亨の寄稿文「陸軍兵士の脚気病に就いて」が掲載された（高木兼寛は日清戦争前の明治25年に退任している）。9月6日の石黒の「脚気を殲滅するのははなはだ困難である」との談話文に対する批判だった。海軍は食物の改良で脚気を克服している、脚気は決して怖れるべき病ではない、食物改良で予防できることを世間に知らせて、当局者の猛省を望む、との内容だった。さらに11月3日、5日と続けて『時事新報』に海軍大軍医・斎藤有紀の「兵食と疾病」が掲載された。軍艦吉野での兵食と脚気との関係を論じ、脚気の発生はなかったこと、また海軍の陸上勤務の例も示して、悪環境の勤務であっても脚気は発生しなかったことを示して、戦時衛生に当たる当局者が大いに猛省することを希望する、と結んだ。

これに対し、11月23日の『東京醫事新誌』に「石神大軍医様ほか御一方様へ伺い候」との陸軍・高田亀（匿名）の投書が掲載された。海軍への反論だが、正面からではなく学理、側面からの反論だった。この投書はその内容や文章・文体から、森ではないかと見られている。それによると、脚気の病理原理は解明されたのか、その解明は世界の学会で承認されたものか、病理原理の解明無く予防を論じるのは早計である、陸軍の兵食は不良と言われるが、森の兵食試験では不良ではない、不良と言われるのはどんな試験によるのか、食物を改良すれば脚気が防げるというならば、次の疑いはどうなるのか、(イ) 粗食の貧民に脚気が少なく、中等以上の書生、兵士に多いのはなぜか、(ロ) 少年と40歳以上で少なく、20歳前後に多いのは、食物が違うのか、(ハ) 男子に多く女子に少ないのはなぜか (男女で食物が違うのか)、(ニ) 転地療養で脚気が治るのは食物と関係があるのか、(ホ) 潔斎精進の律僧に少ないのはなぜか、(ヘ) 食物に差がなくとも全く脚気がない土地があるのはなぜか　以上の疑問について臆説ではなく、新しい精しい学説で科学的にお答えいただきたい、との内容だった。

しかし、ビタミン発見以前では、明快な回答は不可能であり、海軍は暫く沈黙する。石黒はこの反論と同時に方針変更なし (麦飯禁止) との指令とも言える意見書を台湾の石坂へ送った。石坂は麦飯の効果を信じていたが、有効策を打つ事ができなかった。ただ、森在任中に、台湾当局が密かに麦を手配していたので、内々に希望する部隊に配布していた。石坂は多くの部隊が麦飯を摂ることを期待するしかなかった。台湾はこの年の明治28年11月18日に平定されたが、現地民の抵抗は続いた。

(三) 台湾征討：土岐頼徳の英断

石坂が赴任して4か月後の明治29年1月、石黒は土岐頼徳を石坂の後任に任じた。土岐は美濃国の医師の長子として生まれ、幕府の西洋医学所で坪井芳州（為春）に学んだ。同医学所では石黒忠悳と学友だった。明治7年2月陸軍軍医となる。明治10年の西南戦争では新撰旅団軍医長として従軍。明治16年3月に陸軍一等軍医正となる。仙台、東京、名古屋の鎮台軍医長から、緒方惟準（堀内利國に続いて麦飯給与で近衛連隊の脚気を激減させた）の後任となった中泉正の後を継いで明治21年12月近衛軍医長となる。土岐は近衛諸隊約4000名に米7割麦3割の混食実験を行って、脚気予防に成功し、明治23年9月、東京医学会総会で口演した。明治24年4月11日に陸軍軍医監（少将相当）となった。石黒より二つ年長で、陸軍軍医部創設時代の大ベテラン軍医。堀内利國と並ぶ陸軍麦飯派の代表格である。

　土岐は日清戦争の第二軍軍医部長の時、麦飯支給の要請（上申）を石黒と第二軍兵站軍医部長・森から拒否されて実施できなかったという悔しい経験をしていた。土岐はあの時よりもさらに酷い惨状を見て驚愕し、決然として全軍に麦飯給与を指示した。石黒は土岐の独断に驚き、麦飯給与を撤回して訓示し直せ、と命じた。これに対し、土岐は憤激文ともいえる批判と反論の返書を送った。この反論書の中で、台湾当局が麦を取り寄せたが、森が麦飯給与を阻止したとの事実を暴露している。反論書（図12、13）は1枚約400字の用紙11枚に及び、最後の署名の下には朱の実印まで押されており、進退を懸けた不退転の決意が示されていた（この文書は石黒が深く秘匿

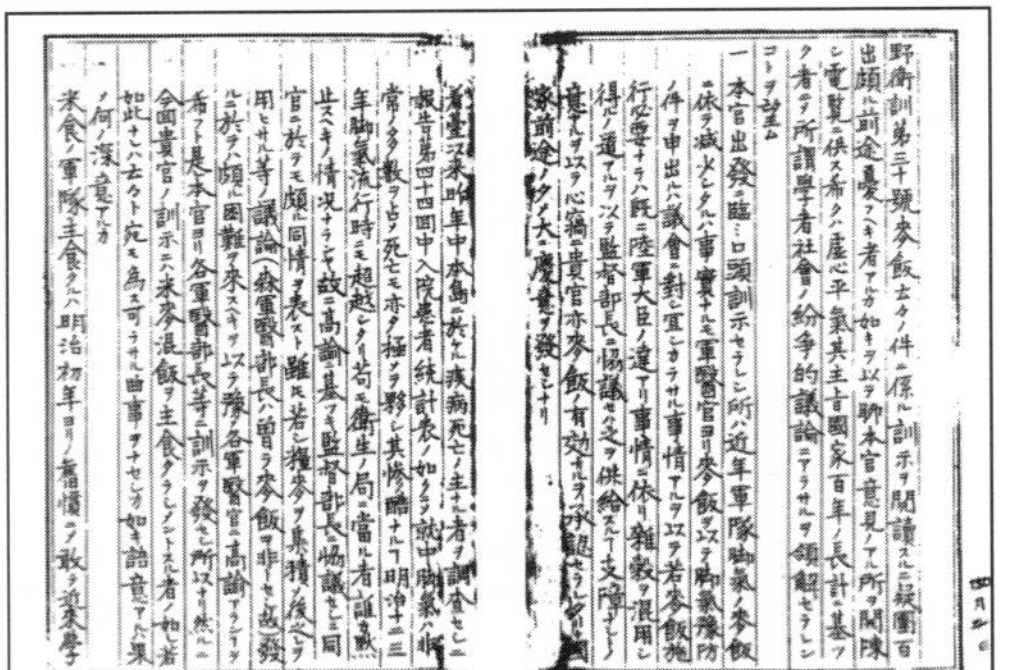

図12　土岐反論文の冒頭

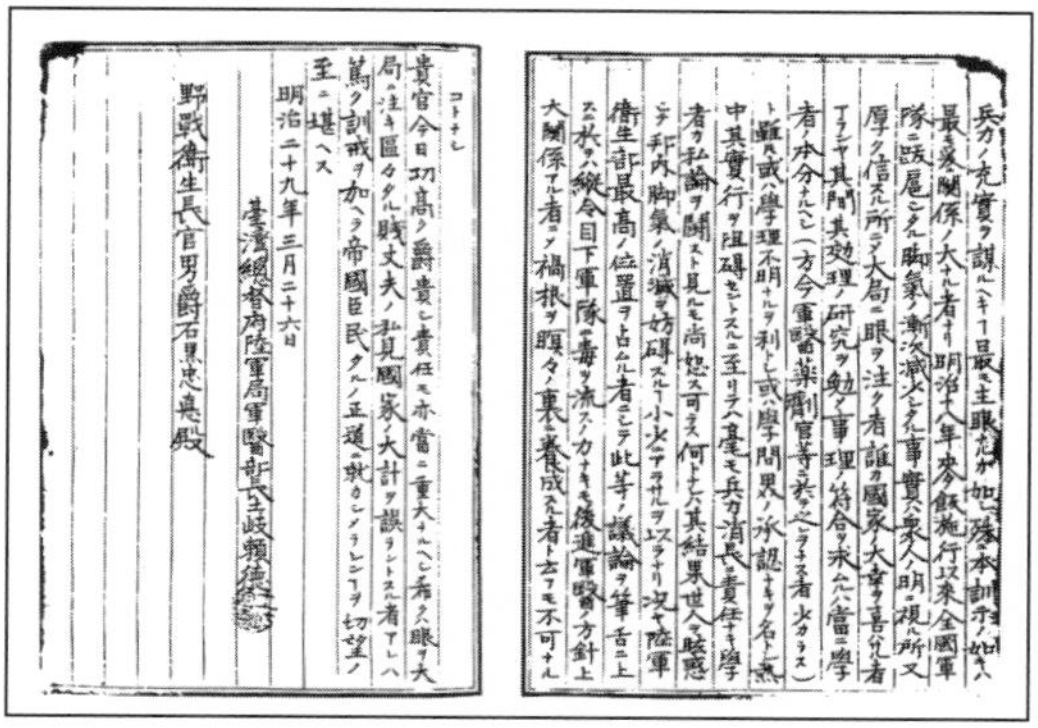
兵力ノ充實ヲ謀ルヘキ最モ主眼ナルカ如シ豫本訓示ノ如キハ
最モ多ク關係ノ大ナル者ナリ明治十八年麥飯施行以來全國軍
隊ニ跋扈シタル脚氣ノ漸次減少シタル事實ハ衆人ノ明ニ視ル所又
厚ク信スル所ニテ大局ニ眼ヲ注ク者誰カ國家ノ大幸ヲ喜ハサル者
アランヤ其間其効理ノ研究ヲ勉メ事理ノ符合ヲ求ムルハ當ニ學
者ノ本分ナルヘシ（方今軍醫藥劑官等ニ於テ之ヲ為ス者少カラス）
ト雖トモ或ハ學理不明ナルヲ利トシ或ハ學問界ノ承認ナキヲ名トシ熟
中其實行ヲ阻碍セントスルニ至リテハ毫モ兵力消長ニ責任ナキ學
者ノ私論ヲ聞クト見ルモ尚恕ス可カラス何トナレハ其結果世人ヲ眩惑
シテ邦内脚氣ノ消滅ヲ妨碍スルコト小ナラサルヲ以テナリ況ヤ陸軍
衛生部最高ノ位置ヲ占ムル者ニシテ此等ノ議論ヲ筆舌ニ上
スニ於テハ縦令目下軍隊ニ毒ヲ流スノ力ナキモ後進軍醫ノ方針上
大關係アル者ニシテ禍根ヲ蹊々ノ裏ニ養成スル者ト云フモ不可ナル
コトナシ
貴官今日功高ク爵貴ク責任亦當ニ重大ナルヘシ希クハ眼ヲ大
局ニ注キ區々タル賤丈夫ノ私見國家ノ大計ヲ誤ラントスル者アレハ
篤ク訓戒ヲ加ヘテ帝國臣民タルノ正道ニ就カシメラレンコトヲ切望ノ
至ニ堪ヘス
明治二十九年三月二十六日
臺灣總督府陸軍局軍醫部長土岐頼徳
野戰衛生長官男爵石黒忠悳殿

図13　土岐反論文の末尾

していたが、脚気研究で高名な山下政三氏が初めて発見し「明治期における脚気の歴史」に掲載した）。土岐は麦飯支給の信念を曲げず、台湾総督・樺山資紀（海軍大将で麦飯推進派、薩摩）、副総督・高島鞆之助（陸軍中将、大阪鎮台司令官時代、麦飯で脚気予防を経験していた麦飯派、薩摩）と陸軍大臣・大山巌（薩摩）も土岐に賛同していたので、米麦混合食（麦3割）が公然と支給された。その後、脚気は次第に減少した。土岐の英断が多くの命を救ったのである。

台湾征討では、2万1087名が脚気に罹り、2104名が脚気で死亡（死亡率9・98％）した。戦闘での死亡（戦死）は284名だった（山下書）。脚気死亡の人数が戦死者の7・4倍と激増し、中国戦線を大幅に上回る大惨事となった。明治29年3月末に軍政から民政へ移行したが、この頃から、海軍の陸軍批判が再燃する。同年4月9日の『時事新報』に在台一医生（海軍軍医の匿名）の「台湾嶋駐箚軍隊の衛生」という寄稿文が掲載された。無益の我を張って麦飯を実行しないのは衛生官の本分にもとるとの石黒批判だった。同年4月12日の『時事新報』にも京橋T・Y生（海軍軍医の匿名）の「台湾の衛生に就いて」の寄稿が載った。名指しの石黒批判ではないが土岐を応援する内容だった。石黒は土岐の意見書が漏れていると感じ、同年4月18日の『時事新報』に「石黒軍医総監の兵食談」という自己弁護の文を寄稿した。その内容は、森の兵食試験を根拠に米食は麦食より優れている、病人が多かったのは劣悪な環境と軍夫の自衛心が乏しいことが原因である、脚気の原因が米食にあるとの根拠については明らかにされていない、米食が脚気の原因との学理および学問上の事実を示さなければ麦飯にすることはできない、など脚気問題を栄養問題にすり替えて争点をぼかしている。海軍が兵食改善で脚気を予防した事実については、自分は海軍の事には口を挟まないとして逃げている。しかし、この後も海軍軍医による陸軍批判は続いた（山下書）。

なお、石黒が麦飯派の石坂や土岐を森の後任として台湾へ派遣したのは、国内世論や台湾総督・樺山資紀（海軍大将）、同副総督・高島鞆之助（陸軍中将）、運輸通信長官・寺内正毅（陸軍大佐）らが全て麦飯派だったこともあり、経験豊富なベテラン軍医を派遣せざるを得なかったのだろう。

8　日清戦争（台湾征討を含む）の脚気問題処理と陸軍軍医部長および医務局長（軍医総監）の人事

台湾征討軍の軍医トップ・土岐頼徳は、石黒医務局長の命令に断固背いて、米麦混合食（麦３割）の支給を指示した。自身の進退を懸けた英断だった。これによって、脚気は次第に終息。明治35年には脚気患者53名、死亡ゼロとなった。しかし、土岐は赴任して約４か月後の明治29年５月10日に任を解かれ、帰京した。即日休職とされ、５年後、無官のまま予備役編入となった。台湾勤務と異動後の休職人事については公式記録に土岐の氏名は記載されていない（土岐の台湾での勤務はなかったことにされている）。台湾で任務の軍医部長５名の内、３名は異動後休職。土岐の下で台湾兵站軍医部長を務めた藤田嗣章（画家・藤田嗣治の実父）は７年間もの台湾継続任務となった。通常の人事異動は数年毎なので、異例の長期間である。ただ一人、森だけが異動後、陸軍大学校教官になっている。

陸軍軍医の人事権については、明治8年1月陸軍軍医部条例が制定され、軍医部内のすべての権限は軍医総監・医務局長に一任された。ただ、手続き上、最高責任者・陸軍大臣の承認は必要だったが、医務局長人事がそのまま決裁されることが通例だった。石黒は医務局長命令に違反した土岐を始め、土岐に従った台湾軍医たちを懲罰的人事とすることで、台湾征討における脚気惨害を隠匿（責任回避）しようとしたのではないかとされている。

台湾副総督の高島鞆之助（麦飯派）は帰京後、明治29年4月2日に拓殖大臣、9月19日に陸軍大臣となり、就任後12日目に石黒に台湾視察を命じた。この頃はまだ数千名の脚気患者が発生していた。それにも係わらず、石黒はまだ一度も台湾の惨状を見てなかったからだという。石黒は約1か月の視察後、報告書を提出した。彼は猛烈な病人（マラリア、赤痢、脚気など）が出ており、兵食については現地の司令官が必要と認めれば副食を増やしてよいことになっているので、そうすべきであると述べている。しかし、米食、麦飯については一切触れていない。

1年後、明治30年9月28日、高島陸軍大臣から石黒休職の辞令が下った。停年（65歳）前の52歳だった。『国民新聞』には「……総監の辞表は止むを得ざるに出たることとなれば……」と報じられ、『醫海時報』には「……円満辞職は嘘で、渋々の辞職……」と暴露された。本人は円満辞職と吹聴したが、事実は非自発的辞職（高島陸軍大臣による辞職命令）だった。しかし、辞職後、当分の間は陸軍省医務局に一席を設けて日々出省し、新任軍医総監の為に顧問的補助を与える、ということになる。陰の権力者として君臨する余地が残されてしまった。

石黒の休職辞令と同日、後任の医務局長は石坂惟寛となった。石坂は森の後任として台湾に赴任し

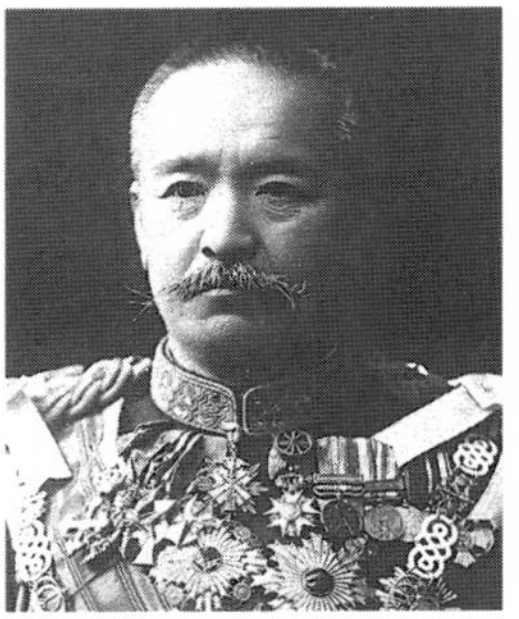
図14 桂太郎

た経歴を持つ。その時の台湾副総督は高島鞆之助（麦飯派）だった。石坂はかつて大阪鎮台病院長時代（明治13年4月～明治14年2月～明治15年5月）、当時、同鎮台の高島司令官（明治14年2月～明治15年2月）とは1年間同じ任地で、旧知の仲だった。石坂は麦飯支給を支持していたが、石黒の反対には逆らえなかった。台湾から帰国後、明治29年5月4日に休職となっていたが、高島が陸軍大臣になると、同年12月14日第四師団軍医部長に復職していた。このような履歴・経緯からみると、石坂を復職させ、医務局長に任命したのは高島陸軍大臣の意向と思われる。しかし、明治31年1月12日松方正義（薩摩）第二次内閣から伊藤博文（長州）第三次内閣になると、陸軍大臣も高島鞆之助（薩摩）から桂太郎（長州）（図14）へ代わる。すると、その年の8月4日、就任後わずか10か月で石坂は休職となった。石坂が短期間で辞めた理由は分からない。しかし、石坂とは不仲の石黒が依然として権力を維持していたためだろう。在任中の人事はすべて部下の落合泰蔵・医務局第二課長に任せていたという。陸軍大臣が高島から桂に交代すると、7か月後、自ら辞めて陸軍軍医界とはすっぱり縁を切って余生を過ごしている（山下書）。

石黒は自分の後任にはキャリア序列と年齢、実直な人物で、米食を支持していた小池正直を考えていた。しかし、当時の陸軍大臣・高島の意向を汲んでとりあえず石坂とし、その任期は短期間で、小池がその後任ということを呑む代わりに自分（石黒）は辞職することにしたのかもしれない。そのことは桂・陸軍大臣も了解していたようである。森の「明治31年日記」に、5月12日（小池が石坂の後任になる3か月前）、小池が軍医学校に森を訪ねて来て「桂太郎氏 石坂 中泉等の辞表を上るを待ちて 衛生部を刷新するに意ありと。（桂陸軍大臣が石坂、中泉の辞表提出を待って、衛生部を人事刷新する意向を述べた）」と語ったことが記されている（山下書）。

9　小池正直の医務局長就任と森の小倉（第十二師団）への異動

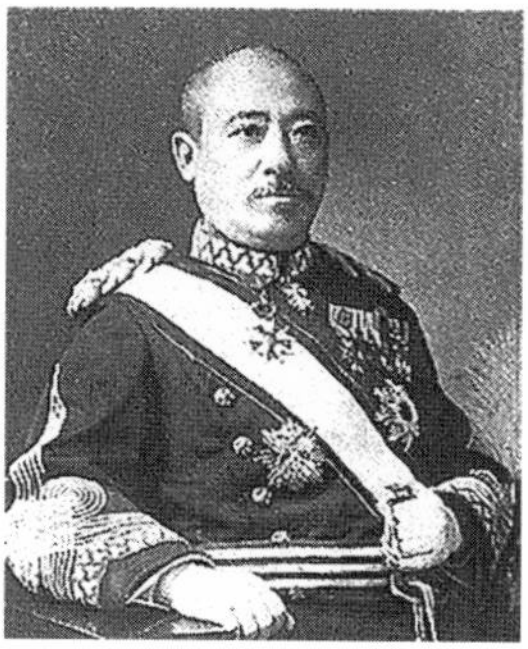
図15　小池正直

小池正直（図15）は山形の庄内（鶴岡）藩医・小池正敏の長男で、大学東校（東京帝国大学医学部の前身）で学び、学生のころから陸軍へ入っていた（鶴田禎二郎編『男爵小池正直傳』）。森とは同級（年齢は森より7歳上）だった。卒業後、陸軍軍医となり、当時就職先の決まっていなかった森を陸軍へ推薦し、森と石黒の関係のきっかけを作った。

小池は明治31年8月4日、医務局長（軍医総監）に就任した。彼は人事刷新の方針を打ち出し、2か月後の同年10月、軍医監2名、軍医正12名を休職として、大きな人事異動を断行した。この時、森を近衛師団（東京）軍医部長に抜擢し、師団の軍医部長人事に復帰させた。そして、8か月後の明治32年6月8日、森を新設の第十二師団（小倉）軍医部長に任命し、軍医監に昇任させた（山下書）。小倉人事が左遷なのか通常の異動なのかで、意見が分かれている。この人事は、第十二師団軍医部長・江口襄が小池の開業禁止令に反発し、就任後8か月で辞職し開業したので、急遽の穴埋めだった。しかし、穴埋めならば、他の師団からの異動も十分可能だった。また、新設6師団の軍医は一等または二等軍医正で、森だけが上位の軍医監であることから、実質的な左遷だという説がある。ただ、昇任する（官位が上がる）と異動となるのが慣例だった（この慣例は現在も継承されている)。このことから、森をまずは軍医監へ、次の段階で、医務局長・軍医総監へ昇任させる準備だったとも考えられる。また、左遷となれば森に懲罰に値する軍医の勤務不良がなければならないが、台湾から帰京後の森に何の落ち度もない。

しかし、森は小池から排除されたと感じた。母への手紙に「……當地にても 小生の小倉に来たりしは左遷なりとは軍醫一同に申居り……」とある(「明治31年日記」9月17日)。また、明治32年6月27日附の母への手紙でも小倉へ来たのは左遷だと書いている(森潤三郎著『鷗外森林太郎』)。さらに森は、小倉赴任の翌年、明治33年1月1日、『福岡日々新聞』に「鷗外漁史とは誰ぞ」との文壇時評を発表した。その中で「文筆上の名声のために、かえって誤解を受け、進歩を妨げられ成功を挫かれた、自分はまじめに医学や官事に励んでいるのに正しく評価してくれない」とこぼしている。この新聞記事から世間も左遷と受け取ったのだろう。しかし、石黒は森の記事に応えるように、同年2月5日『中央新聞』に談話を発表。その内容は森の履歴と実績を高く評価したもので、本務を十分に果たして、その合間に文学をやるのは一向に構わない、軍医が成功を妨げられるのはあくまで本務であるとして、森の愚痴を否定している。

小倉日記によると、小池は医務局長就任前の6か月間、毎月1～2回は森と会って、今後の医務局組織について相談している。しかも、医務局長就任後、森を近衛師団軍医部長に抜擢していることからも、小池が森を排斥しようとした事実はない。作家としての名声を嫉んでとの意見もあるが、当時の作家は家賃を払うだけの収入もない不安定な職業であり、嫉まれるほどではない。森による旧態然の医学界批判が原因との説もあるが、石黒は軍医としての本務をしっかり行っていれば、他の事は問わないと述べている。小池も、勤務、学識、品行、才能重視の公平、厳正な人事を医務局長の基本方針としており、本務とは無関係の医学界批判も懲罰に値する程ではない。

森の『福岡日々新聞』の記事に呼応して、石黒の談話が『中央新聞』に掲載された翌月の明治33年3月4日、森は陸軍師団軍医部長会議出席のため上京した。小倉へ赴任後初めての帰京だった。2日後の3月6日朝、石黒が森の私邸を訪れた。その10日後、森は前医務局長・石坂惟寛の自宅を訪れ、病臥中の石坂と面談した。森が石坂を訪問した理由は、上京する前の同年2月3日、『醫海時報』に石黒の医務局長辞任は渋々辞職だ、との暴露記事が掲載され、そこに石坂の名前が出ていたからと思われる。この間の石黒と森の一連の行動から、森は自分の小倉への異動人事が石黒の辞職と関連していることを納得し、小池への誤解が解けたのだろうと推察されている。その証明として、小倉赴任時と今回の上京後の森の心情が、次のように大きく変わったことを挙げている（山下書）。

森は小倉へ赴任する途中、明治32年6月18日の日記に「朝7時24分大坂を発す。（中略）是日風日妍好、車海に沿ひて奔る。私に謂ふ、師団軍医部長たるは終に舞子駅長たることの優れるに若かずと。（後略）」と記している。舞子駅（現在の兵庫県神戸市内）は2か月前の4月1日に新たに設けられた仮停車場で、駅に昇格するのは7年後（明治39年12月1日）である。そんな仮停車場の駅長と今回赴任する新設の第十二師団の軍医部長とを比較して「師団軍医部長といっても舞子駅長よりは良いけどそれ以上でもない（その程度だ）」という卑屈な感情を発露している。一方、翌年、師団軍医部長会議で初の上京後、小倉への帰路、同所の明治33年3月26日では次のように詠んでいる。

「午前十時京都を発す。羔雲《こううん》 空を蔽《おお》ひて 春風 微《かす》かに動けり。明石。海きらきら 帆は紫に霞《かすみ》けり」と。

前年の神戸の舞子仮停車場あたりでは、その日の景色は単に美しいと記述しただけで、自分の人事について拗ねた子供のような心情を吐露していた。それに比べると、初上京後、小倉へ戻る時の明石では「こひつじ雲が風にたなびき、海はひかり、舟帆は春紫に霞んでいる」と描写するほど、車窓の景観を楽しんでいる。気持ちに余裕が溢れ、清々しく溌剌とした気分が感じ取れる。この後、森は小倉異動の愚痴をこぼさなくなる（山下書）。

10　森の小倉への異動は左遷なのか

山下書は、森の小倉への異動は左遷との見解である。その根拠は、定期的な異動ではなく、前任者の突然の辞職に伴う穴埋め人事だったこと、石黒が日清戦争（台湾征討も含む）での脚気惨害問題の責任を取った形で辞職した（させられた）後で、石黒に加担した森の責任問題が燻っている時期でもあること、さらに昇任であれば小倉までの異動でなくとも東京近隣の師団への昇任異動も可能であること、などである。そして、そこには隠された意図があったという。それは、日清戦争・台湾征討での脚気惨害の責任を問う声がある中、石黒は非自発的辞職、石坂惟寛は僅か10か月で自ら医務局長を辞職した。しかし、森の処分問題が未決になっていた。当時、陸軍大臣は高島の後任、桂太郎で、桂はかつて樺山の後任で台湾総督に就いていたので、台湾征討での脚気惨害問題を熟知していた。森の処分問題を放置しておける情勢ではなかった。小池は森に対して悪感情は持っていない。そこで、左遷のイメージを薄めるため、軍医監に昇任させて小倉異動とした、というのである。確かに、台湾征討での脚気惨害問題の処理には隠された意図があったという見解は納得できる。おそらく、小池は世間には左遷（処分）と思われるようにしたかったのであろう。

しかし、左遷とは「官位を低くして遠地に赴任させること（広辞苑）」である。降格人事や懲戒免職などの明らかな処分人事でなければ、左遷とは言えない。昇任で異動させて排斥することもあり得るが、それは左遷ではない。仮にその場合としても、任命権者の真意が表面化することはまずない。したがって、その時点で小池の真意を明らかにするのは極めて困難である。小池による森の人事が、その後どうなったかで憶測する以外にない。

小池は、陸軍大臣が桂太郎から児玉源太郎（長州）へ交代した後、明治35年3月14日、森を第一師団軍医部長に任命し、東京へ復帰させている。その後、日露戦争後には、自分の後任に森を推薦した。森は、明治40年11月13日、陸軍医務局長（陸軍軍医総監）に就任した。つまり、小倉への異動は、左遷（処分）のように見せかけて脚気問題が沈静化するのを待つためであって、いずれ森を軍医のトップ・医務局長（軍医総監）にするための前準備の軍医監への昇任人事と考えるのが妥当ではないだろうか。森も異動

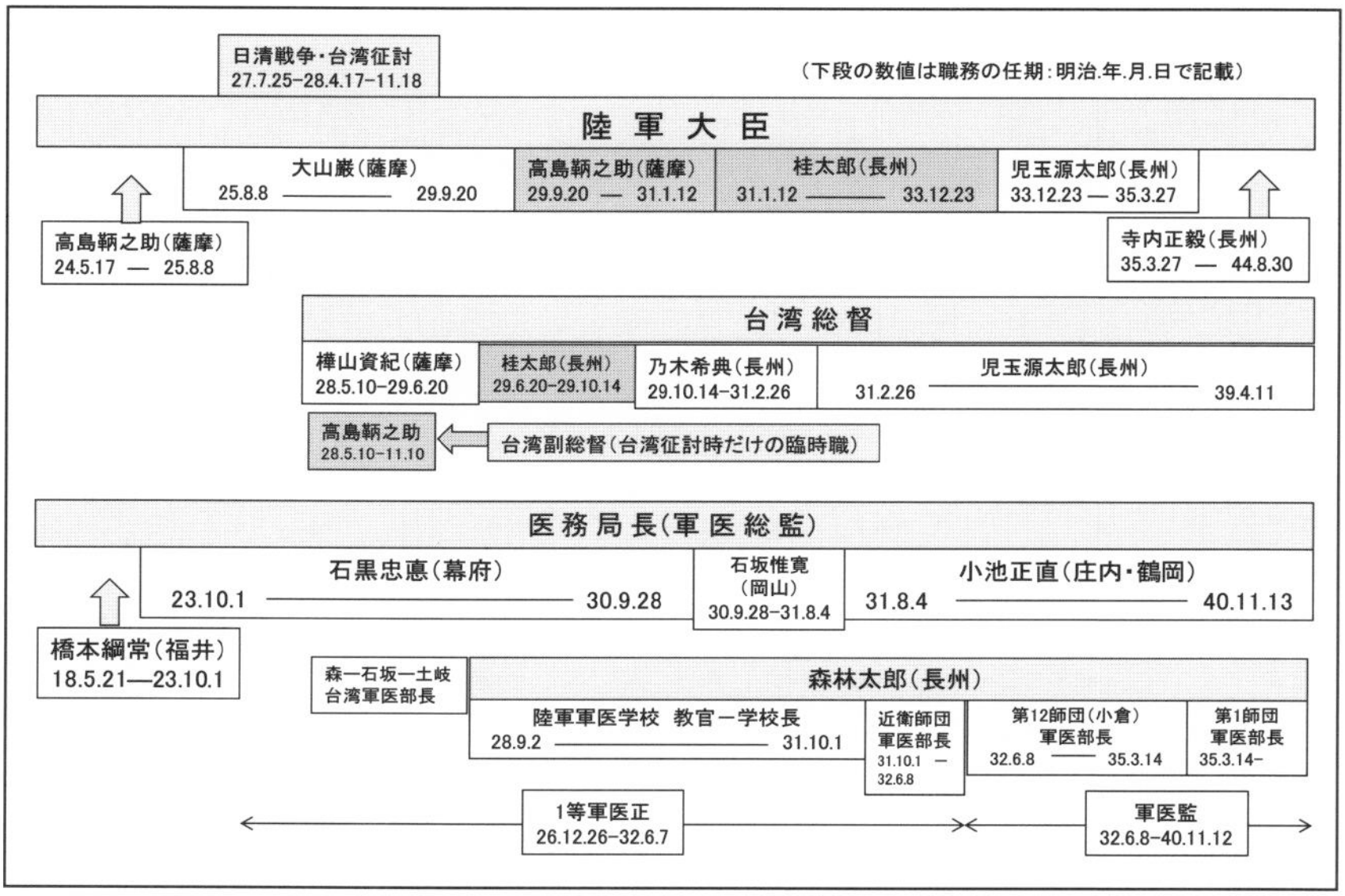

図16 日清戦争・台湾征討前後の陸軍首脳と森の人事

時は自ら左遷と思い込んでいたが、上京時に石黒や石坂と直接面談してからは、誤解が解けたのだろう。それ以降は石黒や小池への批判的言動は影を潜めている。まるで小倉異動の真意を認識したかのようである。

なお、図16に日清戦争・台湾征討の前後の陸軍首脳と森の人事を示す。

医務局長の任期は橋本綱常（福井藩・橋本左内の弟）が5年4か月、石黒が約7年、小池が9年3か月、この図にはないが森が9年5か月と長いのに対し、石坂は約10か月と極端に短い。石坂の医務局長がいかに異例人事だったかを示しており、高島陸軍大臣の強い意向が働いていたのではないかと推察される。

11　小池正直・医務局長の脚気対策方針の矛盾

小池は医務局長に就任した最初の軍医部長会議（明治32年3月6日）で「兵食については最新の学説と軍医学校の試験（森の兵食試験のこと）により、どこまでも米を主食とする積りである」と口演した（鶴田禎二郎編『男爵小池正直傳』軍医部長会議口演筆記）。日露戦争より前のことである。一方、板倉聖宣著『模倣の時代』には「同軍医部長会議で小池が『脚気の事は未だ定説はない、しかし、事実が正確なら易に判断すべきではない、麦飯の可否は容易に判断すべきではない、学理が不明であっても、これを採用するのは妨げない』と麦飯容認の訓示をした」と書かれている。どちらが事実なのだろう。

板倉書で、小池が医務局長就任時には麦飯を認めていた根拠としたのは、明治40年6月の『軍醫學會雜誌』に掲載された「現局長の脚気に関する訓示―明治32年3月即ち現局長就任後第一回の軍医部長会議に於いて訓示して」という表題の文書である。しかし、この文書が発表されたのは、日露戦争後で、小池の医務局長就任後9年も経っている。しかも、その頃は日露戦争での陸軍の脚気惨害に対して、小池医務局長が激しく非難されていた時期と重なる。この6か月後に小池は医務局長を辞任している。このような背景から、この文書（明治40年6月の『軍醫學會雜誌』掲載）は、小池が医務局長就任時（日露戦争前）には既に麦飯を容認していたことを明示しておこうとの意図、すなわち日露戦争での脚気惨害に対する小池の責任を回避するための捏造文書と考えられる。したがって、「兵食はどこまでも米を主食とする積りである」との、就任時の口演筆記（陸軍軍醫團『男爵小池正直傳』）の方が事実だろう。

また、陸軍軍醫團『男爵小池正直傳』の「10 脚気予防に関する意見」には、小池が麦飯を容認していたとの別の文書が紹介されている。当時の桂太郎・陸軍大臣に報告した官文書とされ、多くの陸軍衛生統計資料を示し「米麦混食が明治24年には全軍に普及し、脚気が消滅したことは事実であり、混食が脚気を予防したことは明らかである」と述べている。最後に「右の理由なるをもって、本官は脚気と混食とは原因的関係あるものと認定す。（以下略）明治32年9月8日　陸軍省医務局長　医学博士　小池正直」となっている。この文書の期日は日露戦争前である。

小池が何故この文書を陸軍大臣に提出したのかについて山下書では次のように推論している。「小池が医務局長に就任した時の陸軍大臣・桂太郎（長州）は、高島鞆之助（薩摩、麦飯派）の後任だが、同大臣に就任する以前の明治29年6月2日から同年10月14日まで、海軍・樺山資紀（薩摩、麦飯派）の後任として台湾総督を務めていた（図16）。この時の台湾軍医部長は、台湾征討時の脚気惨状と麦飯給与の紛争を経験した藤田嗣章（土岐頼徳と共に麦飯を給与）だった。藤田は、桂総督が台湾に来た時、直接に種々報告し、巡視にお供した、との記録を残している。したがって、陸軍大臣・桂は当然、陸軍内部の脚気問題も熟知していた筈である。小池の医務局長就任に際して、桂は小池の脚気に対する見解を示すよう求め、小池は桂の意向に沿って、麦飯容認の意見書を提出せざるを得なかったのではないか」と。

この官文書について、板倉書では「明治32年3月の軍医部長会議（小池の医務局長就任時の最初の会議）で、陸軍大臣へ提出した麦飯容認の意見書を附した」と書かれている。これも明治40年6月の『軍醫學會雜誌』に掲載された論文から引用されている。しかし、前述のように、この論文（明治40年6月の『軍醫學會雜誌』に掲載）は、日露戦争での陸軍脚気惨害に対する小池の責任を問う声に対応する目的で掲載されたものである。しかも、この軍醫學會雜誌は陸軍軍醫學會の機関誌として、明治17年に創刊され、陸軍軍醫學會雜誌とも称されている。同學會の會長は石黒忠悳で、森林太郎も幹事の一人である。同會誌は陸軍医務局が編纂している（『災害資料としての「軍医学会雑誌」』村岸純・佐藤裕亮　大正大學研究紀要　第一〇四輯）。このような状況から、同論文は小池の責任回避目的の可能性があるので、信憑性に欠ける。しかも、小池の官文書が同会議に附されたとの事実はない。また、その官文書自体の存在（資料）も確認できていない。

さらに、この官文書が小池就任時の初めての軍医部長会議で附されたのであれば、口演筆記の内容とは正反対の麦飯支持となる。陸軍兵食を麦飯混食とする大きな方針転換である。軍医部長からの何らかの意見や議論が行われてしかるべきである。しかし、そんな形跡の資料は残っていない。また、麦飯の効果を強硬に否定していた森でさえ、この軍医部長会議での小池の医務局長就任口演に対しては何の意見も述べていない。つまり、そのような麦飯容認の重大な方針転換の官文書はその会議では附されていなかったとしか考えられない。山下書では「小池の本心は麦飯反対であり、その根拠は、この後に起きる北清事変での脚気に対する小池の指示の内容を見れば明らかである」としている。

12 北清事変の脚気と陸軍内部での論争（森の反論）

明治33（1900）年5月、中国北清地方に義和団の乱（キリスト教の布教活動に対する地域の武術組織と民衆による排外的紛争）が起こった。日本を含む欧米8か国連合軍が鎮圧に乗り出す。翌明治34年7月終結したが、日本軍では脚気が戦病者の中で群を抜いて一位だった。その原因は、陸軍本部が白米しか送らなかったからである。小池は北清事変終結後、清国駐屯軍の軍病院長に、かつて石黒が訓示した台湾での麦飯禁止とほぼ同じ内容の禁止の訓示を与えた。山下書では、この事実から、小池は脚気に対する麦飯の有効性を信じていなかったとしている。

北清事変に出動した第五師団・前田政四郎・軍医部長による医務局への報告「北清近況」が明治34年5月29日の『軍醫學會雜誌』に掲載された。前田は、脚気の予防に麦飯が奏功すると明記し、麦飯の支給を希望したが麦が到着しなかったことを暴露した。さらに、同年7月9日、同雑誌に前田の「北清駐屯軍の脚気」が掲載された。その中で、脚気の統計資料を掲げ、米飯が脚気の原因であると述べている。前田は台湾征討の時、台湾守備混成第三旅団軍医部長として脚気の惨状を経験しており、麦飯派だった。また、同じ期日の同雑誌には、台湾陸軍衛生部による、脚気の予防には麦飯が有効との報告も掲載された。翌8月2日の同雑誌に、軍隊で麦飯支給により脚気予防に成功した起源は陸軍大阪鎮台であるとの記事が掲載された。かつて大阪鎮台で堀内利國に進言した重地正己の話を、谷口謙・大阪師団軍医部長が記録したものである。このように明治34年5月以降、陸軍内部でも麦飯有効の記事が続いたのは、前月の4月17日、石黒が予備役となった（医務局から離れた）からだという。

これら陸軍内部の麦飯派に対し、小倉赴任中の森は、同年8月31日「脚気減少は果して麦を以て米に代えたるに因する乎《か》」を『公衆医事』、『東京醫事新誌』ほかの複数の雑誌に発表し、脚気の減少は米を麦に代えたのが原因ではない、と陸軍・麦飯派に反論する。森はこれまでの数々の麦飯と脚気の関係の事実を挙げ、それらは全て「前後即因果の誤謬（Post Hoc Ergo Propter Hoc）」に陥っていると述べている。この「前後即因果の誤謬」は、学術研究において陥りがちな誤りの戒めとして、森がドイツ留学で学んだ教えである。森はドイツ留学から帰国後、明治22年のスタチスチック社の今井武夫氏との統計論争でも、この「前後即因果の誤謬」を理由に麦飯による脚気予防を否定している。

「前後即因果の誤謬」の具体的な例を挙げる。「鶏が鳴く時に太陽が昇る」というのは前後関係の事実である。この事実を「だから鶏が鳴くのが太陽が昇る原因だ」という因果関係に解釈すると、真実を誤ってしまう、という意味である（小堀桂一郎著『森鷗外　日本はまだ普請中だ』）。この「前後即因果の誤謬」を避けるには、森が指摘したように、同一条件下でコントロール群と比較しなければならない。現在、無作為化比較試験と呼ばれている研究方法である。しかし、前後即因果の誤謬とは「米飯を麦飯に代えたら脚気が減少した。したがって、脚気の原因は米飯だとの解釈は誤っている」ということであって、「米飯を麦飯に代えたら脚気が減少した。すなわち麦飯で脚気を予防できた」ということは事実である。因果関係の解釈ではない。このことは海軍だけでなく、陸軍でも多数の事実が確認されている。したがって「白米が脚気の原因だ」とは断言できないとしても「麦飯によって脚気は予防できる」というのは事実であって、誤りではない。しかし、森はあくまで学理「前後即因果の誤謬」にこだわり続け、その結果「事実認識の誤謬」に陥ってしまう。

森の麦飯派への反論に対しては、何の意見もなかった。小池は、2か月後の明治34年10月、清国駐屯軍の前田病院長に麦飯の効果を疑問視する訓示を与えて、森の論文を支援する姿勢を示している（山下書）。

この頃、第四次伊藤博文（長州）内閣から、明治34年6月2日、第一次桂太郎（長州）内閣が誕生する。陸軍大臣は前年の12月23日から児玉源太郎（長州）となっていた。小池は明治35年3月14日、森を第一師団軍医部長に任命し、東京へ復帰させる（実際に森が帰京したのは同年3月28日）。森を小倉へ異動させた時の陸軍大臣は桂太郎だったが、児玉源太郎が陸軍大臣に代わって、その任期が終わる、僅か13日前のことだった。

13 日露戦争と脚気

日清戦争後、ロシア、ドイツ、フランスの三国干渉で遼東半島はロシアの借款となった。ロシアは大連、旅順を建設し、南下政策を実行してきた。その後、明治32年、義和団の乱（中国民衆の欧米列国に対する反乱）に続いて明治33年、北清事変（清朝の欧米列強に対する戦争）が起こった。日本を含む欧米8か国連合軍が勝利した。日本軍が最も活躍したが、満州にはロシアが駐兵することになり、ロシアとの衝突の火種となった。ロシアはさらに朝鮮半島への利権を拡大してきた。日本は外交的解決を試みるも困難となり、明治35（1902）年英国を味方（日英同盟）にして、明治37（1904）年2月ロシアと国交断絶。日露戦争となる（山下書）。日本海海戦の歴史的大勝利、陸軍の奮戦、英国の支援、米国（セオドア・ルーズベルト大統領）の仲介により、明治

38（1905）年9月、日露戦争（明治37・8年戦役）は終結した。

日本は強国ロシアとの戦争に総力を投入した。兵員総計108万8996人。大動員だった。日清戦争と同様、医務局長が大本営付き野戦衛生長官として、全軍の衛生・兵食の管理を統括した。この戦争では、陸軍衛生部は軍単位ではなく、各師団衛生部の軍医部長と各兵站軍医部長による直接統轄となった。上部組織の各軍（第一～四軍）軍医部長は所属師団衛生部の間接的統轄となった。第一軍軍医部長の谷口謙は脚気予防のため米麦混食の給与を上申し、小池（医務局長・野戦衛生長官）はこれに賛同して大本営会議で提議したが、戦時兵食は日清戦争同様、白米飯（精白米6合／日）となった。主食を複雑にするのは実施上、困難であること（麦は虫がつきやすい、変敗しやすい、味が悪い、輸送が困難など）が理由である。陸軍大臣は麦飯派の寺内正毅（長州、図17）だったが、白米飯は庶民憧れのご馳走で、麦飯は貧民の食餌として蔑まれており、徴兵で集めた兵士を戦場に送り込むからには、せめて美味しい白米を食べさせてやりたいとの部隊長の願いも大本営は無視できなかったのだろう。出征前の師団会議でも、第五師団軍医部長の芳賀栄太郎が米麦混合食を提議したが、反対が多く承認されなかった（山下書）。

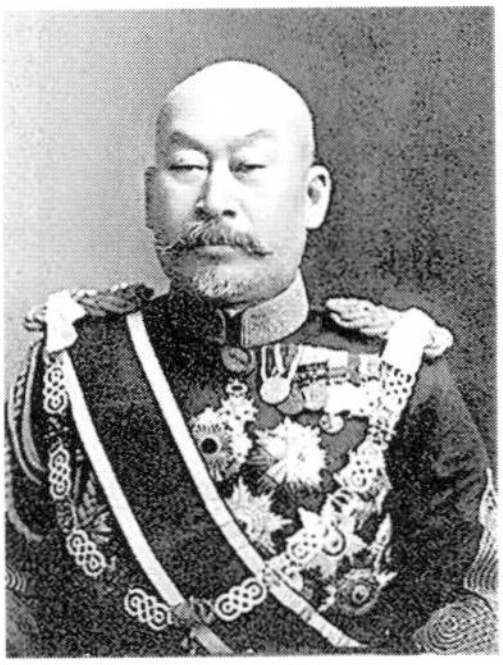
図17 寺内正毅

森は第二軍の軍医部長に任命され、明治37年4月2日、宇品を出航し、5月8日遼東半島へ上陸した。森の第二軍に所属する第一師団軍医部長・鶴田禎次郎と第三師団軍医部長・横井俊蔵は日本を出発する前に、麦飯給与を上司の森に要望したが、森からは何も返事がなかったと、日記に書いている。森は中国への渡航途中、傘下の師団軍医部長へ、内科の方針を訓示した。脚気については伝染病として取り扱うように求め、早めに後送する（日本へ送り返す）よう指示した。しかし、麦飯や食餌については何も指示しなかった（山下書）。

本格的な戦闘は、明治37年4月30日、第一軍の鴨緑江会戦、5月26日、第二軍の南山の戦いに始まる。その前から数名の脚気患者が発生していたが、6月になると次第に増加し、7月、8月と急増した。第一軍（軍医部長は戦前、米麦混合食を上申した谷口謙）の近衛師団では、戦争開始前から大量の麦を輸送したとの記録もあるが、陸軍省編『明治37・8年戦役陸軍衛生史』によると、明治37年8月に第二軍と第三軍に、第四軍には10月の数日間、第一軍（一部）には11月に米麦混合食を支給したとされている。しかし、追送は困難で、作戦上の関係で中断したと記録されている。6月以降の脚気急増に大本営は慌てて麦を送り始めるが、なかなか全軍にゆきわたらない。翌明治38年3月10日、寺内陸軍大臣は「出征軍人・軍属には脚気予防に麦飯を摂る必要があると

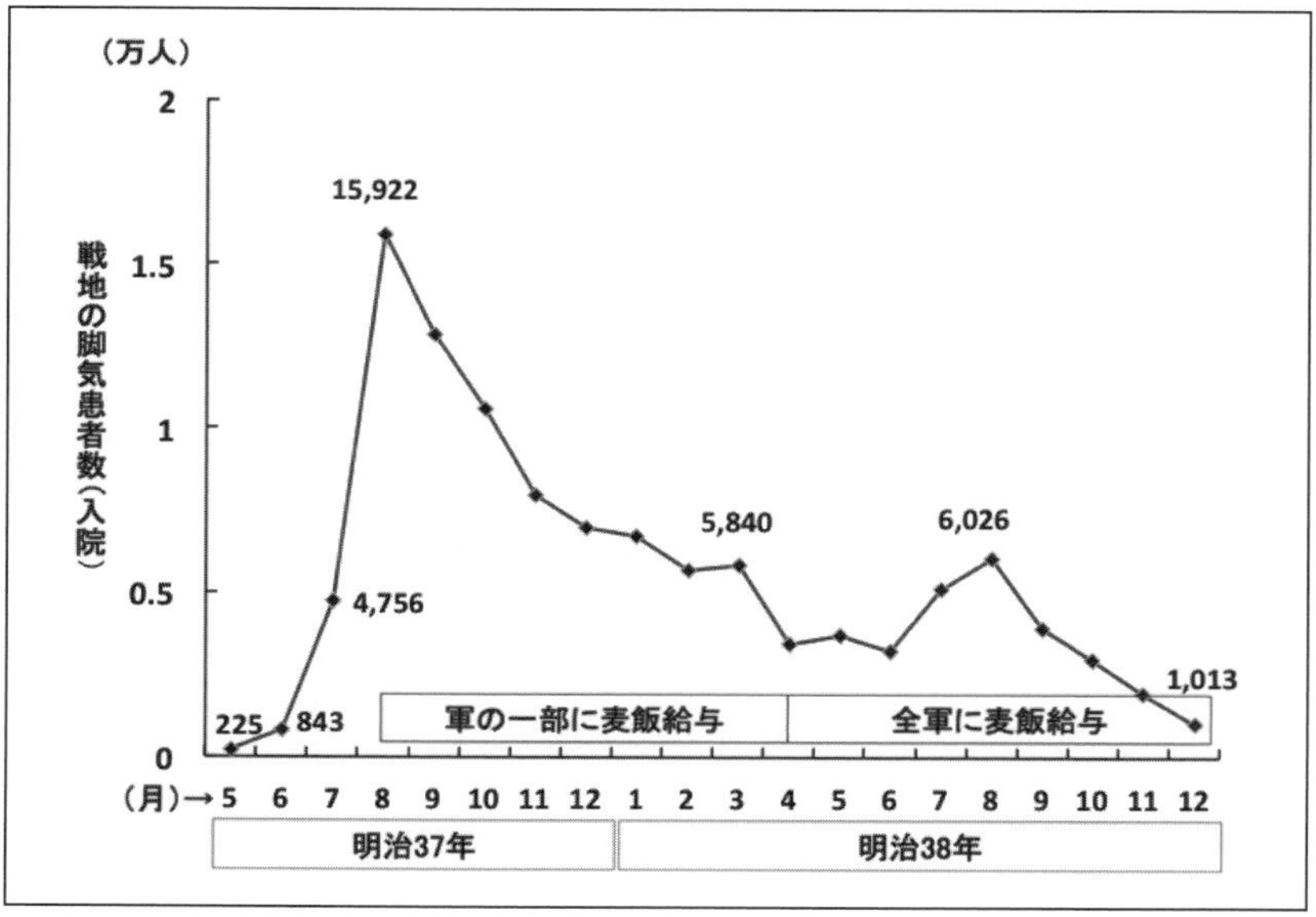

図18 麦飯給与と脚気発生率（山下書より引用改編）

認め、1日に白米4合麦2合（3割）を与える」との訓令を発した。ここに来て、やっと戦時兵食が米麦（3割）混合食へと規定が改善された。麦の供給が全軍にゆきわたるのは、明治38年4月、奉天会戦後となった。脚気の急増と麦飯支給による効果については、山下書の図（図18）を見れば明らかである。ただ、全軍にゆきわたっても、なお脚気が増減しているのは、副食があまりにも貧弱で、麦3割程度の混食では十分なビタミンB補給にはならなかったからだろう。

脚気急増が問題となった頃、小池は軽い症状にやたらと脚気の診断名をつけるなと命令した（明治37年12月）（山下書、板倉書）。したがって、脚気の統計は、控えめに出されている。また陸軍省編『明治37・8年戦役陸軍衛生史』の資料では、脚気病患者の月間別発生数は絶対値ではなく、‰（千分率：パーミル）での表示となっているため、脚気惨状の実態は実感として伝わらない。脚気の被害を覆い隠そうとしているのではないかと思われてしまう（坂内書）。

明治41年10月10日『醫海時報』に「日露戦争と脚気」が掲載された。それによると、陸軍の脚気患者は約25万人、その内、2万7800人余以上が脚気で死亡したとされる。戦闘による死亡が4万8428人となっていることから、脚気の被害がいかに甚大で、深刻だったかを示している（板倉書、山下書）。一方、海軍では、日清戦争と同様、麦飯またはパンを主食とし、白米は1日100匁（2・5合）までと厳しく制限した。魚、肉の缶詰等の副食も十分に給与することを徹底した。その結果、軽症の脚気患者は発生したものの、重症者はなく、脚気死亡もなかった。ただ、戦後（明治43年）の海軍省医務局の発表では、日露戦争中の海軍の脚気患者は87名、死者3名とされた（坂内書）が、陸軍と比べると驚異的に少ない。

明治40年6月から『醫海時報』に3回に亘って、

「半日翁」（海軍軍医の斎藤有紀）の名で陸軍批判が再開されたが、その中で極めて重要な新事実が示された。海軍の陸戦隊1000名が陸軍第三軍の傘下に入り、乃木希典・司令官の下で、旅順の大激戦に参加した時のこと。海軍陸戦隊・鈴木次郎軍医少監（少佐相当）は陸軍兵食の粗食に驚き、これでは脚気病は必定と判断し、兵食の不足分を海軍から支給してほしいとの意見書を連合艦隊軍医長へ提出した。連合艦隊の鈴木重道・軍医長は電報で海軍省の許可を求めた。しかし、同じ軍にあって陸軍は粗食、海軍は美食では問題となる。陸軍への配慮も必要との評定で10日経っても返信がなかった。鈴木は、今や猶予はない、として連合艦隊司令長官（東郷平八郎）を通じ、海軍大臣（山本権兵衛）に許可を求めた。海軍大臣は直ちに承認したので、麦穀、パン、魚や肉の缶詰が海軍陸戦隊に輸送された。その結果、この陸戦隊では脚気患者は一人も発生しなかった。第三軍の落合泰蔵・陸軍軍医部長が巡視の時、海軍陸戦隊に脚気患者が一人もいないことに驚いて、激賞したという。この事実は、食事の内容が異なるだけで、場所、戦闘、時間などは全く同一条件である。無作為抽出ではないが、偶然にも、陸軍兵食をコントロールとした海軍兵食との比較となっていた。森が海軍の航海実験の結果を否定した根拠の「前後即因果の誤謬」をクリアしている。脚気の原因は米食であり、麦飯で脚気は予防できることを学理面からも証明した新事実だった（板倉書）。

陸軍で、日清戦争での経験が生かされなかったのは、麦飯で脚気を予防できることに対して、医務局首脳（特に小池医務局長）に確固たる信念がなかったからである。その結果、現場の軍医部長からの米麦混合食支給の提議に反対する意見を論破・説得できず、当初の戦時兵食を日清戦争同様、白米飯（精白米6合／日）のままにせざるを得なくなってしまった。戦闘が始まって数か月で脚気が急増したので、慌てて麦を送った。しかし、大規模な軍隊への輸送という難しさもあって、全軍へ配給するのが遅れ、さらに副食が粗末だったことの影響もあって、日清戦争を超える脚気惨害となってしまったのである。

海軍でも高木兼寛の兵食改善（特に主食を米からパンにすること）の提案に対して、現場では大反対されている（艦長会議で16名中賛成は1名のみ）。しかし、高木の確固たる信念と奮闘、そして高木を信頼する海軍軍医らの強い意志と支援により、軍艦筑波の航海実験が大成果を挙げた。その結果、高木は兵食規則の改革を実現して、脚気撲滅に成功している（本書　I 海軍の脚気）。

14　脚気論争の再燃

日露戦争（明治37・8年戦役）での陸軍の脚気惨状に対して、論争が再燃する。きっかけは明治40年1月1日、『醫海時報』に掲載された海軍軍医大監・矢部辰三郎の「所感」である。陸軍は海軍の脚気予防の実績を見習うべきとの内容だった。その後、『醫海時報』が脚気調査会の必要性についての社説を2度に亘って掲載した。4月には内科学会で松田三彌（東京帝大医卒）が「余の脚気観」という演説を行った。米食全廃を陸軍に要請する内容だった。同月の神経学会総会で、山根正次代議士（東京帝大医卒の医師で帝国議会へ脚気調査会設置を発議）が「脚気研究の必要性について」との演説を行った。陸軍当局は松田への返答、すなわち陸軍は米麦混食を採用し、脚気の研究も行って腐心していることを『醫海時報』に掲載する。これに対し、松田は『醫海時報』で反論する。「陸軍の米麦混食では脚気は予防できなかったではないか。米全廃でなければだめだ。米全廃ができないのは信念と勇気がないからだ」と。

一方、5月の『醫海時報』に「陸軍当局の脚気観」という記事が載った。三浦衛生課長談の副題が付いていた。陸軍と海軍の違い（兵員数、副食、服役年限など）を並べたものであったが、その中で「海軍は脚気を『末梢神経麻痺』の病名にして、統計上、脚気を隠しているのではないか」とも解釈される内容が含まれていた（山下書）。

これに対し、海軍は黙っていなかった。同雑誌に半日翁の名（海軍軍医・斎藤有紀）で「陸軍当局者の脚気談に就いて」の反論が、3回に亘って掲載される。その中で、重要な事実が明らかにされた。一つは前述の、海軍陸戦隊（陸軍第三軍の傘下で旅順攻撃に参加）の事例である。二つ目は「陸軍は麦を送っていたというが、明治37年3月、自分（半日翁）が旅順の陸軍第三軍司令部を訪れた時、陸軍兵営の糧食を見たが、すべて米飯で麦飯の支給は一人もなかった。大連湾の陸揚場には米は山のように積んであったが、麦は一向に見当たらなかった」という記事である。さらには、明治38年3月の寺内陸軍大臣による「兵食を米麦（3割）混食にせよ」との訓令の裏話までが次のように暴露された。

大本営附きの陸軍参謀本部に出仕していた海軍中佐（上泉）が旅順の第三軍を視察した時のことである。兵員のほとんど全てが脚気に罹っている惨状なのに、米俵が雨ざらしで発酵した米を炊飯しており、副食も粗悪だった。素人ながらも脚気の原因はこれだと推断した。帰国し、直接、陸軍参謀長・山縣有朋にそのことを報告した。山縣は急遽陸軍経理局長を派遣して事実を確認し、医務局長の意見に係わらず、どしどし麦を輸送せよと指示した。その結果、明治38年3、4月頃から麦飯を支給することになったという。つまり米麦混食給与の寺内陸軍大臣訓令は上泉海軍中佐の指摘がきっかけだ、というのである。最後に「小池正直は尽くすべき方法を尽くさず、二〇三高地の惨状よりもさらに悲惨な脚気の被害を出しながら、作為的な統計で陸軍の衛生は佳いとして、国民を欺いている。恥じるところを知らない。呆れかえった振る舞いだ」と小池を激しく罵倒・非難した。海軍は脚気を末梢神経麻痺の病名にして隠しているとの意見に対しても、海軍疾病統計の患者数を示して、数理的に明快に否定している。

これに対し、同年（明治40年）6月30日の『軍醫學會雑誌』に「現局長の脚気に関する訓示」という陸軍当局の記事が掲載された。小池医務局長は就任時の口演で、すでに脚気に対する麦飯の効果を認めていたという弁解の内容だが、陸軍軍醫團『男爵小池正直傳』の口演筆記には、逆に兵食はどこまでも米を主食としてゆくつもりと書かれている。この陸軍当局の記事は小池への厳しい批判回避目的の捏造であることはすでに述べた（74～76頁）。その後も多くの投稿が『醫海時報』に寄せられ、7月から10月まで三十数編にも及んだ。その殆どが陸軍批判だった。論争は当初、脚気問題だったが、他の疾病や虚偽の統計など論点は拡散し、語調も激烈なものとなった。ついには小池への個人攻撃にまで炎上した（山下書）。

小池は一言も弁明せず、批判が下火になるのを待って、明治40年11月13日医務局長を辞任した。小池は医務局を去る時、部下への謝辞を述べ、脚気については、戦役では大変苦悩したが、まだ病原が発見されておらず、予防法も確立されていないので、諸君にはこの問題の解決に力を尽くしてほしい、と述べたという（山下書）。

15　森林太郎の医務局長就任と臨時脚気病調査会設立の動き

森は小池が辞任した日（明治40年11月13日）に、軍医総監に昇任。医務局長に就任した。小池から森への医務局長人事は問題も起きず、予定どおりだったとされている。陸軍軍醫團『男爵小池正直傳』では、田村俊次・陸軍軍医中佐の話として「小池が心から信じ敬意を表していたのは森鷗外博士であり、医務局長を森博士に譲った時には唯一言『よろしく頼む（小池）』『よし心得た（森）』とのことだった」という。

一方、山下書では、医務局の新人事については、小池の意向に反したものとなったと述べられている。その根拠として、幹部の新軍医監5名全員と医務局医療課長、医事課長も東京帝大医出身ではなかったことを挙げている。陸軍軍医部は創設時より、東京帝大医出身者を幹部に重用するのが慣例になっており、石黒、小池もその伝統に従っていたが、森はその慣例を破ったと指摘している。そして、そのことについて、森の「自紀材料」（自己年譜の覚書）に次のような記述があることを紹介している。

医務局長交代の前月（10月）である（現代語に訳す）。

10月26日　夕、小池正直の宅に往く。医務局長の職務を引継ぐためである

10月28日　朝、寺内正毅陸軍大臣を仮官舎に訪ねて、引継に当たり小池の要求を拒んで可か否かを問うと、可とのこと。（中略）夕、また小池の宅に往き、局員組織についての要求を拒む

10月30日　石黒男爵を訪ねて、小池の要求を拒んだことを報告

10月31日　小池との引継を中止する

小池の人事要請の内容についての記載はないが、森は、軍医の幹部人事から、これまで慣例となっていた東京帝大医出身者をすべて排除している。このことから、小池は慣例どおりの人事を要請していたと思われるが、森は小池の要請を拒んでよいかについて、事前に寺内陸軍大臣に許可を求めた上で、実施している。どの時代でも自分がトップになれば、人事刷新を行い、組織を運営しようとするのは、当然な流れではあるが、森が人事の慣例を破ったのは画期的といえる。このことが、森が部下から、医務局の新時代を劃したと高く評価されている理由かも

しれない。

確かに、森自らが積極的に人事刷新したのであれば評価できる。しかし、森は事前に寺内陸軍大臣に許可を求め、さらに大臣の許可を得た後に元上司の石黒にも新医務局人事について報告している。これらの事実から、森の人事刷新については寺内陸軍大臣の意向があったのではないかと推察される。何故なら、東京帝大医の閥人事を廃止することが大臣の意向であれば、同人事を確立した石黒も反対はできないからである。石黒へは報告だけで済んでいることが、その傍証といえる。

さて、脚気病調査会設立の動きは、脚気が問題になった頃の日露戦争の最中に遡る。明治38年1月1日、東京帝大医教授・山極勝三郎は論説「脚気病調査会」を発表した。脚気の研究者だった山極は、満洲での陸軍の脚気惨状を憂い、軍の戦闘力に影響を及ぼすとして、国家事業として脚気の大研究の必要性を訴えた。翌明治39年2月25日、山根正次衆議院議員（東京帝大医卒の医師）が「脚気病調査に関する建議案」を国会へ提議。同案は、賛成多数で可決した。内務省は検討に入り、文部省、陸・海軍省も了承して、予算案や組織案もできていた。しかし、翌年になると医師法改正法案の問題に移り、世間の関心も凱旋将兵の歓迎行事に向いて、脚気調査の案件は棚上げになってしまった（山下書）。

ところが、前述のように、明治40年1月1日、矢部辰三郎・海軍軍医大監が醫海時報で、陸軍は海軍の脚気予防の実績を見習うべきと批判したことで、脚気論争が再燃し、遂には、小池正直・医務局長の個人攻撃に至って、医務局長辞任となった。

16　臨時脚気病調査会の設立

この調査会について、森は消極的で麦飯の効果に否定的との説（板倉書）と設立から主体的に活動し、実績を残したとの説（山下書）がある。板倉書は、山田弘倫の『軍醫森鷗外』を参考にしている。山田は森が医務局長時代、医務局衛生課長に抜擢された陸軍軍医で、後に医務局長になった人物である。山田は著書発行の契機として、森鷗外の軍医としての巨大な足跡、医務局長として新時代を劃したことなど、軍医としての鷗外先生の片影を捕らえてもらいたいとの願いで著したもので、年譜、伝記、随筆ではない、と述べている。森批判の書ではない。その著書の中で、脚気病調査会の発足の経緯については、次のように書かれている（現代語に訳し、括弧は筆者が追加）。

大西（森の医務局長就任時の医務局衛生課長）は、またある日、先生（森）の前に立って次のような意見を述べた。

「戦役毎に陸軍は脚気病のために、いつも多数の兵員を損じています。これは平時の常食となっている麦飯が、いざ出征となると白米飯に代わるからです。現制の如く、白米飯が原則で、雑穀を混用することを得るようになっているのでは不都合ですから、常食及び戦時食には麦何割、白米何割と新しい規定を設けておかねばなりません」

―森の返事

「ハア、君も麦飯迷信者の一人か、これは学問上同意できない。僕が医務局に入った時『君（森のこと）が医務局長になったからといって、脚気予防に麦飯が必要だなどという俗論にまさか変節したりしないだろうね』と青山君（東京帝大医教授で森の友人、非麦飯派の巨頭）までが、そう言ったよ。僕もまだそこまで俗化してはいないよ」そこで種々論争はしてみたが、何としても大西の意見は遂に用いられなかった。

―大西

「こんな事を何時まで経っても論争していては埒があきません。昨年の議会で某医者議員の建議にもあったように、脚気病調査会というような機関を設けて、研究調査をやらせてはいかがでしょう。陸軍部内だけでも宜しいかと思います」

―森

「それはよかろうね」

と始めて同意されて、これが臨時脚気病調査会の成立する端緒となったのである。

山下書はこのことを意識的に省略し、脚気病調査会の立案者は森であるとしている。大西の提案であっても、陸軍大臣に提出する時は医務局長名で提出するのが通例である。したがって、提案書が森の名前となっていることを根拠に、森が自発的に動いて同調査会設立を提案したと断定することはできない。大西は日露戦争時、脚気患者を受け入れた広島の病院長だった。その経験から考えても、山田書（提案者は大西）の方が真実味を感じる。山田書での大西と森の会話は、森がこの時点では脚気の原因が白米だとは認めていないことを示しただけである。まだ脚気の原因が不明の時期だから、森の（学問的）立場からは当然な会話といえる。

一方、森は脚気病調査会の設立には賛同している。したがって、森が脚気病調査会に消極的だったという、板倉書の見解も当たらない。しかし、その組織規模については、寺内陸軍大臣の指示によるところが大きい。森が提出した組織案に対し、寺内は「そんなちっぽけな組織では駄目だ。大学、伝染病研究所、民間など、あらゆる学者を網羅して、国家の仕事として研究するような組織にするほうがよかろう」と命じたという。森は喜んで、組織改正案を提出した。閣議では文部大臣と内務大臣が所管を争ったが、予算の関係で、陸軍が経費節約で捻出することで、陸軍省の所管となった。

明治41年5月30日、勅命により「臨時脚気病調査会官制」が公布されたが、山田書には、この調査会設立に関して、次のような明治天皇の逸話を紹介している。

天皇のご裁可を得るため、上奏したところ、御上より、「明治20年大阪に行った時、高島・鎮台司令官の申し出があって、軍医長・堀内利國より、脚気は麦飯で予防できたこと、病因は白米食であること、その後、各軍隊に麦飯が普及して脚気が消滅したと聞く、この上なお調査会を設けて原因を調査研究する必要があるか」とのご下問があった。出頭していたのは大西だったが、その場で答えることができず、退出した。大西は森に報告し、森の指示で石黒を訪問した。石黒の見解を基に答案（脚気病調査会設立理由書）を作成して、内大臣府に提出し、ようやくご裁可をいただいたという。

官制の規定により会長は陸軍医務局長とされたので、森が自動的に会長となった。委員は、陸軍軍医6名、海軍軍医2名、東京帝大医助教授2名、京都帝大医2名、伝染病研究所3名、民間医3名の18名と臨時委員として東京帝大医の青山胤通・内科教授と伝染病研究所の北里柴三郎が任命された。森は青山や北里とは親しかったので、両者に協力の約束を取り付けていた。青山は非麦飯派の巨頭で脚気細菌説を主張していた。北里も脚気細菌説者だった。北里は緒方の脚気菌については、研究方法の不備や結果の判断の誤りなどから、その細菌が脚気菌とは断定できないとして批判していたが、脚気細菌説自体を否定したわけではなかった。

丁度この頃、明治41（1908）年6月、細菌学の生みの親、ドイツのコッホ教授が来日した。コッホは弟子の北里に脚気について意見を述べたい旨を伝えてきた。北里、青山、森の3名がコッホの話を聞くことになった。6月22日、帝国ホテルのコッホの部屋で話を聞いて、森は寺内大臣に報告し、その大略記録を留めた。コッホは「脚気病について経験は少ないが、バタビア(インドネシアのジャカルタ)の病院で脚気死亡者を2～3名解剖したところ、体内に殆ど毎回、連続球菌を発見した」といい、森の「血の中にもですか」との問いに「血の中にもおる」と答え「脚気病は伝染病であると確信する」と言ったという。コッホは日本海軍では兵食改革で脚気を予防したことも本を読んで知っていたが、船の脚気と陸軍の脚気は違う疾患ではないかとの見解だった（板倉書）。コッホの「脚気病細菌説」支持は森ら非麦飯派を勇気づけた。

明治41年7月4日、臨時脚気病調査会（調査会と略す）の発会式が陸相官邸で行われた。寺内陸軍大臣は、調査会が陸軍の所管となった経緯などを語った。さらに、自らも脚気で苦しみ、麦飯を摂っていること、日清戦争では運輸通信部長として麦を送ろうとしたが、石黒と森が麦は脚気に効果があるのかと詰問し、中止となったことを暴露した。7月8日の第二回総会では、調査方針が決定されたが、その5項目の中には、麦飯など食物・栄養に関する語句は明記されていない。この会で具体的に決まったのは委員数名をバタビア（インドネシアのジャカルタ）へ派遣して調査することだった（コッホが日本の脚気とバタビアのとは違うのではとの示唆による）。板倉書は、会長（非麦飯派の森）を含む委員21名中、東京帝大医出身者が16名だったこと、調査方針に食物・栄養に関する項目がないことなどから、脚気伝染病説が暗黙の了解であるかのようだと述べている。翌明治42年5月、東京第一衛戍病院に「臨時脚気病研究室」が設けられた。後に陸軍軍医学校内へ移される。調査会は大正13年11月25日、政費の節約を要する重大時機（大正12年9月1日の関東大震災の復興）になり廃止となった。この期間中「臨時脚気病調査会刊行報告抄録集」が刊行されており、論文数は91に及んだ。

世界では、脚気の原因物質を特定したのは、ポーランドの生化学者、カシミール・フンクとされる。その論文発表より16年前の明治29年、オランダ軍医エイクマンがインドネシアで米糠の中に脚気に有効な成分があることを、ニワトリの実験で指摘した。エイクマンの研究は、日本でも紹介され、追試も行われて、白米投与で脚気様症状をきたすことは確認された。しかし、糠で脚気が治癒する実験までは行われていない。ニワトリの脚気とヒトの脚気は異なるとして、重要視されなかったのである。フンクはエイクマンの研究を発展させ、米糠から有効成分を抽出し、明治44（1911）年12月英国医学誌に報告した（Journal of Physiology）。翌年、その物質をビタミンと命名した（松田誠著『高木兼寛の医学 V』）。

わが国では、明治43年4月3日の第三回日本医学会第十三部会（細菌衛生学）で、志賀潔・草間滋、都築甚之助、遠山椿吉が動物の脚気様疾病は白米が原因で、米糠に有効成分があるとの研究結果を報告した（東京醫事新誌第一六六九号）。鈴木梅太郎のグループも同年6月14日の東京化学会で動物実験の報告をしている（山下書）。そして翌年、米糠の中の脚気に有効な成分を抽出し、鈴木はオリザニン（明治44年1月）、都築はアンチベリベリン（明治44年5月）と命名して論文報告したが、両者とも日本語だった（後述する）。

17　臨時脚気病調査会の活動

板倉書では、日本で脚気研究に新しい道を開いた代表的人物4名として、志賀潔（図19）、都築甚之助、遠山椿吉、鈴木梅太郎（図20）を挙げている。志賀、都築、遠山は前述のように、明治43年4月3日の日

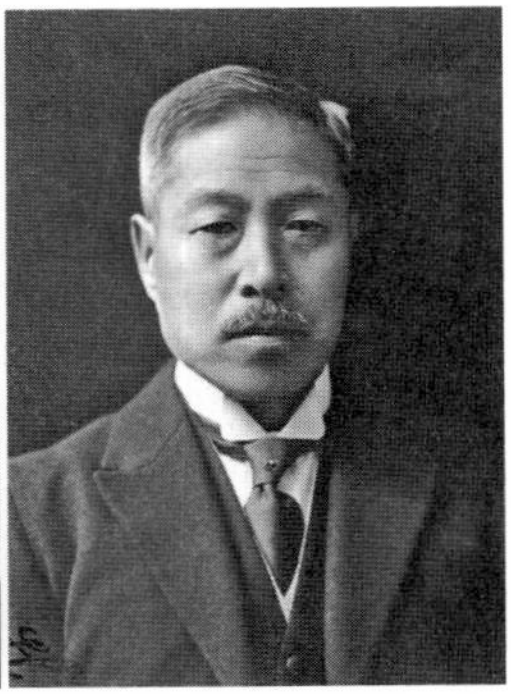
図19 志賀潔

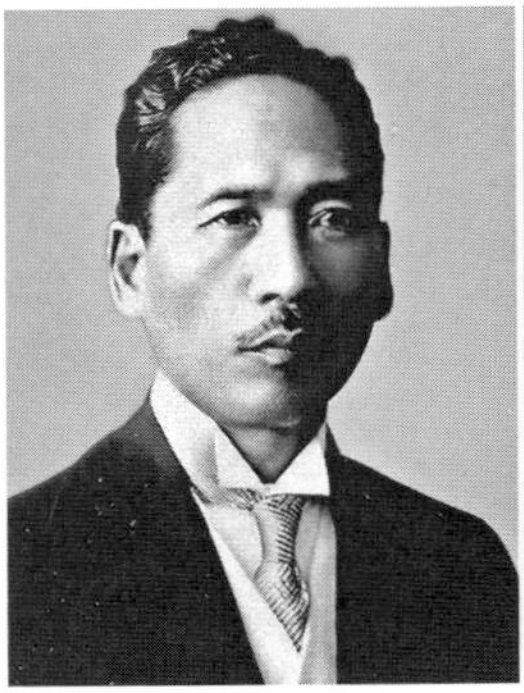
図20 鈴木梅太郎

本医学会で各種動物に白米を与えると脚気様症状をきたし、米糠に予防成分があることを発表している。鈴木は、同年6月14日の東京化学会で発表している。しかし、鈴木はドイツ留学中だったので、途中から研究グループに参加しており、研究を始めたのは古在由直（東京帝大農科大教授）であろうという（板倉書）。この頃、彼らはほぼ同時期に競って研究発表している。したがって、誰が新しい道を開いたかを述べるのはあまり意味をなさないと思うが、強いて言うなら、志賀、古在、都築、遠山であり、続いて鈴木、島薗順次郎ということになろう。また、板倉書では調査会委員は都築だけとしているが、志賀や島薗も途中から委員となっている。

志賀は細菌学者として動物実験（飼養試験）を行い、脚気は伝染病ではなく、米食が原因の部分的栄養欠乏だと、いち早く断定した〔『動物ノ脚氣様疾病』細菌學雑誌　第一七四号　明治43（１９１０）年4月10日〕。優秀な細菌学者が脚気細菌説を否定し、米食に起因する栄養欠乏だと断定したことは、医界に衝撃を与えた。都築甚之助については森に影響を及ぼした重要な人物なので、次項で述べる。

古在由直・安藤広太郎・鈴木梅太郎・島村虎猪（東京帝大農科大研究グループ）は、ニワトリやハトに白米を与えると脚気を発症し、糠や麦、玄米に脚気予防効果があること、白米は大切な成分が欠如しており食品として完全ではないことを、明治43（１９１０）年6月14日『東京化學會』で発表した

（山下書）。調査会でも報告し（臨時脚気病調査会報告三十五）、論文として発行した（『鳥類の脚気様疾病に関する研究、並びに白米の食品としての価値』農商務省農事試験場　明治43年7月18日（板倉書）」。そして鈴木・島村は糠から脚気の有効成分（後にオリザニンと命名）を抽出したことを明治44（1911）年1月『東京化學會誌』で論文報告した（『糠中の一有効成分に就いて』鈴木梅太郎、島村虎猪）。翌年、明治45（1912）年8月にドイツ語に翻訳して論文発表した（Biochemische Zeitschrift Vol・43　1912　受理は6月1日、掲載は8月、板倉書）。

しかし、その8か月前、明治44（1911）年12月、ポーランドのカシミール・フンクが脚気の原因は米糠に含まれる化学物質の欠乏であることを英国誌（Journal of Physiology 1911「First published 22 December 1911」）に論文発表していた。さらに、フンクは明治45（1912）年、この物質をvitamineと命名した（Journal of State Medicine）ので、ビタミン発見者とされた。ちなみに、その後amine（窒素化合物）でないビタミンも発見されたので、eが省かれて正式スペルはvitaminとなった。

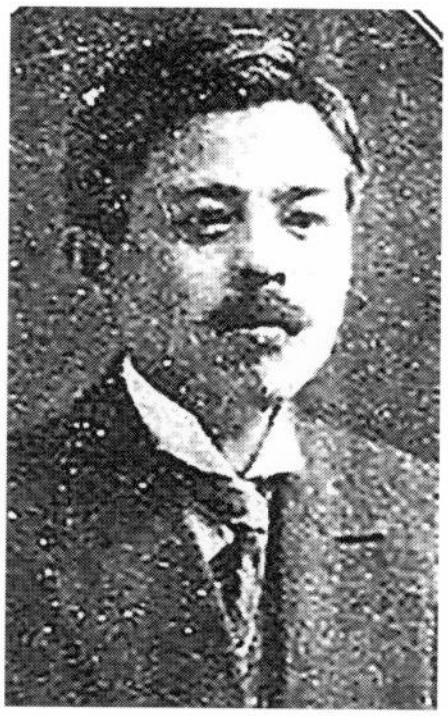

図21　島薗順次郎

島薗順次郎・京都帝大医教授（図21）は神経疾患の内科医で、大正8年4月、日本内科学会の宿題報告で脚気の研究発表を行った。脚気は白米食によるビタミン欠乏であろうという報告だった。この後、島薗は調査会の委員となる。島薗は人体での臨床試験のきっかけを作った人物である。慶應義塾大の大森憲太は、島薗の宿題報告に感銘を受け、ビタミン欠乏食によって脚気が発症し、オリザニン投与で治癒したことを人（脚気6名、健康者2名）で確認した。同様の報告を慶應義塾大の田口勝太（健康者1名）や東京帝大内科の坂本恒雄ら（健康者4名）も行った。ただ、これらの報告は試験例数が少ないことから、大正12年4月の調査会で、全国規模（東京帝大、京都帝大、東北帝大、九州帝大、慶應大）の人体試験を行うことになる。そして、多数例（45例）の試験の結果、人の脚気の原因はビタミンBであることが実証される。大正13年4月の第二九回調査会総会では、脚気はビタミンB欠乏が原因であると、九分九厘、結論付けた。九分九厘としたのは、この頃、調査会の中心人物となっていた島薗がビタミン欠乏試験の脚気と通常の脚気が同一かどうかを躊躇したからである。しかし、後に島薗は同一だと認めている。

大正12（1923）年9月1日、関東大震災に見舞われると、政費の節約を要する重大時機となり、翌年の大正13年11月25日、本会は廃止となった。

板倉書は、この調査会は脚気の病原を確定することができず、ただ脚気はビタミンB欠乏症に類似する疾病であるということでしかなかったと批判している。一方、山下書は『陸軍衛生制度史 第二巻』山田弘倫（陸軍軍医団長）昭和3年発行に次のように明記されていることを紹介し、調査会は目的を達成したと高く評価している（カタカナはひらがなへ変更し、句読点を加えた）。

「（前略）ヴィタミンB欠乏し、又はこれを欠除する食餇を摂取せしむるときは、脚気病と酷似する疾患に罹り、しかもヴィタミンB製剤の投与により、容易に治癒せしめ得ることを確認し、ほぼその目的を達したるに、行・財両政の緊縮上、考慮を要し、かつ該病に関し微細によりての研究は将来、その道の学者に委し得えしとの見地により、大正十三年十一月二十五日、勅命第二九〇号をもってこれを廃止せられたり」

（第一編　衛生機関の廃置　第一章　中央機関　第三

節　臨時附属中央機関　第一款　臨時脚気病調査会)

脚気の原因が米糠に含まれる化学物質（後にビタミンB1）だと特定したのは、世界的にはフンク、日本では鈴木梅太郎（調査会のメンバーではない）や都築甚之助ということになる。鈴木や都築はフンクより1年半前に報告していたが、両者とも日本語だったので、世界で知られることはなかった。鈴木はドイツ語に翻訳して、ドイツ生化学誌でも論文発表したが、フンクの英国誌への報告の方が8か月早く、翌年フンクはそれをvitamineと命名したので、世界ではフンクがビタミンの発見者とされた。また、鈴木は医師ではなかったので、人体実験で証明することができなかった。人での臨床実験を全国規模で行って、ビタミンB欠乏が人の脚気の原因であることを実証したのは調査会である。調査会が脚気病と酷似する疾患と記述したのは、島薗がビタミンB欠乏食の脚気と通常の食事による脚気が同一であることに躊躇した（学術的に慎重を期した）からで、その後、島薗は大森との議論の末、同一であることを認めている。また、都築甚之助は調査会を中途で罷免されたにもかかわらず、調査会の業績を高く評価している（次項で述べる）。

板倉書はこの調査会はただ単に脚気は白米が原因との結論を長引かせるためにあったようなものだと酷評している。しかし、調査会は当初、脚気細菌説が主流だったが、次第に白米原因説へと移ってゆく。その後「白米による動物の脚気は人の脚気と同一か否か」の論争となる。さらに米糠の有効成分の抽出法の差で有効性に大きな違いが生じたことで論争は迷走した。ビタミンBが水溶性で熱に弱いことが分かり、分析・抽出法が確立して、ビタミンB1が原因と確定するのはまだ後のこと（昭和8年）である。このように新しい概念の疾病解明・研究に13年の年月は決して長くはない。

一方、調査会の内容を詳しく検討した山下書の見解（調査会の業績を高く評価）は妥当だろう。ただ、この調査会の素晴らしい業績は、設立を提案した森にあるとの見解には、抵抗を感じる。調査会の設立を強く求めていたのは、前述のように山極勝三郎や『醫海時報』である。その機運があった時にちょうど森が医務局長だったということであって、医務局長が別の人物だとしても陸軍は調査会を設立しただろう。また、山田書では調査会の提案者は大西とされている。しかし、森は調査会の報告を批判したり、脚気白米説の意見を否定したり、妨害したりすることもなく、淡々と委員長を務めている。

18　森は最期まで、脚気白米説を認めなかったのか

脚気病調査会設立時、森はまだ非麦飯派だった。友人の青山胤通（東京帝大医内科教授、学長）も強力な同志だった。しかし、調査報告や研究が進むにつれて、脚気白米説を容認するようになったようである。そこには二人の人物が深く関係している。一人は調査会委員の都築甚之助である。

(一)　都築甚之助

都築甚之助（図22）は、明治2年11月19日、三河国刈谷藩（現在の愛知県刈谷市）の農家に生まれ、愛知医学校（現在の名古屋大医学部）から千葉第一高等中学校医学部（現在の千葉大学医学部）へ転じ、明治24年6月陸軍見習い軍医、11月三等軍医（少尉相当）となる。翌明治25年陸軍軍医学校に入学して、2番の成績で卒業。同校専攻生となり、衛生学を専攻。細菌学を学ぶ。この時、陸軍医学校の校長だったのが

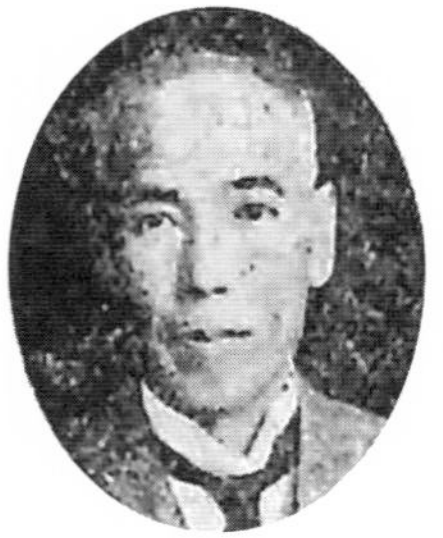
図22　都築甚之助

森である。都築は森の8歳下で、森が目をかけた軍医だった。都築は、日清戦争・台湾征討では近衛師団・近衛歩兵第一連隊の三等軍医として従軍していた。その時、多数の脚気患者を診ていた。当時の台湾征討軍医部長は森だった。日露戦争では広島の似島検疫所に勤務していた。その時、広島で同僚の岡田、小久保両氏が脚気菌を発見したとの報告があった。それを受けて、小池医務局長より追試を命ぜられ、脚気患者の尿、便から脚気菌を発見したとして公表した。しかし、その後3年間、脚気流行時でも菌を発見できなかった（愛知縣教育會・愛知一師偉人文庫共編『新編愛知縣偉人傳』、深海豊二著『都築ドクトル餘影』）。

森の医務局長就任後、脚気病調査会が設立されると、都築は森から調査会委員に任命される。そして調査会の方針を受けて、他の委員二人と共にバタビア（ジャカルタ）へ向かった。バタビアでは脚気患者がいなかったので、ブイテンゾール市のベリベリ（脚気）専門病院へ行った。そこで脚気患者の血液、糞便、屍体を顕微鏡検査したが、脚気菌はまったく発見できなかった。バタビアで脚気患者がいなかったのはオランダ医師らの緑小豆や玄米による治療が奏功したためだと知った。そこではオランダ医師エイクマンの後継者、グリインスからエイクマンの実験（白米で脚気が発症し、米糠で脚気が治癒する）を学び、グリインスが抗脚気因子の抽出・精製に取り組んでいることを知った。都築はオランダ医師らの脚気研究がかなり進んでいることに衝撃を受けた。調査から帰国後、都築だけは自らの方針を180度転換した。彼は白米と米糠を用いた動物実験を行って、脚気の原因は白米であり、米糠が有効であると指摘した（明治43年4月3日「日本医学会」演説大要　東京醫事新誌第一六六九号、7月30日「軍醫團雜誌」十六号および8月13日『東京醫事新誌』第一六七八号）。翌年、都築は米糠から有効成分を抽出し、アンチベリベリンと命名し論文報告した（『脚気糠療法』東京醫事新誌第一七一五号　明治44年5月6日)。しかし、この論文発表に先んじて、実験に協力していた親族が都築に無断で婦人雑誌や新聞に販売の宣伝・広告を出していた。このことが原因となって、都築は明治43年12月9日調査会委員を罷免されてしまっていた。

この罷免は、都築が金儲けしているとの関係者からの強い批判によるものという。森の真意ではなかったようである。都築は調査会委員を免じられたが、陸軍軍医は在籍のままで、その後の脚気の研究は陸軍医学校で続けている。そして、翌明治44年の第二回の調査会で研究報告しており、その冒頭で都築は研究継続に特別に庇護してくれた森に謝辞を述べている。都築は、脚気の原因は米糠に含まれる未知の不可欠栄養素の欠乏によるものであり、白米だけが問題ではなく副食の質と量が脚気の発生に大きく関与すると述べた。副食に着眼したのは彼が初めてで素晴らしい報告だった。さらに、都築はドイツのハイデルベルグ大学へ留学(私費)し、コッセル博士に医化学(有効成分抽出法)を学んでいる(明治44年12月~大正元年9月:『幕末明治海外渡航者総覧第二巻　人物情報編』手塚晃)。森の日記によると、この時期、都築がよく訪れて話をしている。次に示す(括弧の説明は筆者が加えたもの)。

明治43年8月24日
都築甚之助が来て話す(同年7月「軍醫團雜誌」および8月「東京醫事新誌」発表の論文「脚気の原因は白米で、米糠が有効」を話したと思われる。両誌の論文の最後には「本試験ノ実行上、長ク庇護ヲ與ヘラレタル会長森閣下ノ厚恩ヲ鳴謝ス」と森への謝辞が述べられている)

明治44年1月11日
都築甚之助が来て伝染病研究所Pest研究室の現状を話す

明治44年6月23日
都築甚之助が来て、進退の事を分疏（釈明す（調査会罷免の真相を説明したのではないか）

明治44年12月5日
午後4時、都築甚之助の洋行（ドイツ留学）を新橋に送る

大正元年10月11日
都築甚之助、来訪す（前月の9月にドイツから帰国）

大正2年6月18日
都築甚之助、来て近著贈る（都築は同年2月に「都築ドクトル談話　脚気のアンチベリベリン内服及注射療法」を発行）

このように、森は都築がドイツへ旅立つ時には新橋で見送っている。森と都築の関係は大変良好である。森の日記には陸軍大臣らが公務出張の際には必ず新橋へ見送り、帰還時には出迎えていることを記している。都築の留学は森も支援していたのではないだろうか。都築は米の精製（糠の除去）による不可欠栄養素の欠乏が原因であること、副食が充実しておれば脚気は防げることを指摘した。陸軍が米麦混合食でも脚気を防げない場合もあったのは、副食があまりにも貧粗だったからである。

副食の重要性については、既に海軍の高木兼寛は気付いていた。軍艦の士官には脚気が少なく、水兵に多かったことから、両者の食事内容を調べた。すると、士官の副食に比べて水兵の副食が極めて貧しいことが判った。これも脚気の原因だとして、水兵にも充実した副食を給与する兵食改革を断行し、脚気予防に成功したのである。森は米糠の不可欠栄養素の欠除が脚気の原因であって、白米そのものは決して悪くない、副食を充実させれば脚気は防げることを知った。これで脚気に関するすべての疑問を説明できる。森の眼からは鱗が落ちたことだろう。

都築は森が亡くなった後「脚気病調査会最終報告を読みて」と題する談話を『日本之医界（大正14年7月）』に発表した。彼は「調査会設立当時、脚気伝染病説が大勢を占めていたが、（中略）大正8、9年頃からビタミンB欠乏の動物試験、人体試験が盛んに行われるようになり、最終報告会では、全報告ことごとくビタミンBから成るという大きな変遷をみるに至ったのである。（中略）要するに、臨時脚気病調査会委員諸氏の多年の精励によって、今日のビタミンB全盛時代を生み……臨時脚気病調査会もよく使命を全うすることができた」と調査会の業績を高く評価している。

ちなみに、都築は、森が医務局長に就任した翌月、明治40年11月13日、陸軍二等軍医正に昇任した（官報第七三一五号）。また、調査会罷免後、陸軍医学校で脚気の研究を続けていたが、その頃の明治44年6月24日、陸軍軍医学校教官に叙せられ（官報第八四〇二号）、さらに同年6月30日、陸軍一等軍医正に昇任している（官報第八四〇七号）。大正3年6月30日には正五位に叙せられた（官報第五七五号）。これらの栄典はすべて森が医務局長在任中のことである。森が都築を高く評価していたことの証といえる。

(二) 岡崎桂一郎

森に大きな影響を与えた二人目は、岡崎桂一郎である。岡崎は明治10年金沢の県立医学校に入学（『金沢大学の淵源』板垣栄治）。同14年、同校卒業後、上京し、東京帝国大学医院・脚気研究室の医員となった。同研究室は明治15年6月に陸軍脚気病院廃止後、脚気研究を引き継いだのだが（松村康弘、丸井英二著『わが国の「脚気菌」研究の系譜』）、その時の研究室主任・原田豊（東京帝国大学内科教授）に才能を認められての採用だった（『日本米食史　序』土肥慶蔵）。森が陸軍に入ったのも明治14年12月なの

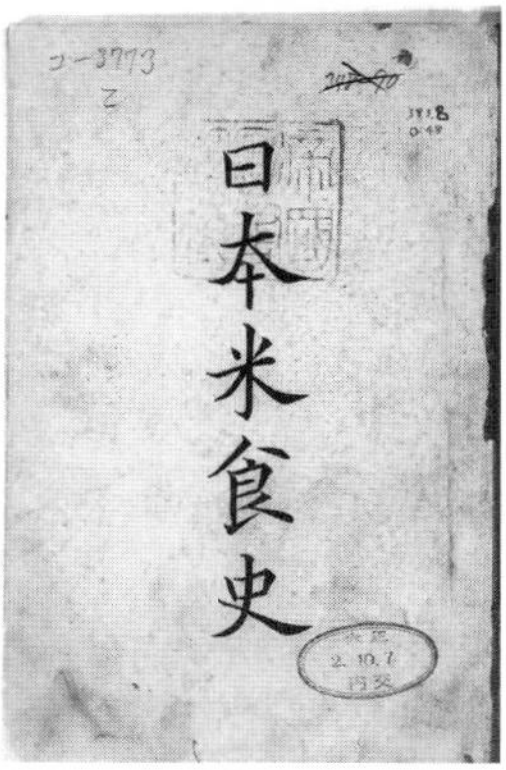

図23「日本米食史」の表紙

で、岡崎は森と同世代である。岡崎は詩文を学び、研究の余暇に文学を志している。森とは面識もあったらしく、森が脚気病調査会の会長に就任した頃のある日、森と米食の歴史の話となって、日本米食史を書いてはどうかと促された。2万冊の書物を読破し、調査報告論文を明治45年3月4日臨時脚気病調査会に提出した。その後、原稿を3度書き直し、大正2年『日本米食史』を発行した（図23）。

岡崎は米の精製と脚気病発生の歴史を調べて次のように示した。「日本人は上古の頃、玄米を摂っていた時、脚気はなかった。中世の米の精製が粗末だった時、脚気の被害は受けなかった。近代になって、米の精製度が高くなって、脚気が多発した」という。つまり、米の精製の精度と脚気の発生に関連があること、言い換えれば、米糠の完全欠乏が脚気の原因だということを歴史的事実によって明らかにしたのである。岡崎は著書末尾の奥書冒頭に次のように記している。括弧は筆者が追加した。

「本書は臨時脚気病調査会長、陸軍軍医総監・（医学博士・文学博士）森林太郎先生が曩《さき》に嘱（依頼）するに、我邦に於ける食米の精粗と脚気病の消長とに関する史的事項の調査を以てせられたるに対し、明治四十五年三月四日、同博士の座右に呈したる論文を鉛槧《えんざん》に附したる(印刷して書物にした)ものなり」

岡崎はこの史的調査が森の依頼だったことを明記している。森はこの書物に「序」を贈っていた。全て漢文である（図24）。

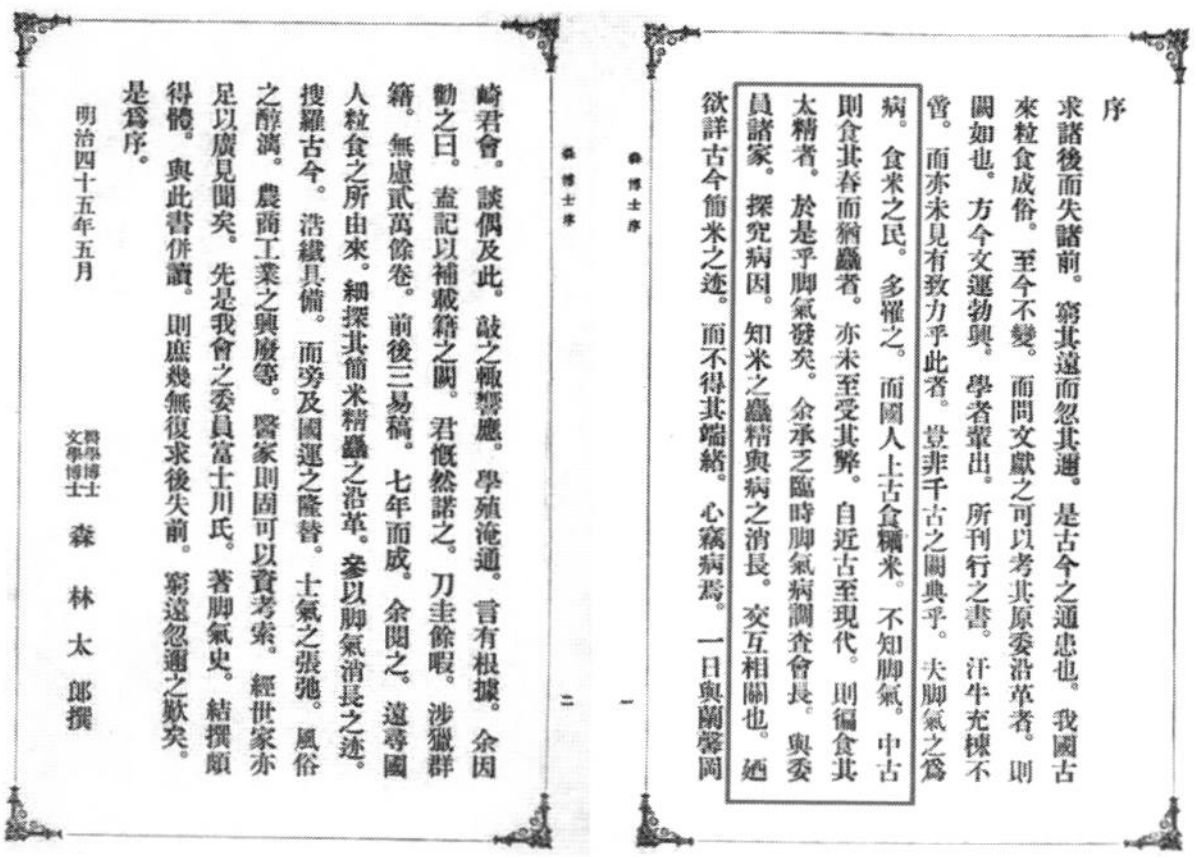

序

求諸後而失諸前。窮其遠而忽其邇。是古今之通患也。我國古來粒食成俗。至今不變。而問文獻之可以考其原委沿革者。則闕如也。方今文運勃興。學者輩出。所刊行之書。汗牛充棟不啻。而亦未見有致力乎此者。豈非千古之闕典乎。夫脚氣之爲病。食米之民。多罹之。而國人上古食糲米。不知脚氣。中古則食其舂而猶麤者。亦未至受其弊。自近古至現代。則偏食其太精者。於是乎脚氣發矣。余承乏臨時脚氣病調查會長。與委員諸家。探究病因。知米之麤精與病之消長。交互相關也。廼欲詳古今餔米之迹。而不得其端緒。心竊病焉。一日與關馨岡崎君會。談偶及此。皷之輒響應。學殖淹通。言有根據。余因勸之曰。盍記以補藏籍之闕。君慨然諾之。刀圭餘暇。涉獵群籍。無慮貳萬餘卷。前後三易稿。七年而成。余閲之。遠尋國人粒食之所由來。細探其餔米精麤之沿革。參以脚氣消長之迹。搜羅古今。浩繊具備。而旁及國運之隆替。士氣之張弛。風俗之醇漓。農商工業之興廢等。醫家則固可以資考索。經世家亦足以廣見聞矣。先是我會之委員富士川氏。著脚氣史。結撰頗得體。與此書併讀。則庶幾無復求後失前。窮遠忽邇之歎矣。是爲序。

明治四十五年五月

醫學博士 文學博士　森林太郎撰

図24「日本米食史」の序

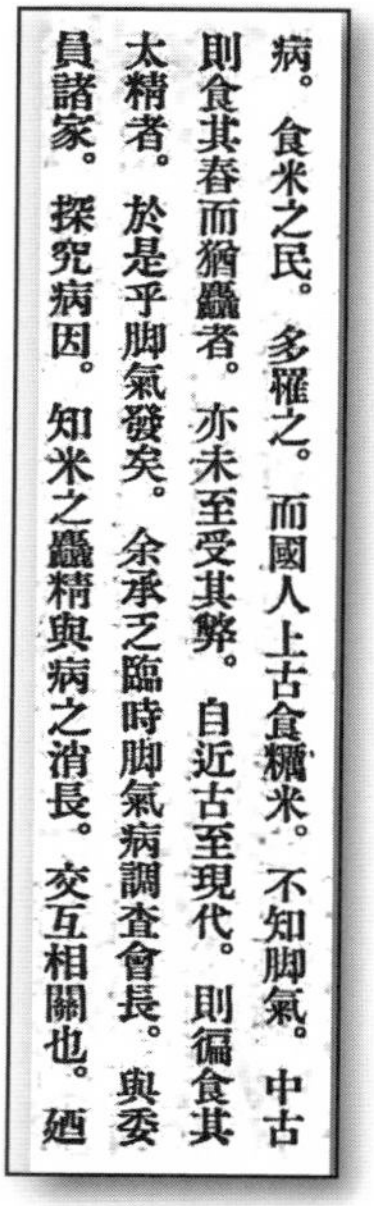

病。食米之民。多罹之。而國人上古食糲米。不知脚氣。中古則食其舂而猶麤者。亦未至受其弊。自近古至現代。則偏食其太精者。於是乎脚氣發矣。余承乏臨時脚氣病調查會長。與委員諸家。探究病因。知米之麤精與病之消長。交互相關也。廼

◀図25「日本米食史」の序の四角枠部の拡大

志田信男著『鴎外は何故袴をはいて死んだのか』にその序が現代語に訳されている。罫線で囲んだ箇所（図24、25）の訳を次に示す。

「そもそも、脚気は米食の人が多く罹病する。そして、日本人は、上古は玄米を食い、脚気を知らなかった。中古は舂《うすづ》（搗）いて（玄米を臼で搗いて）、なお粗末な米を食ったが、脚気の害は受けなかった。近古より現代に至るまで精製した米を偏食した。ここで始めて脚気が起こった。私は臨時の脚気病調査会長となって、委員諸氏と病因を探究し、米の精粗と脚気に因果関係があるのを知った」さらに「ある日、岡崎君と会って、たまたまこの話になって書物を書くよう勧告した」と続き、最後に「これより以前、調査会の委員、富士川氏が脚気史を著す。その文章の構想は非常に良い。この本と併せ読めば、身近な事をいいかげんにする歎きはなくなるであろう」で結んでいる。

身近な事をいいかげんにする歎きはなくなる、とは一体誰に対する言葉なのだろうか。自分も含めて、兵食改革を怠った陸軍幹部への反省を促しているようにも感じられる。この時期、森の日記には都築と並んで岡崎の名前もよく出てくる。括弧は筆者が追加した。

明治44年7月10日
　岡崎桂一郎、来訪す
明治45年2月8日
　岡崎桂一郎、林春雄、片桐貞雄来訪す。片桐は文章世界の記者なり（明治45年3月5日岡崎は調査報告論文を調査会長・森に提出）
明治45年5月1日
　岡崎桂一郎、来訪す
大正元年9月25日
　岡崎桂一郎、米食沿革考の表を訂正して持ち来る
大正2年9月22日
　岡崎桂一郎がために米食沿革考の序を作る

このように、森は調査会発足時には、既に脚気が米の精粗（精米の精度の差）と関係があることを認識している。その後の都築の研究や調査会を中心とした研究の結果、そして岡崎の調査論文も見て、脚気白米説を確信したのだろう。岡崎の「日本米食史」の序で脚気の原因は米の精粗にあることを知ったと記したのである。岡崎はこの論文で大正10年1月11日京都帝国大学医学部医学博士を取得している（官報第二七一三号学位記）。

なお、現代人としては、森がこの「序」を漢文で記したのは、脚気白米説を認めたことを分からないようにしたのではと疑うかもしれない。しかし、森は幼少時より論語、孟子を学び、9歳で15歳相当の学力を有していたとされ、第一大学区医学校（後の東京帝大医学部）に12歳で入学（同医学校は14歳か

ら入学とされていたので、2歳若く年齢を偽っている）。また、漢方医学書を学び、漢詩、漢文にも精通しており、「航西日記」、「委蛇録（鴎外最後の日記）」その他多くの著書を漢文で書いたり、他の著書の中でも自作の漢詩を多数紹介している。江戸時代、士族は、学問の基礎として漢文を習得している。明治時代になっても、知識人たちは漢文でも森が脚気白米説を認めたことを容易に理解できただろう。したがって、現代人としての、この疑問は的外れである。森の「序」は米食の歴史書にふさわしく、格調高い文である。

山下書では「森は調査会を創設して脚気の原因究明に奮闘し、ついに『脚気の原因はビタミンB欠乏である』ことを確定する大業績をあげた」と高く評価している。一方、板倉書では調査会は結論を長引かせただけで、脚気の原因を特定したのは大学を中心とした研究者たちであるとしている。板倉書の評価には疑問がある。この調査会は、現代で言えば国の研究班のような組織である。班所属の研究者は研究班でも報告するが、それぞれの専門分野の学会にも報告し、研究論文を専門雑誌に投稿する。研究班は独自の報告書は作成するものの、原著を優先するので、一般に広く提供されることはない。したがって、外部からは研究班の活動は見えにくい。何の成果も出していないように見えてしまう。山下書のように、調査会の活動業績は高く評価されてよい。ただ、一点、高い業績が調査会創設者の森林太郎であることについては、賛同できない。しかし、森が調査会に何ら貢献していないことでもない。森の貢献は、都築甚之助を抜擢し、罷免されても援助したこと（アンチベリリンの抽出成功に繋がる）、及び岡崎桂一郎を促し日本米食史を書かせたことであろう。両者は脚気白米説への大きな流れの一つとなったのである。

森は大正5年4月13日医務局長を辞任した。後任は森の推薦で、鶴田禎次郎となった。森は臨時委員として調査会に残り、大正10年3月8日の調査会では鶴田病欠のため、また同年10月28日は鶴田出張のため、森が会長代理を勤めた。森は、翌年の大正11年7月9日、死去した（享年60）。死因は腎結核だった。森が亡くなった2年後、大正13年11月25日臨時脚気病調査会は廃止となった。また、盟友だった青山胤通は森が亡くなる4年7か月前の大正6年12月23日に亡くなっていたが、病状が悪くなった時、担当の東京帝大医内科教授・入沢達吉から米糠の欠除が脚気の原因で、米糠に脚気の有効成分あることを証明したとの説明を聞いて了承したという。

なお、小池が脚気白米説を公式に認めたという資料は、日露戦争での彼の責任回避目的の論文なので、事実かどうか疑わしい。また、医務局長就任時、桂陸軍大臣に、脚気白米説を認める官文書を提出したとあるが、これも責任回避目的であって真意ではないと考えられる。11と12の項で述べたように、小池は日露戦争でも麦飯給与を指示していない。

石黒は岡崎桂一郎著『日本米食史』が再出版された時、「序」を寄せているが、そこには「この著書を発行された時に知っていたら、脚気白米説を認めていただろう」と、自己弁明している（石黒忠悳著『懐舊90年』）。しかし、この再版は昭和5年7月である。高木兼寛はもちろん、高島鞆之助、桂太郎、寺内正毅、堀内利國、緒方惟準、土岐頼徳、石坂惟寛ら陸軍麦飯派や青山胤通、緒方正規、大沢謙二ら東京帝大教授陣、森、小池ら非麦飯派たち、脚気論争の主な関係者は全員既に他界している。あまりにも遅すぎる釈明である。

19　脚気惨害の責任と陸軍の問題点

森は脚気白米説を最期まで認めなかったのか、認めたとしても、どの時点なのか、またそれを表明していたのか。これが本編執筆契機の一つだった。森は脚気が米の精製の精度の差に原因があること（脚気の原因は細菌ではないこと）を認め、そのことを岡崎桂一郎著『日本米食史』の「序」で表明していた。前項までで、そのことが明確になった。

本項では、脚気惨害の責任について考察しようと思うが、留意すべきことがある。それは、歴史上の人物評価は、現在の価値基準ではなく、当時の基準に戻って判断すべき（歴史は不遡及）ということである。その基本姿勢に立ってみると、日清、日露戦争での陸軍の脚気惨害は、その職責から、両戦争時の軍医トップ・医務局長だった石黒忠悳と小池正直の責任ということになろう（山下書の見解に賛同）。ただ、小池については、医務局長就任時には麦飯支給を否定していたが、日露戦争の開始時、部下の谷口謙・第一軍・軍医部長からの麦飯支給の上申を受けて、大本営会議に上げて協議したことから、麦飯支給を認めていたようにも受け取られる。しかし、同会議で様々な反論を覆すことができず、結果的には開戦時の麦飯支給は見送られた。この事実から、小池は脚気に対する麦飯の効果を心底からは信じていなかったと考えられる。森については、作家として名声を博していたためか、森があたかも陸軍トップのように前面に立たされているが、森の医務局長就任は日露戦争後である。責任を問われるのは筋違いで、妥当ではない。

しかし、森林太郎の軍医としての活動を検討すると、石黒の方針を学理で強力に支え続け、部下の軍医部長からの麦飯支給の要望に応えなかったこと、日清戦争で第二軍・土岐頼徳軍医部長の上申に反対したことで、脚気被害を招いたことなど、森の責任を否定することもできない。さらに、脚気は兵士の戦闘活動に大きく影響を及ぼした重大な疾患である。対策を間違えば軍の存続に係わる（敗戦の原因となる）。当時の価値基準の観点からみても、理不尽な指示には職を賭して断固として上官に背いた土岐頼徳のような勇気ある、尊敬すべき軍医部長がいたこと、他にも堀内利國、緒方惟準、石坂惟寛、谷口謙、鶴田禎次郎、横井俊蔵、前田政四郎らのように麦飯による脚気予防を支持していた陸軍軍医部長もいたことを考えると、戦場の現場監督者である軍医部長としての森の責任、また石黒の方針を学理で支え続けたことで脚気惨害を招いた幹部軍医としての森の責任は決して軽いとは言えない。脚気病調査会における森の業績は、それらの責任を相殺するほどでもなく、残念ながら高い点数は付けられない。

さて、陸軍の脚気惨害の要因を検討する時、海軍の成功例が参考になる。海軍の軍医トップ、高木兼寛は、明治39年5月英国の母校セント・トーマス病院・医学校で3日間に亘って、兵食改革によって脚気予防に成功したことを特別講演した。その最後に「脚気撲滅の達成は、第一に海軍首脳に一人の有能な人物、川村純義海軍卿をもったこと、第二に軍医の教育を熱心に行ったこと、この二点によってであると躊躇なく明言できる」と語った（The Lancet May 1906、June 2、1906）。

まず、第一の海軍首脳についてだが、高木の業績を調べていた時、高木が川村を高く評価したことを意外に感じた。それは川村が高木の要求を拒否したり、逆に高木は川村を飛び越して政府首脳へ直訴したりした（上官である川村の面子を潰した）こともあったので、川村に対しては良い感情を持っていないように感じていたからである。しかし、川村は海軍トップとして高木の要望に応えられなかったこともあったが、軍医トップ・高木の優れた見識を尊重していたからだろう。高木を退けたりすることはしなかった。高木も川村が基本的には自分の考えは尊重してくれていることを感じたからこそ、川村を高く評価したのではないだろうか。川村と高木が同郷（薩摩）だったことで、相互に信頼の絆で結ばれていたからかもしれない。

一方、陸軍の場合、海軍と違って、軍医トップは石黒、小池、森の非麦飯派で、上官の陸軍大臣・高島鞆之助は麦飯派だった。事情が全く逆である。軍医の人事権は軍医総監（医務局長）にあった（明治8年陸軍省達、陸軍軍医部条例）。それでも、直情径行型の高島（薩摩）は陸軍大臣として、強引に軍医のトップ人事に介入し、石黒を辞任させ、旧知の石坂惟寛（麦飯派）を後任にした。しかし、後に続く陸軍大臣、桂太郎（長州）と寺内正毅（長州）は、石黒が描いていたトップ人事、小池—森ラインの流れを変えることまではしていない。小池が医務局長になったのは桂太郎（長州）が陸軍大臣の時で、森が医務局長になったのは寺内正毅（長州）が陸軍大臣の時である。両大臣はトップ人事に介入できなかったのだろうか。或いは、敢えて、しなかったのだろうか。

明治の軍隊は薩長の二大藩閥が実権を握っていた。藩閥人事が影響したのかもしれない。森（石見出身、長州）は陸軍の重鎮、山縣有朋（長州）とは親しかった。世渡り上手な石黒は、陸軍の実力者たちとは懇意にしていた。当然、森と山縣の関係も知っていただろう。石黒の自伝『懐舊90年』には、医務局長辞任後、同時期に陸軍大臣を退任していた大山巖（薩摩）と大山の書生を伴に、3人だけで関西（京都、大阪、名古屋）へ慰安旅行した（明治30年11月15～30日）ことが楽しそうに記されている。

陸軍大臣、高島、桂、寺内らは麦飯支給を支持していたが、軍医トップ、石黒が強硬に反対し、後任の小池、森も石黒に従ったことが、陸軍の脚気惨害を招いたと、多くの著書で指摘されている。トップ人事は最も重要ではあるが、当時の政治的背景（藩閥）や人間関係などもあり、現代でも適材適所とならないことも珍しくはない。ただ、陸軍では軍医トップを代えるだけでは、流れは変えられなかったとも言える。それは次のような状況があったからとされる。

陸軍の問題点として、陸軍軍医のトップ人事が東京帝大医出身者で占められ、同大学の主要教授陣も強力に麦飯に反対したことが大きく影響しているという。そして、その背後には明治新政府が創設した帝国大学医学部にドイツ医学導入を決めたことが根本的な要因ではないかとの見解がある。高木が海軍で脚気撲滅を達成した要因の第二として軍医教育の重要性を挙げていたことは、それを暗示している。彼が学んだ英国の医療は（臨床）現場を最も重視し、人道主義・博愛精神の医療を基本理念として実践、教育していた。高木は英国の医療を、その精神も含めて熱心に教え、海軍軍医を育成した。彼はそのことによって、海軍の脚気撲滅が成し遂げられたと語ったのである。高木の第二の言葉は、換言すればドイツ医学一辺倒の陸軍・軍医教育制度に問題があったことを指摘していたとも言える。

20 英国医学とドイツ医学

脚気論争の背景には、海軍・高木兼寛の英国医学（臨床・現場重視）と陸軍・東京帝大医のドイツ医学（研究・実験重視）という、医学教育方針の根本的な違いがあった。将来、脚気惨害のような悲劇を再び起こさないためには、医学校創設に際し、何故、どのような経緯でドイツ医学を採用したのかを検証しておくことは、極めて重要である。脚気論争本筋から、話題は離れるが、考察しておきたい。

(一) ドイツ医学決定の経緯概略

西洋文明に追いつこうとした幕末から明治は、まさに板倉氏が著書に命名した「模倣の時代」である。明治政府は東京医学校（後の東京帝大医学部）創設に当たり、手本とする（模倣する）国、具体的には

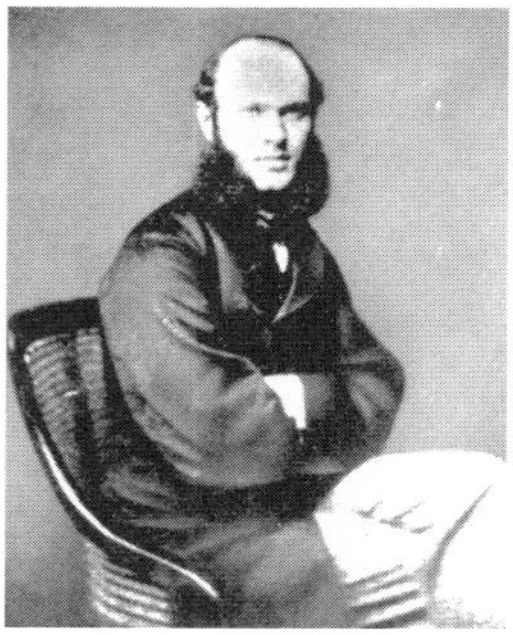
図26 ウィリス

外国医の誰に託すかを決めねばならなかった。政府は戊辰戦争の官軍従軍医師として多大に貢献した英国の医師ウィリアム・ウィリス（図26）に任せることにしていた。ウィリスは戦傷、特に銃創の最新の外科手術で優れた腕前を発揮し、新政府軍だけでなく旧幕府側の負傷兵も分け隔てなく治療した（土屋雅春著『医者のみた福澤諭吉』）。英国では、人道主義・博愛精神をもって治療に当たるのが医師として当然の義務だった。このような彼の貢献に対し、明治天皇は謁見して、感謝の意を表されている。英公使パークスはもちろんのこと、英国が支援する薩摩の西郷や大久保、ウィリスの治療に助けられた土佐の山内豊信（容堂）もウィリス（英国医学）を支持していた。

一方、江戸時代から西洋医学は徳川幕府が設立した長崎医学伝習所のオランダ医師から多くを学んでいた。蘭医ポンペ（図27）に学んだ幕府医師・松本良順（佐倉藩・佐藤泰然の次男）、ポンペの後任のボードウィン（図28）に師事した緒方惟準《これよし》（適塾を開いた緒方洪庵の次男）ら多くの蘭方医が活躍していた。長州の大村益次郎（適塾の門人）はボードウィンと緒方惟準を推していた。藩閥が絡んだ医制論争となり、結果的に喧嘩両成敗のような形で、政府は第三勢力のドイツ医学に決定。蘭方医の佐藤尚中《さとうたかなか》（佐倉順天堂、佐藤泰然の養嗣子）一門に東京医学校の経営を

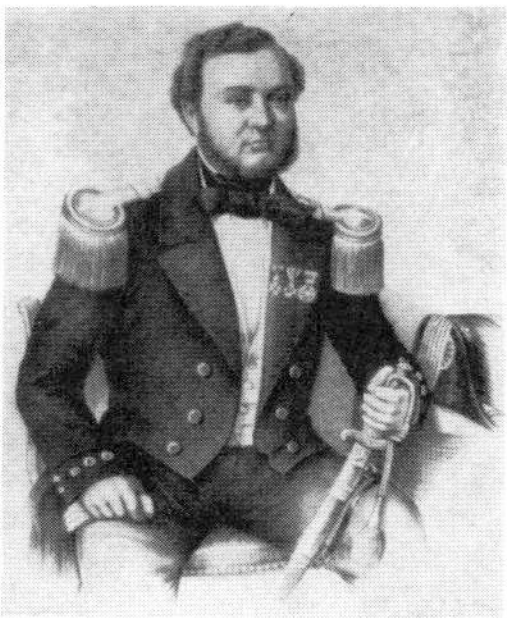
図27 ポンペ

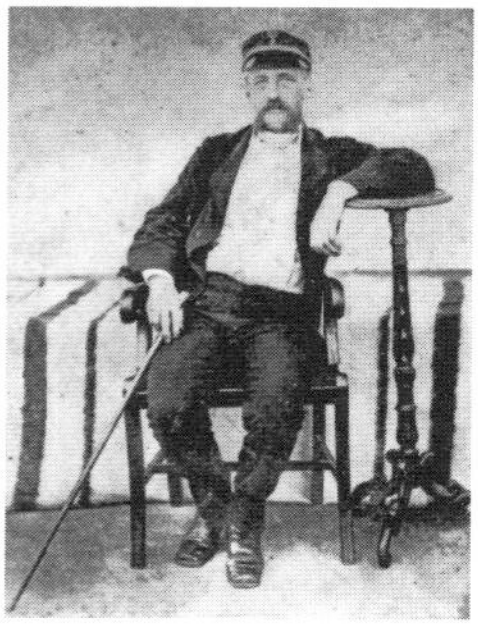
図28 ボードウィン

任せた。この決定は、佐賀藩の相良知安と福井藩の岩佐純が新政府の医学校取調御用掛に任ぜられ、ドイツ医学の採用を主張したからという。その理由は、蘭方医が学んだ医学書がドイツ医学書をオランダ語に翻訳したものであり、世界ではドイツ医学が最先端であること、オランダは小国で衰退しつつあること、英国は害あって利なし、ということだった（安田健次郎『西洋医学の伝来とドイツ医学の選択』慶應医学）。

しかし、相良と岩佐は共に佐倉順天堂で蘭学を学び、長崎では岩佐はポンペとボードウィンに、相良はボードウィンに学んでいる。第三の勢力というより、オランダに近い。ボードウィンは、宗教迫害によってフランスからオランダへ逃れた移民の子孫で、本人はフランス医学に傾倒していたが、医学としてはドイツ医学を高く評価していた。相良と岩佐はボードウィンからドイツ医学を推薦されていたので、両者が医学校取調調査掛に任じられた時点で、ドイツ医学決定が有力になったと言える。

㈡ 相良らの主張、根拠は妥当か？

ヨーロッパでは医学の研究はドイツが優れた業績を挙げていたが、臨床現場の実地医療や保健衛生行政はイギリスとフランスが先進的で、ドイツは遅れていた（西川濵八著『わが国の医学教育の変遷』）。相良や岩佐は、英国に害があるというが、これは医学上のことではなく、同国がアジアを植民地化していることを理由にしている。しかし、安政5（1858）年6月19日、日米修好通商条約に始まり、蘭、露、英、仏との条約が締結（安政5か国条約）されたが、その2年後（万延元（1860）年9月）、プロイセン（孛または普）はヨーロッパ列強の1国として軍艦を伴って外交使節団を日本へ派遣し、条約締結を迫っている。

当時ドイツは大小32か国、ハンザ諸都市から成る連邦で、プロイセンは代表として、それらの諸国（ドイツ通商関税同盟国）やハンザ諸都市との条約締結も行うことになっていた。幕府の開国を批判する尊王攘夷の嵐〔桜田門外の変：安政7（1860）年3月〕が吹き荒れる中、幕府は新たな国との条約締結を行わないとの方針だったため、交渉は難航するが、米国公使ハリスの仲介もあって、最終的には幕府はプロイセンとだけ条約を結んだ。

ヨーロッパ諸国と東アジアとの通商は、イギリスやオランダが支配していたが、英国航海法の廃止、オランダ航海法の緩和によって、ドイツ商人は幕末には既に東アジアや日本に進出していた。しかし、彼らはプロイセンからではなく、ドイツ通商関税同盟に不参加のハンザ諸都市商人たちだった。プロイセンが日本に遠征隊を派遣した時〔万延元（1860）年9月〕、ドイツ連邦は独立した小国家やハンザ諸都市が乱立していたが、盟主とされていたのはプロイセン（普）ではなくオーストリア（墺）だった。したがって、ドイツ連邦の主導権争いから、6年後に普墺戦争となり、オーストリア（墺）が敗北する。明治維新の前年〔慶応3（1867）年〕にオーストリアを除いてプロイセン中心の北ドイツ連邦が成立する。

その後、普墺戦争が起因となって、フランスとの抗争（普仏戦争：明治3～4年）となり、明治4（1871）年にドイツ帝国が成立した。ドイツ帝国は第一次世界大戦終結（大正7年）まで続いた。このように幕末から明治初期のドイツは統一国家に向けて紛争中であり、海外進出する余裕はなかった（福岡万里子著『プロイセン東アジア遠征と幕末外交』）。ヨーロッパ列強の勢力図変動の時代、ドイツが害のない国と判断するのは情報収集が不十分だったと言える。

また当時、大学南校（東京帝大・文・理工学部の前身）で教頭だったアメリカ人宣教師フルベッキが相良から意見を求められて、ドイツ（プロイセン）

医学が第一と述べたこと、そして佐賀藩出身の大隈重信や副島種臣らがフルベッキから学んでいたこともドイツ決定に影響したとされる。フルベッキはオランダで生まれ、ユトレヒト工芸学校土木工学科卒業後、アメリカの宣教師として日本へ派遣された。後にドイツ（プロイセン）から派遣された陸軍軍医ミュルレルは、フルベッキは配管工（一説には錠前師）として育ち、アメリカへ渡って宣教師となった人物で、ドイツ医学の正当な評価ができたかどうか疑わしいと語っており、評価は低い（安田健次郎『西洋医学の伝来とドイツ医学の選択』）。また、オランダは英国との長年に及ぶ戦争（第一次～四次英蘭戦争）に敗れて、世界の海洋覇権を失い、幕末の頃はオランダ植民地の大部分は英国の植民地となっていた。したがって、オランダ人が英国よりドイツ寄りだったことも、フルベッキの意見の背景にあったと思われる。明治新政府の要人がドイツ(プロイセン)の立憲君主制に近い体制を考慮していたことも影響していたとの見解もある。

オランダ医学書がドイツ医学書を翻訳したものだったことからドイツ医学が学問では先進的との、相良や岩佐の見解は誤りではない。事実、第一次世界大戦まで医学の研究論文はドイツが最も多かったからである。しかし、そのこと以外で、ドイツという国に関して、どの程度、実態を把握していたのか、非常に心許ない。ドイツ医学導入決定は明治2年12月とされている（森川潤著『ドイツ医学の採用に関する三つの疑問をめぐって』）が、翌明治3年12月、9名の医学留学生（相良元貞、池田謙斎、大沢謙二ら）が、大学東校（東京帝大医学部の前身）からプロイセン（普）に送られている。しかし、この時は普仏戦争（明治3年7月～同4年5月）の真っ只中だった。医学書以外では、ドイツに関する情報は全く得られていないと思わざるを得ない（吉良枝郎『明治維新の際、日本の医療体制に何がおこったか』第57回日本東洋医学会学術総会）。

㈢ 英国、フランスとドイツの医療体制

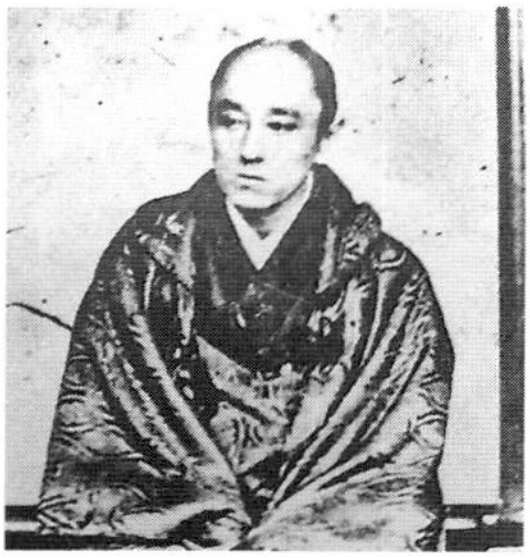
図29 山内豊信（容堂）

明治元年12月13日、土佐藩公の山内豊信（容堂）（図29）は、新政府の最高行政機関である太政官の議定となり、「知学事」という大学の最高決定者の職（後の文部大臣）に就いた。彼自身が肝臓の病を英医ウィリスに治療してもらったこともあり、戊辰戦争でのウィリスの功績を高く評価し、相良の意見に強く反対した。福澤諭吉も「医学の範をドイツに採るがごときは、人の子を毒するもの」（鍵山栄著『相良知安』日本古医学資料センター）とドイツ医学を酷評し、英国医学を支持した。

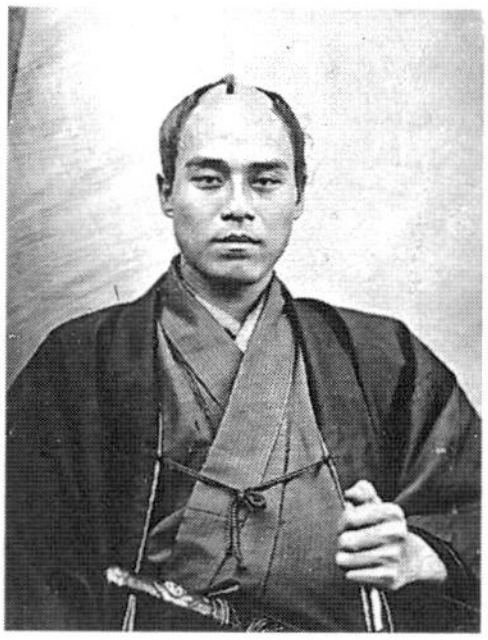
図30 福澤諭吉

福澤諭吉（図30）は緒方洪庵の適塾（大阪）で蘭学を学び、塾長になるが、江戸へ出て蘭学塾を開く。外国人に接しようと横浜へ出かけてみると、オランダ語が全く役に立たないことに衝撃を受けた（石河幹明著『福澤諭吉』）。幕末の頃、オランダは既に世界の海洋覇権を失い、英国にとって代わられていた。したがって、世界では英語が流通し、普通に使われていた。福澤もそのことは知っていたので、これからは英語を学ばなければならないことを痛感し、猛勉強した（斎藤孝・現代語訳『福翁自伝』ちくま新書）。2度の渡米やヨーロッパ視察でも、英語の重要性を認識し、ドイツやフランスより英国や米国を高く評価していた。世界のリーダーシップを握る国は英米であると判断している。今から、振り返れば、福澤の意見は先見性に富んでいたと言える。

英国では、セント・トーマス病院・医学校（海軍・

軍医・高木兼寛の留学先）のように、医学校は病院に附属する施設であり、病院で働く医師を育てることが目的だった。それは病院が患者を収容する施設（ホスピタルの語源）から発展したからである。したがって、患者を治療するための臨床（ベッドサイド）教育が徹底された。教育内容が実際的な患者中心の医学になるのは当然だった。また、王室が基金を設け、貧しい病人の治療費を無料とした。一般的にも英国社会では病人を助けるために、富める者は慈善的に寄附、献金するという人道・博愛主義の精神が培われていた。

フランスも英国と同様だった。幕末に徳川慶喜の弟、徳川昭武のフランス留学に随行した医師・高松凌雲（図31）は、フランスの最高医療機関であるパリの市民病院兼医学校のオテル・デユウ（神の館）で学んだ。彼は「医師は人の生命を救う尊い職業であり、清らかな人格の持主でなければならない」との厳しい精神教育を受けた。そこでは貧富の別なく接し、最良の医療を施すことを心掛けることが求められていた。貧しい病人の治療費は無料だった。病院の経費は、貴族、富豪、政治家などの寄附で賄われていた。国からの援助を拒んだ民間病院だった。高松は明治維新で急遽帰国し、幕府側の医師として箱館戦争に身を投じるが、そこでは敵の負傷兵も分け隔てなく治療にあたり、フランスで学んだ医療を実践した（吉村昭著『夜明けの雷鳴―医師 高松凌雲』）。

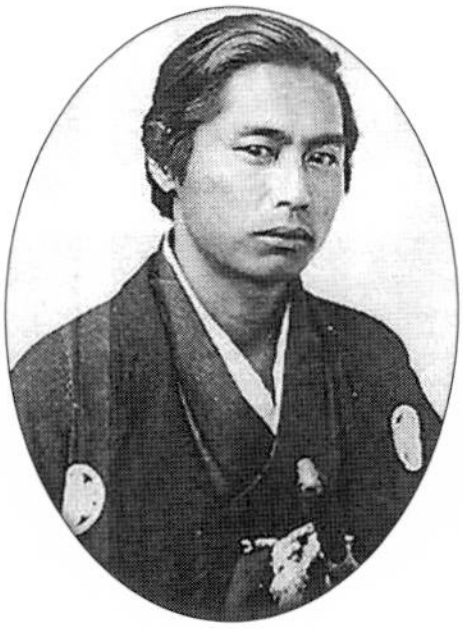
図31 高松凌雲

一方、ドイツではフンボルトの強力な指導のもとに大学は研究中心として作られ、病院は大学に附属するものとして存在した。患者が研究対象となるのは当然だった（松田誠著『高木兼寛の医学 V』東京慈恵会医科大学）。また、ドイツ医学が臨床医学を軽視していたことについても、後のことではあるが、ドイツ人医師ベルツ（明治9～38年まで日本で教官を務めた）は、明治35年第一回日本医学大会で「ドイツでは、医学の学問をあまりにも強調しすぎて、実際の経験を等閑視（なおざりにすること）しすぎた」と自ら認めている（吉良枝郎『明治維新の際、日本の医療体制に何がおこったか』第57回日本東洋医学会学術総会教育講演　日東医誌　Ｋａｎｐｏ Ｍｅｄ）。

ここで話は逸れるが、維新前の日本の医者たちに人道主義・博愛精神がなかったわけではない。古来、医は仁術とされており、この心得は、平安時代、日本最古の医学書・丹波康頼《たんばのやすより》の「医心方《いしんぽう》」の〝大慈惻隠の心〟に遡る。その後、安土・桃山時代、医学中興の祖・曲直瀬道三《まなせどうさん》の〝慈仁〟、そして江戸時代に広まった貝原益軒《かいばらえきけん》の「養生訓」では次のように書かれている。「医は仁術なり。仁愛の心を本とし、人を救うを以て志とすべし。わが身の利養を専ら志すべからず。天地のうみそだて給える人をすくいたすけ、萬民の生死をつかさどる術なれば、医を民の司命という、きわめて大事の職分なり」。漢方医だけでなく、幕末に活躍した蘭方医・緒方洪庵はドイツ（プロイセン）ベルリン大学内科学教授のフーフェランド（１７６２～１８３６年：江戸時代後期）の「医戒（医の倫理）」を「扶氏医戒之略」として12カ条に抄訳し、適塾の門人たちを教育している。その中で「医者は人のためだけであって、自分のためではない……自分を捨てて人を救うこと……貴賤貧富の区別なく病人を診ること……」など普遍的な医の倫理を説いている（本書20㈥ドイツ医学導入の検証で後述）。

話を戻す。ドイツでもフーフェランドが医師の人道主義・博愛精神を説いていたが、ベルツが指摘したように、臨床での経験を軽視しすぎた。その結果、臨床医育成の意識が低かったものと推察される。後述するが、明治2年1月23日に相良と岩佐が医学校取調御用掛に任じられた後、ボードウィンと協議し、明治2年3月ボードウィン名で「医学校兼病院ヲ建ルノ通則」（相良による和訳とされる）が太政官に提出された。それによると、病院はあくまで臨床を学ぶ「実験校」とされ、医学校兼病院の中心は医学校であることが示されていた（尾崎耕司著『明治維新期西洋医学導入過程の再検討』大手前大学論集）。石黒忠悳著『懐舊90年』でも、相良と岩佐は学校が主で病院はそこに附属すべきとの持論で活動したと述べられている。ドイツ医学導入により、医学校（大学）は研究中心の医学となったのである。

㈣ ドイツ医学決定過程

—その1　通説

前項㈢で述べたように、脚気論争の背景には、臨床・現場重視の英国医学と研究・実験重視のドイツ医学という、両国の医学教育方針に根本的な違いがあった。本項では医学校がなぜドイツ医学を採用したのかについて、諸見解を考察してみる。

本書「20　英国医学とドイツ医学　㈠ドイツ医学決定の経緯概略、㈡相良らの主張、根拠は妥当か？」で述べたように、英仏とドイツの医療を比較、検討した事実もなく、ドイツ医学・医療の実体に触れる機会が殆どなかった状態で、オランダ人医師及び他国人から得た間接的な情報や、翻訳を通じての僅かな経験のみからドイツ医学導入に踏み切ったのである（安田健次郎『西洋医学の伝来とドイツ医学の選択』慶應医学）。

新政府がドイツ医学に傾いたのは、相良知安《さがらちあん》（佐賀藩）と岩佐純（福井藩）の医学校取調御用掛任命が大きく影響したことは諸説一致している。特に相良知安について、作家・司馬遼太郎は歴史小説『胡蝶の夢　第四巻』で、彼を〝異常な情熱家〟だとして次のように描写した。

盾の片面が盾のすべてであると思い込み、かつそれを論証するのにきわめて精密であり、さらには世をあげて自分の思い込みどおりにならねば天下国家が崩壊するという悲愴感をもち、激烈な行動に出てしまう。相良の場合、

——ドイツ医学的に転換せねば日本医学はだめになってしまう。

というもので、別にドイツから頼まれたわけではなかった。彼は蘭方医であり、一語のドイツ語も知らない。ただ、ドイツ医学は卓越しているらしいということだけは感じている。その直感は的中していたとはいえ、相良においては多分に観念的であった。観念的であったからこそ激越であったともいえる。また、激越でなければ英方を独方に転換するなど状況として不可能だった。

さらに、ドイツ医学に決定した経緯については、次のように描いている。

佐賀人相良知安のドイツ医学案は、土佐の藩公山内容堂がこの面での行政上の最高責任者でいる間は、拒否され続けた。（中略）明治維新を遂行させた要素のうち武力ではたしかに薩に大きく負い、それと相ならんで長州の破れかぶれともいうべき突出力に功があった。かつて島津幕府とか毛利幕府とささやかれたことが、新政府部内の力関係で現実的になった。薩長土肥というが、土佐は鳥羽伏見の段階で参加したために割を食い、肥前（佐賀）はさらにそのあとに参加したために、一層に勢力も発言権も弱かった。幕末、佐賀藩は鍋島閑叟の指導で一藩をあげて洋学化していたために、新政府における外交面と文教面に発言のワクが大きかった。「その程度の分野は、佐賀人にやらせておけ」というのが、政治の高所にいる薩人

たちの考え方であった。そのことが、行政の実務を担当した相良知安に幸いした。（中略）結局ドイツ式に変わった。この転換には、反対者である山内容堂（文教面での最高決定者）が明治二年七月にいっさいの官職をやめて橋場の別荘に隠棲したことと直接かかわりがある。容堂の性格からすれば、陽に反対しつつ、陰に、

——おれは辞めるから、あとは好きなようにしろ。

ということだったのであろう。容堂のあと、その職を佐賀の藩公の鍋島閑叟が襲った。閑叟は幕末きっての世界通であり、推進者である相良知安の殿様でもあったから、当然ながら一挙に許可した。閑叟の就任によって、相良はおおいに権を得、大いに独断して事をすすめた。下谷和泉橋の「大病院」（旧幕府医学所）を主宰する英医ウィリスを解雇しただけでなく、ウィリスの下にびっしり集まっていた薩摩の医者をすべて解任してしまった。

このように司馬は異常な情熱家・相良の存在と薩摩の「その程度の分野は、佐賀人にやらせておけ」という政治の高所にいる薩人の考え方が、英国医学をドイツ医学に転換させた要因だと描写している。しかし、岩佐純の医学校取調御用掛については相良と同時期に任命されたとだけしか記していない。また相良と岩佐がなぜ同御用掛に任じられたのかについては何も述べていない。

政府の要職でもない相良と岩佐が、なぜ重要な役職に選ばれたのだろうか。これに関して、相良は佐賀藩公・鍋島閑叟（後に直正と改名）、岩佐は福井藩公・松平春嶽が強く推薦したとされる（東京大学医学部創立百年記念会『東京大学医学部百年史』、小川鼎三著『医学の歴史』）。しかし、新体制を主導していた薩長の二大藩閥は何の反対もなかったのだろうか。

幕末から明治への変革時は、大政奉還、王政復古

で行政機関も律令制度となり、太政官が最高行政機関とされた。しかし、中央集権体制はまだ確立されておらず、薩長と関係の深い公家や土佐、肥前（佐賀）、さらには旧幕府の勢力も絡んだ権力闘争が吹き荒れている。こんな混乱期の真相解明は容易ではない。したがって、司馬が「その程度の分野は、佐賀人にやらせておけ」と描写したのは読者を納得させる、作家ならではのストーリー展開とも言える。史話（歴史小説）としては納得できても、史実かどうかは不明である。

「胡蝶の夢」の連載が終了した後（約8か月後）に出版された神谷昭典著『日本近代医学のあけぼの』には、田中潮洲著『相良知安』（醫海時報、大正13年）に次のような記述があることを紹介している。「相良はドイツ医学決定前、既に岩倉具視・大納言（当時、行政責任者：三条実美・右大臣の補佐役）の指示で外務部の手を経て、ドイツ人医師を傭聘する手配を進めていたこと、また、相良の直言で朝（廟）議が一変したことがドイツ医学決定の主要因である」。しかし、この田中潮洲の文献は、富士川游（私立奨進医会の主宰者）が石黒忠悳に語らせた「昔年醫談」の相良知安顕彰の部分を誇張したものとされている。相良本人から直接聞いた話ではないので、朝（廟）議で一変したとされる議論の内容が事実かどうか定かではない。

なお、近年の文献（尾崎耕司著『明治維新期西洋医学導入過程の再検討』大手前大学論集）では、相良と岩佐は当初から英国医学派と対立したわけではなく、ボードウィンの処遇をめぐる過程でウィリスは鹿児島へ、ボードウィンは大阪へと、両者とも中央から遠ざけられてしまう結果となったという。この点については、次項その2、3、4および6で詳述する。

——その2　明治元年晩秋～同2年2月

この項から、岩佐と相良が後年、直接語った回顧録を参考に、時の流れに沿って見てゆくことにする。まず、岩佐と相良が医学校取調御用掛に任命された経緯について述べる。舞台は京都と大阪である。

① 岩佐純の回顧録

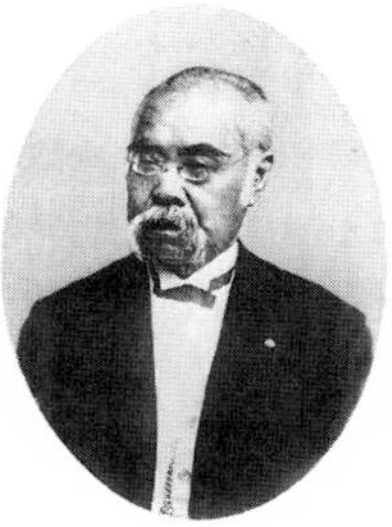
図32 岩佐純

岩佐純（図32）が第二十四回奨進醫会総会で講演した時の内容である（筆者が現代文に訳し、括弧を追加）。

（前略）明治元年の冬、（土佐藩）後藤象次郎（太政官）参与が私（岩佐純）にこう言った。「今般、維新となり、百般のことは全て改良するつもりである。医道は最も大切で、特に至尊（天皇）の玉體（ご身体）をお護りするのは重要な案件である。しかし、禁裡（京都御所）の医師はみな漢方医で、草根木皮で治療している状況で、速やかに改良しなければならない。貴殿には、天皇の侍医になって、護ってもらいたいとの内命があった」と。（岩佐は）「天皇のご健康を保護奉るのは、最も重要なことで、医師として天皇の侍医となることは最上の栄職であり、無限の光栄で、速やかに拝命すべきである。しかし、当時の医界は、全国の医師の八割が漢方医であり、西洋医法を修めるものは僅かである。この際、西洋医道を興隆することは、医師として本意であり、このために微力を尽くしたいと思う。大いに学校、病院を創設し、西洋教師を招聘して、各科専門の教授を設け、大いに医師を教育して、完全な医師を養成することが今日の急務である。したがって、医学校創立の任を命じて頂きたいと願い、医学校がほぼ設立された時には、必ず侍医をお受けして、天皇の奉護に微力を尽くしたい」とお願いした。すると、後藤参与は「至極同感である」と賛同頂き、早速廟議を経

て採用となり、明治二年一月徴士権判事（上級官僚）となり、医学校創立（取調）御用掛を仰せ付けられた。（中略）

さて、創立のことは素より大事業である。一人二人の仕事ではない。全国有為の人士を集め、この演劇の幕を開かねばならない。鍋島閑叟公に随行して相良知安氏が京都に来ているので、先ず相良を推薦して同僚とし、互いに相談して計画に着手した。幸い、その秋ボードウィン氏が大阪に滞在していたので、百事協議して、諸事企画した。（中略）東京に於いて佐藤尚中翁をはじめ、坪井、島村、石井、司馬、三宅らの諸君、若手では石黒、長谷川、桐原、田代らの諸君を集め、学校、病院を開始した。これが大学東校で、旧藤堂藩邸を仮に東校と定め、学校、病院として、医師、生徒および患者を集めた。（後略）

（男爵 岩佐純氏談「東京醫科大學の起源」刀圭新報　1910年）（図33）

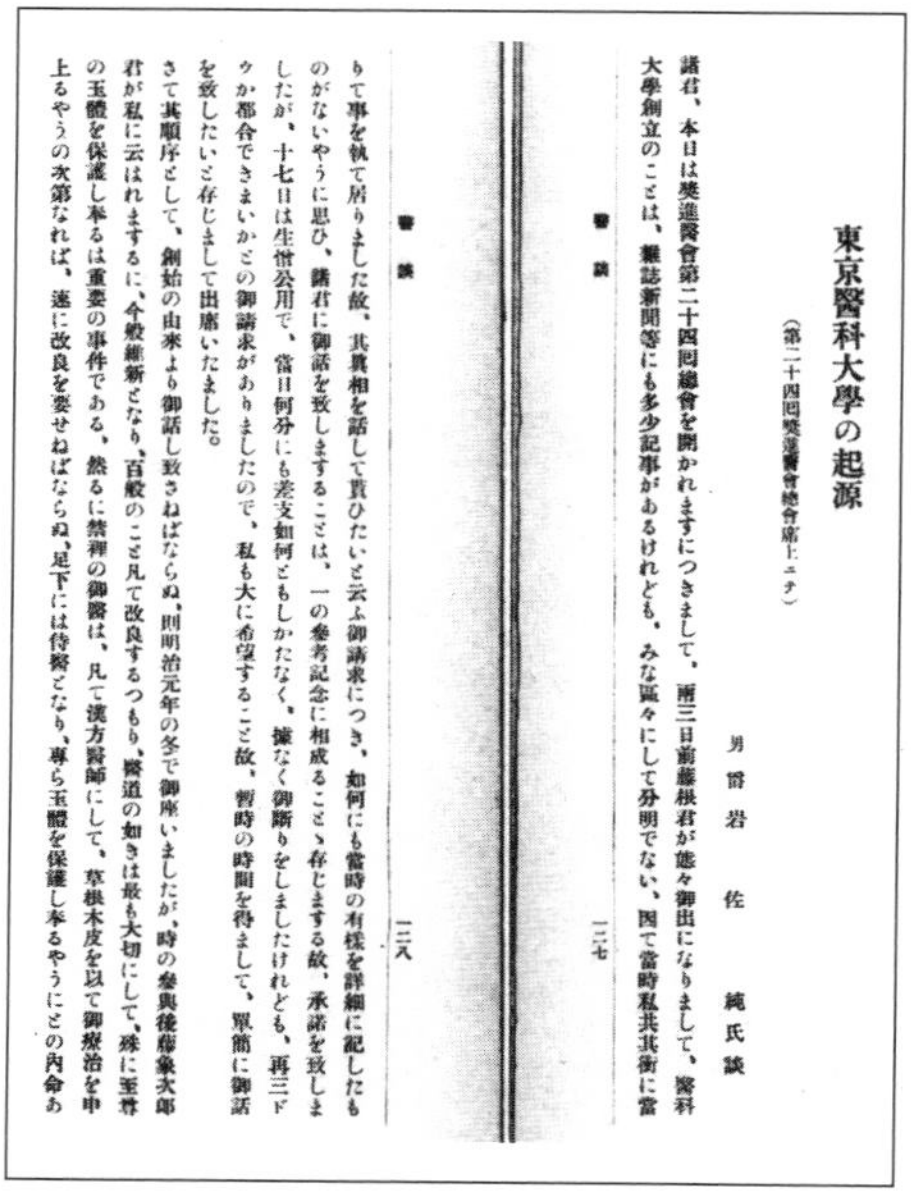
東京醫科大學の起源

（第二十四回奨進醫會總會席上ニテ）

男爵 岩佐 純氏談

諸君、本日は奨進醫會第二十四回總會を開かれますにつきまして、爾三日前藤根君が態々御出になりまして、醫科大學創立のことは、雜誌新聞等にも多少記事があるけれども、みな區々にして分明でない、因て當時私共其衝に當りて事を執て居りました故、其眞相を話して貰ひたいと云ふ御請求につき、如何にも當時の有様を詳細に記したものがないやうに思ひ、諸君に御話を致しますることは、一の參考記念に相成ることゝ存じまする故、承諾を致しましたが、十七日は生憎公用で、當日何分にも差支如何ともしかたなく、據なく御斷りをしましたけれども、再三ドウか都合できまいかとの御請求がありましたので、私も大に希望すること故、暫時の時間を得まして、單簡に御話を致したいと存じまして出席いたしました。

さて其順序として、創始の由來より御話し致さねばならぬ、則明治元年の冬で御座いましたが、時の參與後藤象次郎君が私に云はれまするに、今般維新となり、百般のこと凡て改良するつもり、醫道の如きは最も大切にして、殊に至尊の玉體を保護し奉るは重要の事件である、然るに禁裡の御醫は、凡て漢方醫師にして、草根木皮を以て御療治を申上るやうの次第なれば、速に改良を要せねばならぬ、足下には侍醫となり、專ら玉體を保護し奉るやうにとの内命あ

醫談　一二七

醫談　一二八

図33 男爵岩佐純氏談　刀圭新報　1910年

明治元年は9月8日（旧暦）からである。新政府の最高行政機関は太政官で、総裁（有栖川宮熾仁親王）、議定（岩倉具視、三条実美、島津茂久、松平春嶽、山内容堂ら）、参与（小松帯刀、大久保利通、木戸孝允、後藤象次郎ら）であり、所在地はまだ京都だった。西郷隆盛は同年9月27日の秋田戦争終結後、11月に鹿児島へ帰っていたので、元年の冬は鹿児島で

ある。

岩佐の回顧録によると、岩佐は太政官の後藤象次郎参与（図34）から天皇の侍医になるよう内命があったことを告げられたという。しかし、岩佐が医学校創設に携わりたいと熱望し、後藤がこれを了解して、岩佐に医学校取調御用掛の辞令が下り、岩佐の推薦によって相良も同掛に任ぜられたのである。それにしても、なぜ、岩佐に天皇の侍医として内命が下ったのだろうか。その理由は、次のような事情と推察される。

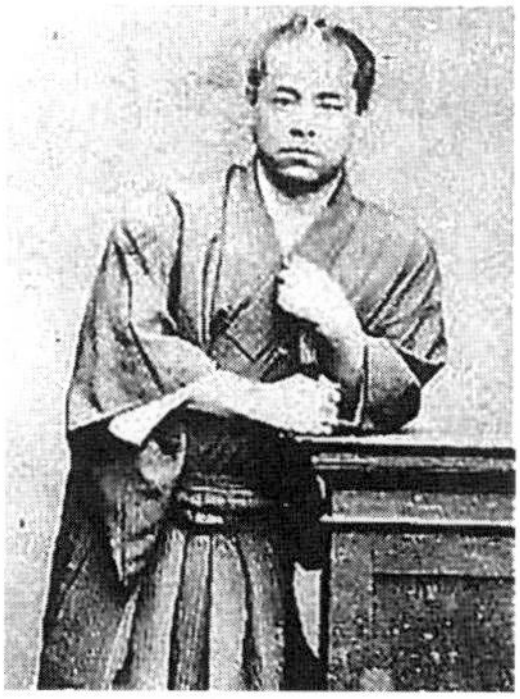
図34 後藤象次郎

英国医ウィリスは鳥羽伏見の戦いで負傷した兵士の治療にあたった（京都は外国人立ち入り禁止だったが、薩摩の強い要請で入京した）。その時、彼は銃創などの外科治療で見事に救命した。その外科手術の腕前を披露してもらうため、徳島藩医の関寛斎（佐倉順天堂、長崎でポンペに学び、後に東北戦争に従軍。官軍の奥羽出張病院で院長を務めた）が、この時代を代表する西洋医を集めた。その中の一人が岩佐純だった。ウィリスは参加しなかったが、集まった西洋医を前に、岩佐が関寛斎を助手にして、津軽藩士の瘤の切断を執刀したという（尾崎耕司著『明治維新期西洋医学導入過程の再検討』で関寛斎の『家日記抄』の記述を紹介）。この関寛斎の日記から、当時、岩佐は蘭方医の名外科医として全国的に名を知られていたことが分かる。藩公の松平春嶽が太政官の議定だったこともあって、岩佐を天皇の侍医にとの内命が下ったのであろう。

② 相良知安（図35）の回顧談

前項では、岩佐が医学校取調御用掛に任命された経緯について紹介した。本項では相良について述べる。

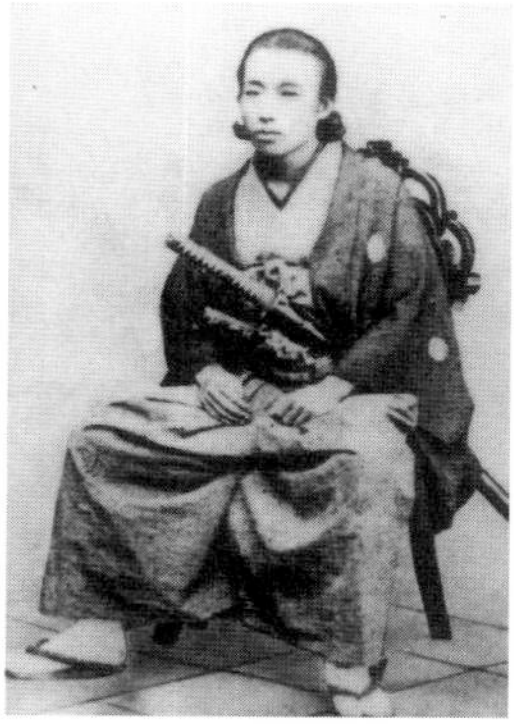
図35 相良知安

後年、相良は医学校取調御用掛に任命された経緯について、自身の回顧談『相良知安翁懐舊(旧)譚』(醫海時報　明治37年)で、次のように語っている（筆者が現代文に訳し、旧漢字を新漢字に変換、括弧を追加）。

当時、太政官から鍋島閑叟藩公宛に「その方家来相良弘庵（知安）を参朝させることについて差し支えなければ、明何日、巳の刻（午前10時〜十二時）、公用人と共に参朝させよ」との奉書が届いていた。それを（藩公の）侍医長（松隈元南）から見せられたが、自分への直接の奉書ではなかったので、（相良は）「御上の思召し次第で、別に意見はない」と言って退いた。（佐賀藩）重役での評議となり「これまで、このような奉書は直接本人に仰せつかるのに、殿様への差し支えの有無を問い合わせたのだから、お断りするのがよいのでは」ということになり、藩公に申し上げた。しかし、藩公は「差し支えないが、御用に応えられるかどうか、相良本人に問うてみろ」という指示を聞き、（相良は）「天下に医学の事は自分に及ぶものはいない」と答えた。侍医長から藩公にそのことを報告したところ、「相良を朝廷へ差し出すべし」とのこととなった。そこで、急いで参朝すると、医学校取調御用掛の辞令をもらった。

この回顧談から、相良の医学校取調御用掛の任は岩佐の推薦を受けて、太政官としては、まず彼の殿様である藩公・鍋島閑叟の承諾を得ておこうとしたことが分かる。この頃（明治2年）、藩組織はまだ江戸時代のままである（廃藩置県は明治4年7月）。太政官は岩佐の推薦を受けたものの、佐賀藩公・鍋

郵 便 は が き

料金受取人払郵便

８ １ ２ － ８ ７ ９ ０

博多北局
承 認
3150

169

福岡市博多区千代3-2-1
麻生ハウス３F

差出有効期間
2021年７月
31日まで

㈱ 梓 書 院

読者カード係 行

ご愛読ありがとうございます

お客様のご意見をお聞かせ頂きたく、アンケートにご協力下さい。

ふりがな お 名 前	性 別 （ 男・女 ）
ご 住 所 〒	
電 話	
ご 職 業	（ 歳）

梓書院の本をお買い求め頂きありがとうございます。

下の項目についてご意見をお聞かせいただきたく、
ご記入のうえご投函いただきますようお願い致します。

お求めになった本のタイトル
ご購入の動機 1書店の店頭でみて　2新聞雑誌等の広告をみて　3書評をみて 4人にすすめられて　5その他（　　　　　　　　） ＊お買い上げ書店名（　　　　　　　　）
本書についてのご感想・ご意見をお聞かせ下さい。 〈内容について〉 〈装幀について〉（カバー・表紙・タイトル・編集）
今興味があるテーマ・企画などお聞かせ下さい。
ご出版を考えられたことはございますか？ ・ある　　・ない　　・現在、考えている

ご協力ありがとうございました。

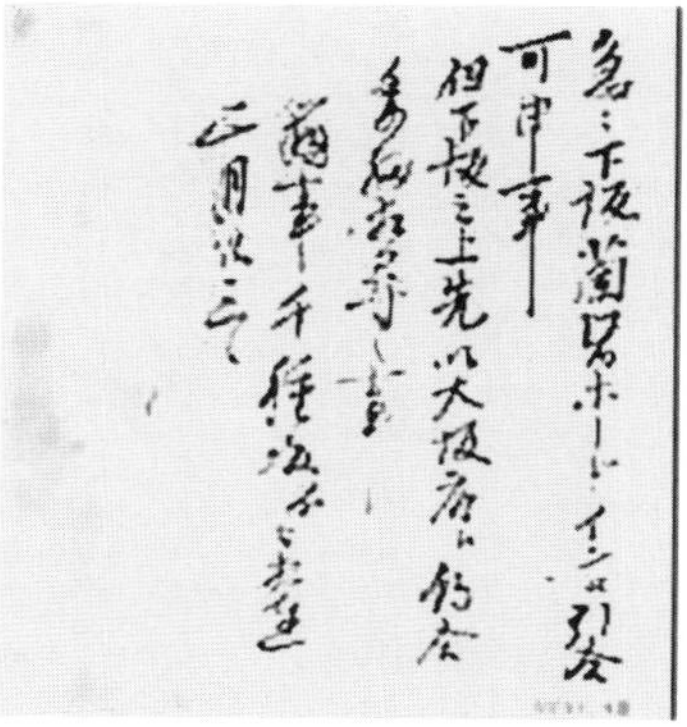
図36 相良知安の辞令の追記
（佐賀県立図書館蔵相良家古文書）

島閑叟の了解を取付けた上で、相良を任命したというのが事実だろう。

では、なぜ岩佐は相良を推薦したのだろう。両者は同世代であり、共に佐倉順天堂で蘭学を学び、長崎医学伝習所でも岩佐はポンペとボードウィンに、相良はボードウィンに学んでいる。岩佐と相良の回顧談を読むと、両者が旧知の間柄であり、互いに連絡を取り合っていたことが分かる。さらに、相良の辞令には次のような内容の指示が追記されていた「急ぎ大阪へ下り、蘭医ボードインと面会すること、その前に大阪府の学校弁事・千種有任《ちぐさありとう》（公卿）殿に会って、詳細を聞いておくこと　正月廿三日」（図36）。

相良の辞令にこのような特別の追記が記されたのは、次のような事情によると考えられる。相良は長崎伝習所時代、ボードウィンに学んでおり、ボードウィンから高く評価されていた。ボードウィンは江戸に西洋医学所（海軍附属病院）を設立するため、徳川幕府から協力を要請されて、契約を交わしていた。それを実行するため、薬品、医療機器や書籍を調達すべく、一旦オランダへ帰国した（慶応2年5月長崎出立、同年8月オランダ着）。彼は帰国に際し、緒方惟準、松本銈太郎（松本良順の長男）と共に相良にもオランダへの留学を薦めていた。しかし、相良は父親の病を理由に断念していた。ボードウィンは慶応4年1月、日本に戻って来たが、その時は、鳥羽伏見の戦いが始まっており、数か月後、徳川幕府は崩壊した。ボードウィンが調達した最新の薬品や医療機器などは新政府が大病院（江戸下谷和泉橋通の藤堂和泉守邸）に接収した。東北（会津、北越、秋田庄内）戦争が終結し、明治新政府の体制が整えられつつあった時、ボードウィンは政府が変っても、旧幕府との契約を果すよう、また調達した薬品や医療機器等を返却するよう、新政府（京都の太政官）に何度も訴えていた。契約不履行とのことで、オランダとの外交問題にもなる恐れがあった。

そんな時に、岩佐は後藤象次郎参与から天皇の侍医の内命を知らされ、岩佐は医学校設立に携わることを熱望した。後藤は岩佐の願いを了解したが、医学校設立には、ボードウィンが再三再四訴えている旧幕府との契約不履行の問題が障害になっていたので、まずその案件を解決するよう指示されたものと思われる。岩佐は、この問題解決にはボードウィンの愛弟子である相良の力が是非とも必要と考えて相良を推薦し、その結果、相良の辞令に図36のような特別命令が記されたのだろう。そう解釈すれば、岩佐が相良を推薦した理由も納得できる。

相良自身も医学校取調御用掛の辞令の直前に、藩公・鍋島閑叟の病のことで、ボードウィンに面会した時のことを回顧談で次のように語っている（括弧は筆者が追加、旧漢字を新漢字へ変換）。

さて、いよいよ明治になった。（明治）二年正月に閑叟公から「大阪に居るボードウィンに自分の容体を聞いて来い」と命ぜられ、大雪を冒して下阪し、ボードウィンに面会して公の言葉を談すと、ボードウィンの言うには「公の容体は兎も角もとして、差当たり自分に困った事が持ち上がったから聞いてくれ。と言うのは外でもない。自分は一昨年幕府から海軍附属病院の設立を託されたので、一旦欧州へ帰って、器械から薬品一切を買い整えて来てみると、幕府は瓦解している始末。驚くじゃないか。仕方がないから新政府へ交渉して貰うと、鎮将府から奥羽陸軍病院のために雇おうと言って来たので、オランダ公使に頼んで、元来自分は平和（時の）病院のために約定（やくじょう：契約）したもので、戦時病院に勤務する事になるるなら、更に給料を上げて貰いたいと交渉した。すると英国公使が此の事を聞いて、直ちに横槍を入れ新政府に向かって、オランダは小国で義を知らない。今、親交国の大事であるのに給料の多寡を言うなど不人情だ。わが大英国は殆ど見るに忍びない。殊に、外科はわが英国の長所であるから、無給料で医師を加勢させようと言って、書記生のドクトル、ウリース(ウィリス)を差出して、自分(ボードウィン)の持って来た薬品や器械を皆、買上げてしまった。自分は実に不平で堪らず、今此の地に来て、京都の朝廷へ訴えて出たところだ。君も帰って、老公閣下(鍋島閑叟)に余の事につき一臂(いっぴ:少し)の力を致されん事を願ってくれ(少しでもいいから援助頂きたい)」と言った。

この数日後、相良が京都へ戻ってみると、太政官からの奉書が藩公宛てに届いていており、前述(相良の回顧談)のような経緯で医学校取調御用掛に任じられたのである。そしてボードウィン面会という特別任務を果たすべく、岩倉具視の屋敷へ行ったところ、岩佐が待っていたので、相談の上、相良だけでボードウィンに面会することになる。ちょうど佐賀藩・大隈重信(徴士参与職、外国事務局判事)が大阪府へ移動するというので、それに同行した。ボードウィンに面会後、ボードウィンの話を藩公に報告したところ、公は大変気の毒に思い「お前(相良)が十分に周旋するように」との命が下り、佐賀藩の役職を解かれて浪人となった。相良はボードウィンと面会した時のことを次のように回顧している(括弧は筆者が追加)。

(前略)「……浪人になったのだ。浪人で、先生(ボードウィンのこと)の為に運動するから、旧幕の定約書を渡して下さい。自分はそれを拝借して、これから直ぐ江戸へ下って、英医のウリース(ウィリス)を解雇して、更に先生を迎えて、日本中心の大医学校兼病院を興し、各科専門の教師を雇い、専門局を立てる事に致そう」と言ったら、ボードウィン氏は疑いもせずに、早速、旧幕府の定約書を自分へ渡した。

相良の回顧談（図37）では、その後、相良はボードウィンに医学校設立までは大阪の緒方惟準の下で診療に従事するよう勧め、京都へ帰って岩佐と相談の上、箇條書を作成して太政官に報告した。すると直ちに東京へ行けとの辞令が両者へ下った（明治2年2月）。岩佐は一旦、越前へ戻って後、陸路で江戸へ向かい、相良は大阪へ下って、大隈の用事が済むのを待ってから、大隈と共に海路、横浜へ向かった。東京到着は明治2年3月12日。（渡辺幾次郎著『大隈重信：新日本の建設者』1943年）。

このように岩佐と相良の回顧談から、両者が医学校取調御用掛に任命された理由や経緯が明確になってきた。太政官からすれば、彼らの最大の役目はボー

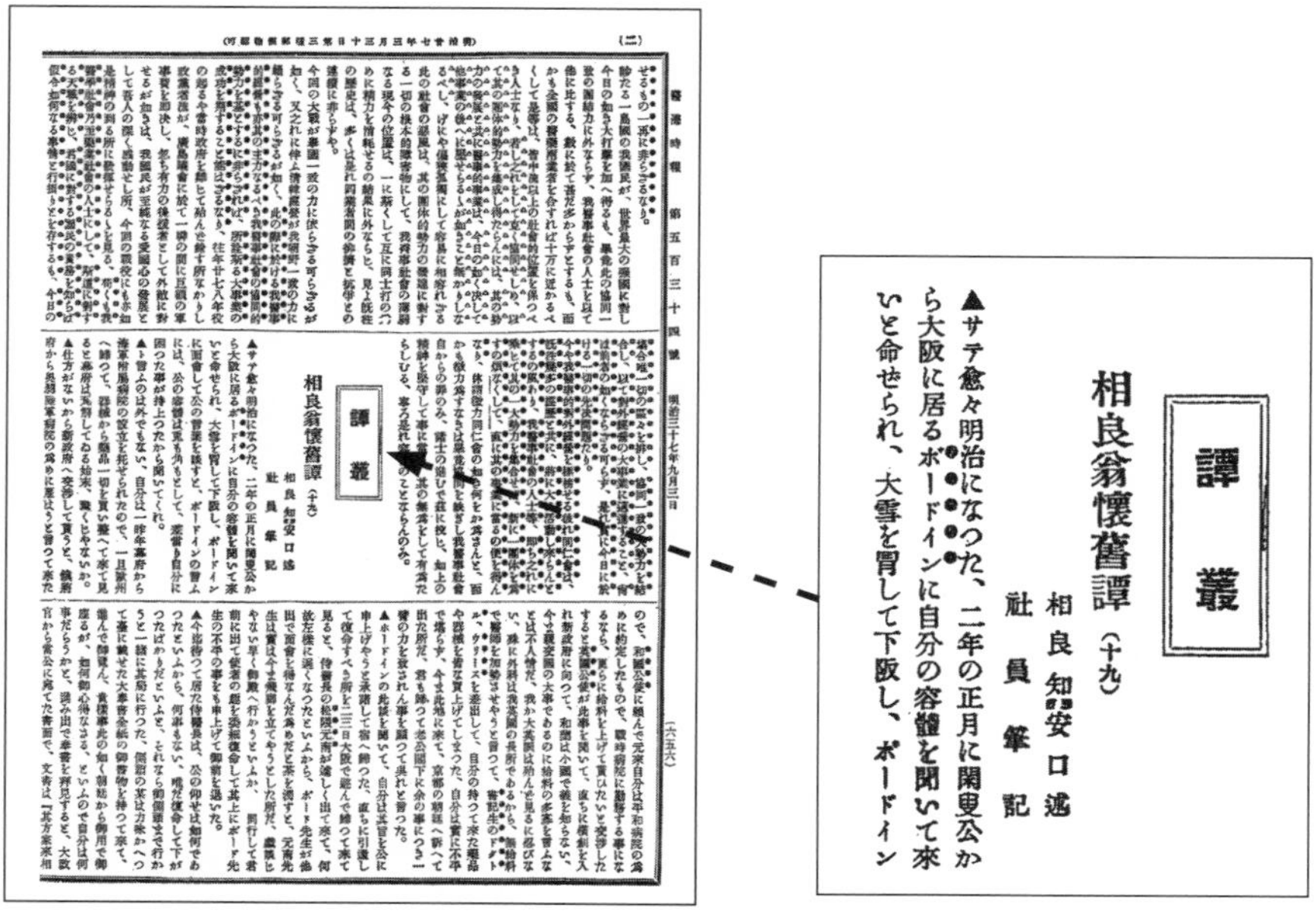

図37　相良翁懐舊（旧）譚（醫海時報第499号　明治37年）

年	月日（旧暦）	
慶応4年	1月	ボードウィンがオランダから日本へ戻る（1月3～6日鳥羽伏見の戦い）
	4月11日	江戸城無血開城
	4月21日	太政官（最高行政機関）設置（京都）
	6月20日	緒方惟準らオランダから帰国
	6月26日	旧幕府医学所を接収、新政府の医学所に（下谷御徒町）薩摩藩医・前田信輔が事務統括に
	7月20日	医学所の近く、下谷和泉橋通の藤堂和泉守邸に病院を設置、8月から「大病院」と称す
	8月16日	ウィリス北越へ従軍
明治元年	9月 8日	元号を明治へ
	10月 8日	薩摩藩医・石神良策が横浜病院から大病院へ
	10月24日	前田信輔（薩摩藩医）大病院知司事罷免（風紀の乱れ）
		医学所は東京府から軍務官へ
	10月25日	緒方惟準が大病院へ（前田の後任）
	11月 2日	土佐藩公・山内容堂が学校取調兼勤に、藩公の侍読・松岡時敏（七助）が学校取調御用掛に（11月18日に昌平校掛）
	11月 3日	緒方惟準　病院取締りへ、大村益次郎が軍務官副知事に
	11月 8日	佐藤進（佐倉順天堂・佐藤尚中の養嗣子）　奥羽戦線から帰還
	11月15日	大病院（医学所）が東京府へ
	11月16日	ウィリス　東北より東京へ帰還
	12月 7日	佐藤進東京府大病院へ
	12月12日	松岡時敏が学校頭取（12月23日に学校権判事と改称）に
	12月14日	山内容堂：知学事、秋月種樹：判学事に
	12月15日	大阪仮病院（蘭医ハラタマと緒方一門）開院
	12月25日	医学所は東京府から学校へ移管（松岡が学校権判事となって２日後）、大村益次郎からウィリスに今後1か年雇傭の申し出
明治2年	1月13日	大阪仮病院にボードウィン参加
	1月17日	緒方惟準が大阪へ帰る、医学所の管轄が東京府へ戻り、薩摩藩医・石神良策が医学所・病院の取締役に
	1月20日	ウィリスが東京府医学所に雇傭
	1月23日	岩佐、相良が医学校取調御用掛に任命（京都）
	1月25日	ボードウィンを大阪仮医学校へ招聘
	2月	大病院と医学所の合併、医学所は大病院（旧藤堂和泉守邸）へ移設医学校と改称し、「医学校兼病院」となる
		岩佐、相良に至急東京へ行くよう辞令
	2月17日	緒方惟準が大阪へ帰る、医学所の管轄が東京府へ戻り、薩摩藩医・石神良策が医学所・病院の取締役に
	2月24日	太政官（最高官庁）　東京移転を布告
	3月（上旬頃）	ボードウィン「医学校兼病院を建つるの通則」を提出。日本語なので、相良が翻訳して書いたと思われる
	3月12日	相良が東京着（大阪より海路で横浜まで、大隈重信に同行）
	3月28日	明治天皇　東京へ再幸　太政官も東京移転（事実上の東京遷都）

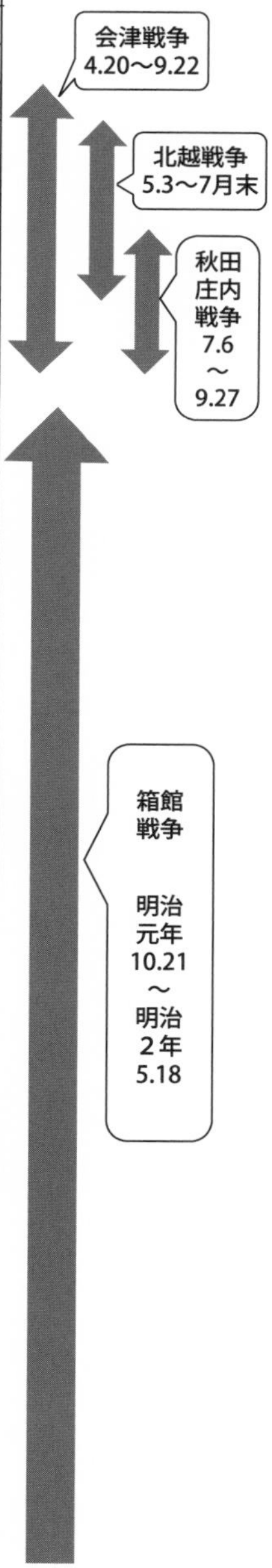
会津戦争
4.20～9.22
北越戦争
5.3～7月末
秋田
庄内
戦争
7.6
～
9.27
箱館
戦争
明治
元年
10.21
～
明治
2年
5.18

図38　医学校設立に関する主な歴史的動向（前半）

ドウィンを納得させること、つまり新政府への訴えを止め（諦め）させよ、ということだろう。ここから舞台は東京へ移る。

なお、この期間（明治元年秋〜明治2年2月）の少し前から、医学校設立に関連する主な歴史的動向（前半）を示しておく（図38）。

この中で、明治2年1月17日に緒方惟準が大病院の取締役を辞めて大阪へ帰り、代わってウィリス支持派の石神良策（薩摩藩医）が医学所・病院の取締役となり、3日後の1月20日にウィリスが医学所（東京）に雇用されている。さらに1月23日に相良と岩佐が医学校取調御用掛に任命され（京都）、その2日後の1月25日にボードウィンが大阪仮医学校に招聘されている。これらの事実は、読者の記憶に留めておいて頂きたい。

また、この時期は、天皇と太政官（最高官庁）はまだ京都にあり、首都を大阪にする動きもあった。太政官の東京移転の布告（決定）は明治2年2月24日だが、明治天皇の2度目の東幸（東京への行幸）は明治2年3月28日である。この日から天皇は東京城へ滞在し、ここを皇居とした。同時に太政官（最高官庁）も東京へ移ってきたので、この日をもって事実上の東京遷都となった。ただ、天皇による遷都の詔勅は現在まで発せられていないので、京都では今でも天皇は行幸中とされている。東北戦争（会津、北越、秋田庄内）は明治元年9月末には終結していたが、東京遷都の頃はまだ箱館戦争中だった。

―その3　明治2年3月〜12月

前項までは、福井藩医・岩佐純と佐賀藩医・相良知安が医学校取調御用掛に任命された理由や経緯について述べた。本項では、ドイツ医学導入決定までの後半の経緯について紹介する。

明治2年3月28日、明治天皇は2度目の東幸（東京への行幸）で東京城に滞在し、ここを皇居とした。

同時に太政官（最高官庁）も東京へ移った（事実上の東京遷都）。ここから舞台は東京となる。

明治2年1月には、英医ウィリスは東京の医学所（20日）、蘭医ボードウィンは大阪仮病院・医学校（25日）へ雇用されたが、3月にボードウィンは「医学校兼病院を建つるの通則」を政府に提出した（相良は3月12日に東京へ行ったので、3月初旬、京都で提出したと思われる）。ただ、これは日本語で書かれており、相良の筆跡に酷似していたことから、相良が翻訳して書いたとされている。そこには医学校の教育内容や病院の構造等が述べられていたが、注目点としては、病院はあくまで臨床を学ぶ「実験校」であり、医学校が中心となるべきとされていた。また病院の職員はヨーロッパ教師3人、薬局師1人、日本の職員は総官3人（医学校の管理者1人、病院の管理者1人）、日本医師10人は総官の指揮下で病院の当直や薬局司となるとされていた。ヨーロッパの教師については、どの国の誰とは明記されてはいなかった（尾崎耕司著『明治維新期西洋医学導入過程の再検討』大手前大学論集）。

東京へ移った相良は恩師ボードウィンとの約束（ボードウィンを東京の医学校に迎えること）を果さなければならなかったが、すでにウィリスが雇用されている。岩佐と相良は同年5月15日頃に医学校権判事《ごんのはんじ》（学校長に相当）に任命されるが、その頃、彼らはいきなりウィリスを排除するのではなく、二人目のヨーロッパ医師としてボードウィンを東京の医学校に迎えるべく活動したようである。この交渉には岩佐と土佐の松岡時敏（七助）が関わっている。松岡は山内容堂の侍読《じとう》（藩公に学問を教える学者）で学校権判事（学校全体の学長あるいは総長に相当）である。その松岡から軍務官・大村益次郎（長州）に宛てた5月10日の書簡で次のように報告している。「岩佐が（英医）ウィリスに、政府の方針を手順を踏んで相談し、蘭医（ボードウィンのことと思われる）も医学所に雇うことを提案したが、ウィリスは英医のみとの政府の約束とは違う、政府は信義がないとして反発した」。この書簡から、岩佐、相良、松岡らは、ウィリスとボードウィンを併用して東京医学校に雇用することを計画していたことが分かる（尾崎耕司著『明治維新期西洋医学導入過程の再検討』）。

しかし、英医ウィリスにしてみれば、知学事（現在の文部科学大臣）山内容堂の支持も得て、医学校・大病院には英国医学を導入することになっており、石神良策ら薩摩藩医がすでに活動していた。それよりなによりも、東北戦争が始まった頃、西洋医不足に困窮していた明治政府は蘭医ボードウィンにも従軍を要請したが、ボードウィンは給与を上げること、さらに傷害や死亡時の恩給を条件としたため、政府との交渉は決裂した。一方、ウィリスは英国公使の指示で（政府が困っている時に給与の多寡を言うのは不人情だとして）無償で従軍し、敵味方の区別無く負傷兵を治療した。それにもかかわらず、新政府が戊辰戦争に何ら貢献していないボードウィンを医学校兼大病院に雇用するとの話に、ウィリスは到底納得できず、新政府は信義が無いとして猛反発したのは当然である。

英医ウィリスが蘭医ボードウィンの東京医学校雇用に反対したことで、岩佐と相良はウィリス排除に舵を切る。医学校権判事名で意見書が提出されたが、そこには「ウィリスについては、戊辰戦争時の功績は認めるものの教師としてはそぐわず、その任期は医学校兼病院の新築完成まで、あるいは新築の目処がたたない場合は1年間限りの契約にとどめ、それ以降の雇用は見送ること」を求めている。そして、相良はウィリスを東京医学校から排除するため具体的行動に出る。

相良は、弟・相良元貞や石黒忠悳（松本良順の門下で幕府側の蘭方医、後の陸軍軍医監・医務局長）、長谷川泰（佐藤尚中の門下で相良元貞と親交があり、石黒とは同郷：越後長岡藩）と画策して、ウィリスの授業を妨害している。どんな妨害だったかを次に記す（括弧は筆者が追加）。

（前略）大隈八太郎（佐賀藩・大隈重信）等はすぐ（ドイツ医学採用に）賛成はしたが、其の勢力を以てするも、なおウリース（ウィリス）を除くことが出来なかった。さすが刀圭社会（医師の社会）一代の俊傑たる相良も之には余程困って、麾下（配下）の長谷川、石黒等と肝胆を砕いて、ウリース追出しを画策した。最初に実行したのは、教室に於いてウリースの授業を妨害することであった。相良の弟・元貞はその学才に於いて当時刀圭界まれにみる秀才であったが、第一策としてまずこの人を使嗾《しそう》した（そそのかしてけしかけた）。即ち、ウリースの教室に於いて、（ウィリスが）講ずる課目の個所について（事前に）医書を精読して行き、講義の際、一、二の微細なる点を穿《うが》って説明を求めると、ウリースは答弁に窮する。相良（元貞）は大声を発してこれを嘲笑し（あざけ笑い）「ウリースは公使館の一俗吏（下級役人）だ。医学者として半文の価値もない男だ」と罵倒し、遂には大勢で騒ぎ立てるのであった。

こういう無茶な事は、剽悍《ひょうかん》（荒々しく強い）凶暴、眼中人なき相良知安に、吾が長谷川先生の如き機鋒鋭利なる人物を配して始めて行わるるので、今日から考えれば、殆ど信ずべからざる（信じられないほど）乱暴である。この計画はウリースを怒らしめ、彼が遂に職を去ることを予期したのであるが……（後略）

（山口梧郎著『長谷川泰先生小伝』大空社）

この妨害策略は、すぐにはウィリス排除とならなかったものの、ウィリスの自尊心は傷つけられ、その後、彼が自ら東京医学校教官の辞意を固めた要因の一つになったと思われる。

同じ頃（明治2年5月下旬～6月頃）のある日、

相良と岩佐はウィリス宅で山内容堂、松平春嶽、英国公使パークスが会合している席に招かれた。その時のことを相良は回顧談（相良翁懐舊（旧）譚）で次のように述べている（括弧は筆者が追加、旧漢字は現代漢字に変換）。

容堂公は自分共二人（相良と岩佐）を指して、英公使に向かって「余はウリース（ウィリス）を採用したいのであるが、此の医者共二人が承知せぬから困っている。貴君（パークス）からこの者共へ談判してくれ」と言った。そこで英公使（パークス）は莞爾《かんじ》として形を和げ（にっこりと笑って）自分に向かって「相良はワインが好きかビールが好きか」と言ったから「自分はビールを頂戴」と答えた所が、英公使はすかさず「麦酒（ビール）が好きなら無論英国贔負《びいき》であろう」と言った。

この老獪な問いに対した自分は、ナニ此の狸公使奴がという気で「そもそも医師は萬有（本質として）学者である。贔負《ひいき》・不贔負というような情実は持たない。なるほど英医は外科には長じているから、海軍医学校に採用するなら適当であろうが、大学東校の医学は今世、もっとも発達したるドイツに求めねばならないと思う。これはただ吾等二人の私見ではなく、全国医師の意思を代表して言うのである」と言い放つと、（パークスは）頑然と構え込んだ。

その時分には武家大名が医者を軽侮した如く、英公使（パークス）もわが国の医師を侮って、彼ら医生輩が何と言おうが、知学事の容堂公におさえつけさせればよいと思っていたのに、案に反して私共が頑呼（固）として動かないものだから、これは到底駄目と思ったのか、パークス先生、苦い顔をして、四頭立ての馬車を命じ、騎兵の護衛で帰ってしまった。

そして、その数日後、太政官から朝（廟）議への出席命令が届くのだが、これが、後年、相良がドイツ医学に一変させたとされる朝議（政府の最高決定会議）のことである。少々長くなるが、ドイツ医学決定の分水嶺とされているので、全文紹介する（旧漢字は新漢字へ変換、括弧、句読点、下線は筆者が追加）。

それから、数日経って後に、太政官から岩佐と自分と二人の中で一人至急出頭せよとの命があった。この時に大学は知学事が容堂公、大監が秋月（種樹）公（高鍋藩）で少監が仙石《せんごく》（政固《まさかた》）公（但馬出石藩）であった。岩佐君が行くべきはずのところ、腹痛であったから、次席で居った自分（相良）が秋月公と一緒に議政府へ出頭した。処（ところ）が、三条公、岩倉公、木戸公、大久保公、東久世公の面々に後藤伯とが威儀を正しく並んでいる。その室の入口へ自分が佇《たたず》んでいると、岩倉公が「相良前へ進め」と言われたから、公の前へ行くと一つの書面を差出されて「相良見よ。容堂公の云うところを疑うわけではないが、兼《かね》てウリース（ウィリス）は両人（岩佐と相良）共が不承知という事であったに、この書面によると両人共承知とある。定めて承知をした仔細（詳しい事情）があろうから委《くわ》しく申せ」と仰せられた。如何なる間違いか知らんと書面を開いてみると、

「英医ウリース（ウィリス）儀、全国医師総教師として当年より向こう三ケ年御雇相成度候事、但し右は岩佐純、相良知安、両人共承知に有之候也（ウィリスを全国医師総教師として、今後三年雇うこととする。但し、これは岩佐純、相良知安共に承知の上である）」

とあったので、大いに驚いて「これは大間違いでございます」と申し上げると、岩倉公は屹《キッ》とした声で「承知致さぬと申すか」と問われた。「自分

は未だ全く承知致さぬ事でござりまする」と答えると、横から東久世公が秋月公を顧みて「それ両人共に承知致さぬではないか」と叱責された。秋月公、平身低頭で顔が真紅になってしまった。

この有様を見た自分は大変な事が持ち上がったと思って、(岩倉)公に向かって「ウリースは予《かね》て申し上ぐる通り、不学の上に俗気があって、横浜の商人輩《やから》と結託して、色々よろしからざる事のみ行います。況《いわ》んや全国医師の総教師などとは以《もっ》ての外《ほか》のことで、吾ら不肖ながら、この如き不徳者を戴くことは出来ませぬ。独り自分等のみならず、誠に全国医師の総代として御断り申し上げます。併し、当人は兎に角、戦争時の従軍医師として、功労少なくない者なれば、厚く恩賞を賜るのが当然かと存じます。又、英国は外科は長所なるも一般医学は独乙(ドイツ)こそ進歩しています。故に、今日では独乙政府へ雇用契約をお願い申し上げます。又、この書面は少し筋違いも御座りますれば、一旦私へお取り下げをねがいまする」と申し上げた。

その時、横から後藤(象次郎)伯が「筋違いとは何事だ」と詰問されるので、余(相良)は答えて「元来、ウリース(ウィリス)が公事を申出るなら英公使に申出で、公使から外務省を経て太政官に交渉し、更に太政官より知学事(容堂公)に、知学事より吾々(医学校取調御用掛)に相談あるべきはず。又、(ウィリスが)私情を陳述するならば、まず吾々に申出で、大少監から知学事、知学事から太政官と順序を経なくてはならぬはずである。然《しか》るに、彼(ウィリス)は、容堂公の私邸に行き、勝手自儘《かってじまま》な事を強請して、本件のような事が持ち上がった。由来前大名などは医者のことは御存じがないのは勿論の事で、さればこそ直ちに外人を信用され、総教師に挙げるような事が起ったのだ。外人を取扱うのはこのような事ではならぬ。併し、右(ウィリスを総教師として今後三年間雇うこと）は全く吾々の不行届であるから、先ずウィリス雇用の件は取り下げることを願いたいのだ」と言った。

すると木戸（孝允）公は又横合いから「元来、今日、西洋学が開けて来たのは和蘭陀（オランダ）からであって、第一に医師に伝え、医師より世上一般に伝え来たものなれば、世上は医師に恩があり、医師は蘭人（オランダ人）に恩があるわけだ。殊に君（相良）は蘭医ボードインの高弟であるのに、今更、その恩ある蘭人を棄てて、独逸人（ドイツ人）を挙げるのは如何なるわけか」と詰問された。余は「成程《なるほど》御不審は一応御尤《ごもっとも》であるが、数十年前までは和蘭（オランダ）も盛んな国であって、世界に於ける先覚者であったが、現時は国力も漸く衰え、随《したが》って蘭語（オランダ語）も広く行われず、却って独仏英（ドイツ・フランス・イギリス）の方が盛んになり、書籍もまた此等の国の方が多く出版される所からして、医師は蘭語によらず、直に独仏の書を見るようになった。されば治療のために術医を雇うならば、蘭医は各国の医学を折衷しているからよかろうが、医学を研究するためには是非共独逸（ドイツ）によらねばならぬ。吾々は現時の世界に於いて最も長ずる所を師として急進したく、よって独医雇用の儀を願上る次第である。独医と言った所で、現在横浜あたりに来ている医師の中には、とても大学総教師とする学才力量を有している者は一人もありませぬ。もし左様の者を登用せば日本の医師はともかくも各国人が承知しないで、またまた今回の如き間違いを生ずる種となるから、今回は我が政府より直接に独逸プロイセン国政府へ御交渉ありて、御定約御雇用ありたき旨申上げた訳であります。その人員や雇用の方法條件等は、詳しく調査して書面で申上げます」と陳述して置いて議政府を引下った。

相良と岩佐が英医ウィリスの雇用継続を承認した

との書簡は山内容堂の策謀によるもので秋月種樹も加担していたのだろう。東久世公が秋月公を叱責したのは、相良の証言でそれが偽文書だったことが発覚したからである。山内容堂は、朝議の場にはいなかったようで、この朝議の後、相良は山内容堂に会いに行っている。その様子を回顧談で次のように述べている。

その（朝議後の）帰り足で直ちに知学事容堂公のもとへ行った。面会を乞うと直ちに引見されたが、公は余を見るや否や「相良は不承知か」と言われる。余は「不承知も何もありませぬ。この様なこと（偽文書によるウィリス雇用継続のこと）をあそばすものではありませぬ」と言うと、公は「余は既に約定してしまったよ。異人は一旦約定すると、なかなか破談することは困難だ。困った事が出来たじゃないか。何とする」と言われるから「余は左様な事は百も承知しております。であるから、先日、ウリース（ウィリス）の宅でパークス（英公使）へ直ちに私が申し置いたではありませぬか」と言えば、公は「今から貴様は破談し得るか」と言われる。余は「破談してみせましょう」という。公は「出来るならやって見ろ」と言われたから、自分は「万事請合って、只今より本人（ウィリス）に面談して、大いにその無礼を責め、本人より辞退させる事に致そう」と答えると、公は「自分に難儀が掛っては困る」と心配されるから、余は「決して左様な下手な事は致さぬから、御安心なさい」と申上げて、すぐさまボートイン（ウィリスの間違いと思われる）を訪ねるべく屋敷を出た。この時代は余もまた一種の決死隊であったから、事もし成らずんば、やっつけるばかりだと思ってわざと落ちつき払って退去の言葉を申したのは、今から考えると自分ながら勇ましかった。

この頃、山内容堂は秋月種樹へ「(明治2年) 7月7日までにウィリスと雇用契約(継続)を交わすべく約定書案文を朝廷へ提出するように」との書簡を送っている(『学校権判事・細川潤次郎(土佐)の松岡時敏宛書簡　7月3日付』)。これに対し秋月は「医学校権判事の熟議の上でなければ困難」すなわち相良と岩佐の意向を確認しないと契約は困難との意見を細川から松岡へ伝えるよう申し送っている。これまで容堂を補佐していた秋月はウィリスとの契約に消極的になったようである(尾崎耕司著『明治維新期西洋医学導入過程の再検討』)。その後、明治2年7月6日に山内容堂が知学事辞任の意志を固め、同年7月9日に正式辞任となる。

論争となった容堂公の許を去ってからの経緯を相良は次のように回顧している。

直ちにその足でウリース(ウィリス)の宅へ行くと、自分より先に松岡七助(時敏)君が来て居って、ウリースへ知学(事)免職の事を告げて、約定を破談している所であった。されば、自分の決死も先ず死なずと済むことになり、学校へ帰ってみると、只今知学事(山内容堂)免職との事で大いに驚き、先刻容堂公の「己に難儀がかかっては困る」と言われたのは全くこの事だと思って、直ちに副島(種臣)伯(佐賀藩)の処へ行って、知学事免職の理由を聞くと、伯の曰《いわ》く「右(山内容堂の免職)は全く医学校に関した事でなく、他に(少監)仙石(政固)の弾劾書(不正を糾弾する文書)が重(主)なる理由だから決して心配するに及ばず」と言われたので、自分も安心した。

別の資料では、山内容堂辞職の理由は相良の策略でウィリス雇用ができなかったためとされている。このため土佐閥の反感を買い、翌年(明治3年9月)相良が弾正台(警察機関、後の司法省)に拘禁されたのも、彼らの意趣返しとされている。しかし、相良の回顧談では別の理由、すなわち知学事・山内容堂の下で大学少監を務めていた仙石政固の弾劾書の件だという。

山内容堂が知学事を辞任した後、その後任として明治2年8月24日、松平春嶽（福井藩公）が大学別当（現代の学長または総長）に就任した。英国医学を強く支持していた巨頭がいなくなったことで、相良と岩佐のドイツ医学導入の流れは加速していった。その後も、英公使パークスは松平春嶽や岩倉具視にウィリスの雇用に向けて活動を継続していた（春嶽と外務卿・澤宣嘉《さわのぶよし》との書簡、明治2年10月6日）。相良は岩佐、伊東方成（玄伯）の3名でドイツ医学導入の建白書に米国宣教師で大学南校の教官・フルベッキ（オランダ人）の保証書を添えて政府に提出したが、何の反論もなく了解された。同年10月25日にウィリスが医学校・大病院教官の辞意を表明すると、パークスは外務卿・澤との会談で、ウィリスの後任を断り、東京医学校への英国医学採用を断念した。ウィリスは英国公使館職を辞し、明治2年10月28日に鹿児島医学校との雇用契約を結んだ（尾崎耕司著）。

一方、蘭医ボードウィンは明治2年8月には大阪府医学校採用（1年間）が決定していた。同年10月10日に相良と岩佐が大学大丞に任命（松岡の推薦）されると、岩佐は大阪府医学校へ赴任し、松岡と共に大阪病院の整備に乗り出してボードウィンを支援した。相良は東京医学校の管轄となった。同年12月には東京医学校兼大病院は「大学東校」と改称し、後に東京帝国大学医学部となる。ドイツ医師招聘が太政官で評決（明治2年12月8～22日）されて、医学制度論争はドイツ医学導入で決着する。ただ、プロシャ（ドイツ）はフランスとの戦争（明治3年6月21日～明治4年3月21日）だったため、ドイツからの医師ミュレル（陸軍二等軍医正）とホフマン（海軍一等軍医）が横浜へ到着したのは、普仏戦争でプ

年	月日（旧暦）	
明治２年	3月28日	明治天皇　東京へ再幸　太政官も東京移転（事実上の東京遷都）
	5月10日	松岡から大村益次郎（軍務官副知事）宛て書簡（岩佐がウィリスにボードウィンも医学所に雇用と提案、しかしウィリスが拒否したと、松岡が大村へ報告した）
	5月10日	病院兼医学校は東京府から学校（昌平校）に移管
	5月14日	石神良策が昌平校の医学校諸局取締に
	5月15日	岩佐、相良が医学校権判事に任命、「医学校兼病院」と改称（神谷昭典著）
	5月16日	ウィリスからファニー・ウィリス宛書簡に、政府が蘭方（ボードウィンの医学所雇用）に執着していることが書かれていた
		ボードウィンも医学校へ採用との岩佐と相良の案に石神が激しく反対（石神先生事蹟談話会速記録；太田妙子著）
		医学校権判事（岩佐と相良）の意見書（ウィリスは戊辰戦争の功績はあるが、教師としては適さないとして、医学校兼病院の完成まで、その目処が立たない場合は1年限りの契約に止め、以後の雇用は見送るよう求めた：尾崎耕司著）
	5月25日	石神が医学校等諸局取締を辞任、薩摩藩医も医学校兼病院から一掃される。佐藤尚中一門が後を継ぐ（神谷昭典著）
	6月15日	大学校規則の起草（松岡によるとされる）「大学校」設立。昌平坂学問所が「大学校」になり、開成学校と医学校兼病院はそれに属するとなった（神谷昭典著、尾崎耕司著）
	6月17日	島津忠義宛達「石神良策謹慎を免ずる」(太政類典)
	6月中～下旬頃	ウィリス宅で英国公使パークスと容堂公、春嶽公が会合。相良と岩佐が紹待。数日後、太政官から至急出頭との命にて、相良が朝議で意見を述べる（相良翁懐旧談）
	7月３日	容堂はウィリスを早く雇用するよう判学事・秋月種樹へ返書。秋月は医学校権判事（岩佐と相良）の意向を確認しなければ契約を進めることはできないと回答（学校権判事・細川潤次郎（土佐藩）から松岡時敏への書簡：尾崎耕司著）
	7月６日	相良がウィリス宅に医学所雇用中止を知らせに行くと、すでに松岡が来ていて容堂公が知学事を辞めること、雇用破談を説明していた（相良翁懐旧譚）
	7月８日	太政官制の改革　2官（神祇官の下に太政官）6省へ、学校知学事を廃止し、大学を設置し別当を置く
	7月９日	山内容堂、知学事を辞任
	7月18日	相良知安　大学少丞に任命（相良履歴書）岩佐も大学少丞に
	8月	ボードウィンは大阪府医学校に採用決定（１年間）（尾崎耕司著）
	8月24日	松平春嶽が大学別当（現代の学長、総長）に任命される
	9月４日	大村益次郎、襲撃され重傷
	10月６日	春嶽が澤宣嘉・外務卿へ書簡（英公使が春嶽へ面会要請）、澤の返信（岩倉による英公使への回答は、必ず不平が出るので、内々に事情を説明）
	10月10日	相良知安と岩佐純が大学権大丞に任命（松岡の進言による）岩佐は大阪へ
	10月25日	ウィリスの辞意表明、パークスは澤と会談し、ウィリスの後任を断る
	10月28日	ウィリス鹿児島医学校に赴任の契約
	11月５日	大村益次郎死去
	12月	「医学校兼大病院」は「大学東校」と改称
	12月８～22日	ドイツ医師の招聘が太政官で評決

箱館戦争

明治元年10.21～明治2年5.18

図39　医学校設立に関する歴史的動向（後半）

ロシャ（ドイツ）が勝利した後の明治4年7月8日（神谷昭典書）だった（鍵山栄書では同年8月23日）。なお、医学校設立に関する歴史的動向後半を図39に示す。

―その4　英医ウィリス側（薩摩と英国）の見解

ドイツ医学導入については、導入に成功した側（ドイツ医学派）には回顧談などの資料が多く残っているので、かなり詳しく確認できる。したがって、ドイツ医学派の談話が真実となりがちである。また、ドイツ医学派に不都合な事は表に出てこない。一方、英国医学派は多くを語れず、資料が少ない。また、ドイツ医学派からは、英国医学派に不利な事ばかりが指摘されてしまう。歴史を別の観点からみることで、新しい事実が明らかになることもあると思うので、英国医学派の立場も調査・検討してみる。

①　蘭医ボードウィンと新政府との関係

戊辰戦争中、蘭医ボードウィンは徳川（旧）幕府との契約履行を再三再四、新政府に求めていた。新政府はそれならば、東北戦争の従軍医師として雇用しようと要請した。しかし、ボードウィンは、給与増加と傷害、死亡時の恩給を条件としたため交渉は決裂した。代わって、英医ウィリスが無償で従軍することになったので、蘭医ボードウィンは安い給与を理由に新政府に非協力的という不評を買ってしまった。ボードウィン派・相良の功績を著した鍵山栄著『相良知安』や篠田達明著『白い激流』では、新政府の東北戦争従軍要請を断った西洋医師は「ドクトル某」としか記されていない。鍵山書では、この箇所は富士川游の『石黒先生昔年醫談』（中外醫事新報　第三三一～三三七号　明治27年1～4月）の引用だと書かれており、篠田書はこの鍵山書を参考にしている。この富士川游が記した『石黒先生昔年醫談』（同誌第三三一号 47頁）には次のように書かれている（筆者が現代語に訳す）。「（新）政府は東北戦争での多くの傷病兵を救うため洋医が必要とのことで、オランダ公使に蘭医ボードウィンを雇用しようと照会したが、（戦争を避けるため）上海に行っているので居なかった。そこで横浜に使いを出して洋医ドクトル某に要請したが、戦時であることから高給と負傷時または死亡時の恩給までも要求されたので、破談となった」そして「洋医ドクトル某の国名と人名は支障があるので記さない」。しかし、相良の回顧談では、ボードウィン自身がそのことを自分の事として相良に語っている。ただ、それは東北戦争従軍の要請を英国公使が横槍を入れて奪ったという事、つまり英国の強引な介入を不当だと相良に訴えるのが主旨である（本書Ⅱ 20㈣その2 ②相良知安の回顧談）。この石黒先生とは石黒忠悳（後の陸軍軍医監・医務局長、非麦飯派の主要人物の一人）のことであり、彼は相良の配下で、ウィリス排除活動の中心人物の一人である。石黒は、ドクトル某が相良の恩師ボードウィンだということを表に出さないよう、富士川に要請したのだろうか。あるいは富士川（ドイツ医学派）が石黒先生の意向を忖度したのだろうか。

② 英医ウィリスは私利私欲の医師なのか

明治2年5～6月頃の朝議で、相良は「英医ウィリスが横浜の英商人輩と朝夕密会して営利を図りつつあることの証左をあげた」とされ（鍵山書）、相良自身の談話でも同様のことを話している（本書20㈣その3）。しかし、この件に関しては、ウィリスの東北戦争従軍中、東京の大病院で留守を預かっていた英医・シッドールが次のように報告している（神谷昭典書およびヒュー・コータッツイ書・中須賀哲朗訳　筆者が概略）。

「東京の大病院では東北戦争での負傷兵が急増し、医薬品はすぐ使い切ってしまったが、従来からの購入先だった横浜のオランダ商社からでは、供給量が要求どおりでなく、小病院でも3～4か月も補給が滞っていた。しかもその価格は英国薬よりも4～5倍も高かった。そこで、英国商社から卸価格で大量に購入すると安くつくことを主張した結果、英薬方を全面導入することになった」

この事実から、英医ウィリスが横浜の英国商人を通じて私腹を肥やしていると相良が批判したのは蘭医ボードウィンが取引していたオランダ商社の既得権益が奪われたことが背景にあったからと思われる。相良の批判にもかかわらず、新政府は英薬方全面導入を決めた。この事実は、新政府が相良の意見を鵜呑みにはしていなかったことを示している。

また、ウィリスが医療を利用して私腹を肥やすような人物ではないことの傍証として、鳥羽伏見（京都）の戦いで負傷した多くの薩摩兵を救った時の記述（倉迫一朝著『病気を診ずして病人を診よ　―麦飯男爵　高木兼寛の生涯―』）を次に紹介する（筆者が句読点変更と括弧を一部追加）。

外国人の入京は国体の地を汚すとして反対者も多く、（英医）ウィリスの京都入り実現は一時危ぶまれたが、大山巌（西郷隆盛の従弟、後の陸軍元帥）が、人の生死の問題、全責任は俺がとると、ウィリスとその友人（英国公使館通訳）アーネスト・サトウを船に乗せ淀川を伏見へと遡行。強行突破作戦を敢行した甲斐あって、朝廷からの入京許可も出て、ウィリスは（慶応四年一月二十七日）、無事、アーネスト・サトウと共に京都入りした。相国寺の養源院（薩摩病院）で傷病兵たちの治療に当たった。大山は薩英戦争における体験から、西洋医術が負傷した薩摩将兵の命を救うと確信していた。事実、ウィリスの手術によって、西郷隆盛の弟で（銃弾を受け）重症の西郷信吾（従道、のちに海軍大臣）をはじめ、負傷した薩摩兵の多くの命が救われた。西郷隆盛らは深く感謝し、謝礼としてウィリスに五百両を贈ろうとしたが、ウィリスは英国公官吏としては受け取るわけにはいかないと謝絶した。こうしたウィリスの医療技術や品行のすばらしさは、たちまち薩摩藩主・島津忠義から朝廷の耳にも届く。明治天皇は、ウィリスを英国公使パークスと共に謁見し、感謝の念を伝えている。

③ 相良・岩佐の活動に対する薩摩側の動向

相良・岩佐の活動に対し、薩摩側はどのように対処したのだろう。それに関連する歴史的動向（東北戦争終結後）を再度抜粋する。

明治2年1月20日　英医ウィリスが東京の医学所に雇用
同　1月23日　岩佐、相良が医学校取調御用掛に任命
同　1月25日　蘭医ボードウィンを大阪仮病院・医学校へ招聘
同　2月17日　緒方惟準が大阪仮病院院長に、ボードウィンが医学校教師に任命
同　5月10日　岩佐が蘭医ボードウィンも東京の医学校に採用したいと英医ウィリスに提案するもウィリスが拒否した（松岡から大村への書簡で報告）
同　5月14日　石神良策（薩摩藩医）が医学校諸局取締に任命される
同　5月15日　相良・岩佐が医学校権判事に任命
同　5月25日　石神良策が病院取締を辞任。薩摩藩医も医学校兼病院を辞す。佐倉順天堂・佐藤尚中一門が後を継ぐ

相良は蘭医ボードウィンを東京の医学校に雇用するとの約束を果たさなければならなかった。しかし、既に英医ウィリスが雇用されていたので、岩佐や松岡らと相談し、ボードウィンを二人目のヨーロッパ医師として雇用するとの提案をウィリスにしたと考えられる。しかし、ウィリスがこの提案を拒否したのである（尾崎耕司著　松岡が大村へ報告した書簡）。

このあと、5月10日から同25日までの相良・岩佐と薩摩側の動きは急展開している。5月14日、英医ウィリスを支持していた薩摩藩医・石神良策は東京医学校諸局の取締に任命される。しかし、その翌日（5月15日）相良と岩佐が医学校権判事に任命されると、石神は僅か11日後には辞任している。同時に薩摩の医師たちも辞めて、佐倉順天堂・佐藤尚中一門が後を継いでいる。石神家に保管されていた「石神良策を偲ぶ談話会速記録」によると、蘭医ボードウィンを東京医学校に雇用する提案について、石神が相良や岩佐と激しく衝突したことが次のように記述されている（太田妙子著『石神良策（1821～1875）：海軍軍医の祖』醫譚）（括弧、句読点は筆者が追加）。

石神六郎君（石神良策の養子の発言）……（前略）岩佐さんにもう一人相良、この人との衝突です。それは軍事（戊辰戦争）の時には、何とも言わずに、平時の時、初めて口を出した。それは、この病院（東京の医学校兼病院）はオランダのボードウィンが徳川幕府と契約になって、既に器械から寝台に至るまで注文したのが到着して、（新政府が）今、怪我人に応用した。そういう訳で契約がもう既に徳川政府の方からしてあって、それで是非、其の者（ボードウィン）を雇わなければならぬ、ということを岩佐さんから相良さんへお話しがあった。

（これに対して石神は）、これまで沢山の怪我人を取扱ったのは誰が取扱ったか。これは局外の英国人が取扱っている。ウィリスとシドル（シッドール）で、ウィリスが重（主）に取扱った。それが事が成就（戊辰戦争が終結）してから、先約があるから、己（ボードウィン）を雇えというのは大変不条理である。先約があっても、約束した政府はもう変わっている。約束を是非履行しなければならぬのなら、何故に約束した時に来て働かぬか（ボードウィンは新政府による東北戦争従軍要請に応じなかった）。其の時が来ても黙っておって、そうして事が定まってから、約束を己が先にしたというのは、はなはだけしからん。是非、其の者（ボードウィン）は破約して、今まで尽力した人（ウィリス）を使おうと（石神が）言うのに、片方（岩佐や相良）は先約をどこまでも主張します。そうして相良さんと岩佐さんが余程政府の方へ陳情になったものですから、ボードウィンを使へということに大方、内命があったものです。それから、そういう事ならば断然、自分（石神）は辞すると辞して、国（薩摩）へ帰って、新たに一つの病院をこしらえて、人を教育するということで、西郷さんに相談しました。（すると）西郷さんは、それは好いことだから、お前に任すという話であったものですから……。

蘭医ボードウィンを東京の医学校へ雇用する案に対する薩摩藩医・石神の反論は、納得できる。新政府もボードウィンを使えと内命したものの、石神の反論を無視することもできなかったのだろう。ボードウィンの東京医学校雇用の話は萎んでしまう。この時点で相良らは東京医学校へのボードウィン雇用は断念せざるを得なくなる。相良は恩師ボードウィンとの約束を果たせなくなってしまった。これ以降（明治2年5月頃）、相良らは活動方針を変更し、ボードウィンの東京医学校雇用を諦め、その代わりに英医ウィリスを同医学校から排除して、ドイツ医学導入へと舵を切る。

④ 石神ら薩摩藩医の辞任後、東京医学校を佐藤尚中一門に託したのは何故か

この時期の医療ことを理解していただくため、予備知識として、幕末における蘭方医の状況について概説しておこう。

【幕末における蘭方医の二大勢力（江戸西洋医学所・千葉の佐倉順天堂と大阪の適塾）】

ペリーの黒船来航に慌てた幕府は西洋式の船を持ち、運航技術を身につけた人材育成を目的に、長崎に海軍伝習所を作った（安政2年）。船も教官もオランダから導入し、伝習生は主に幕臣（勝海舟、榎本武揚）だったが、各藩の士族（薩摩の川村純義、五代友厚、佐賀藩の佐野常民ら）もいた。安政4年8月、幕府の要請で（海軍伝習に衛生士官を付し、医学を学ばせるため）ポンペ（オランダ海軍二等軍医）が派遣され、系統的な本格的医学教育が始まった（長崎医学伝習所）。この時、幕命により松本良順（佐倉順天堂・佐藤泰然の次男）が国内留学してきた。海軍伝習所は安政6年閉鎖されるが、ポンペは養成所（日本最初の洋式病院）と医学所を開いて医学教育を続けた（慶応元年養成所と医学所が統合され精得館と改称）。良順はポンペが在日した5年間その座右にあり、ポンペから厚く信頼されて長崎医学所の頭取を務めた。ポンペは帰国する時、良順にオランダ留学を薦めたが、彼は江戸で医学校を作るため、これを断った。

松本良順が長崎を去ると、長崎医学伝習所の主な生徒23名（医学伝習所の生徒は三十余名、5年間の通算で百五十余名という）が良順を慕って江戸へ行ってしまう。そのため、近代医学の中心が江戸の西洋医学所に移ってしまった。ポンペ・松本時代の医学伝習生には、司馬凌海、池田謙斎、佐藤尚中（佐藤泰然の養嗣子）、関寛斎、佐々木東洋、岩佐純、長与専斎、橋本綱常、伊東玄伯など幕末―明治の医

学界で活躍した人物が育っている。

文久2（1862）年8月、江戸に戻った松本良順は西洋医学所に入り、緒方洪庵（頭取）の下で副取助（副頭取格）となる。翌年6月、洪庵の急逝後、頭取となって、それまでの適塾育成方法（オランダ語の文法書を読み、難文を理解することが目的で諸藩の武士が中心だったので、兵書を読む者が多かった）を大きく変更した。文法書の講読を禁止して、医学講義中心とし、医書以外の書を読むことも禁止した。良順は将軍慶喜の侍医となり、戊辰戦争が東北へ波及すると幕府側の医師として従軍した。東北・箱館戦争が終結すると新政府に逮捕されるが、得難い人材ということで釈放される。後に初代陸軍軍医総監になる（立花隆著『天皇と東大　上』）

江戸西洋医学所と並んで幕府方蘭方医の勢力に千葉の佐倉順天堂がある。佐倉藩は代々幕府の老中・大老の要職を務める徳川幕府の中心的な藩である。5代藩公・堀田正睦《まさよし》（徳川幕府老中）は蘭学を奨励し、天保14（1843）年、佐藤泰然を招聘して佐倉順天堂（蘭医学塾兼診療所）を開かせた。しかし、安政5（1858）年、井伊直弼が実権を握ると、正睦は失脚する。後継の堀田正倫《まさとも》は鳥羽伏見の戦い後、慶喜の助命と徳川宗家存続嘆願のため上洛するが、そのまま軟禁されてしまう。江戸城無血開城後、東北戦争の時、藩公不在の佐倉藩は家老の指図で新政府に従うことにした。

松本良順は佐倉順天堂・佐藤泰然の次男だったが、新政府には従わず旧幕府側医師として東北へ従軍した。一方、泰然の後継者・佐藤尚中（泰然の養嗣子）は新政府の要請を受け、養嗣子の佐藤進と共に新政府・官軍側の医師として東北戦争に従軍した。ただ、尚中は途中で引き返し、進に後を任せている。良順と争うことを避けたのではとされる。佐倉順天堂で学んだ蘭方医に、岩佐純、相良知安、関寛斎がいる。

幕末、蘭方医二大勢力のもう一方は大阪の適塾である。創設者の緒方洪庵（足守藩　現在岡山市）は長崎遊学でオランダ人医師から医学を学び、天保9（1838）年、大阪で医業と蘭学塾（適塾）を始めた。天然痘予防（牛痘種痘法）に尽力し、文久2（1862）年、幕府の要請で奥医師兼西洋医学所（江戸）頭取となる。橋本左内、大村益次郎、福澤諭吉、長与専斎、高松凌雲などが適塾出身である。しかし、文久3年6月江戸の自宅で喀血し、急逝。

洪庵の息子・緒方惟準は洪庵が江戸へ行く前の5年間、長崎医学伝習所でポンペの後任ボードウィン（オランダ陸軍一等軍医）に学んだ。その後、洪庵と共に江戸へ行く。洪庵急逝から1年後、ボードウィンの推薦もあり幕府の命も得て、松本銈太郎（松本良順の長男）と共に、ボードウィンに連れられてオランダへ留学した。しかし、3年後に大政奉還となり、東北戦争中の慶応4年7月、横浜へ帰国する。同年9月（明治と改元）新政府から宮廷の典薬医に任ぜられる。明治元年年10月には、東北戦争で多数の政府軍傷病兵が東京へ送られてくるため、東京下谷の藤堂氏邸宅が病院に充用された時、治療の監督にあたっていた（ドーデー女史編『緒方惟準翁小傳』）。なお、緒方惟準は後に陸軍近衛師団軍医長となり、脚気に麦飯が有効であることを実証する（麦飯派）。しかし、陸軍医務局長・石黒忠悳（非麦飯派）と激しく対立して、自ら辞任する（本書Ⅱ　4陸軍の脚気対策）。

【薩摩、長州の蘭方医と戊辰戦争での新政府軍の従軍医師の状況】

幕末の蘭方医は、江戸医学所の松本良順および佐倉順天堂の佐藤一門と大阪の適塾という二大勢力から成っていた。そんな時代、薩・長、両藩の医師はどのような状況だったのだろうか。

長州藩は蘭方医・青木周弼《しゅうすけ》（江戸の蘭方医・坪井信道、宇田川玄真に学ぶ。同門に緒方洪庵がいる）が萩に藩医学伝習所「好生館」を設立し、蘭医学の普及に尽力した。慶応元年以降、適塾出身の大村益次郎が兵制改革し、同時に軍医部も編成していた。鳥羽伏見の戦い（慶応4年1月）では、軍人病院の原型となる「病院」という軍医組織（総管・長野晶英・長崎ポンペ伝習、松本良順一門）を派遣している。一方、薩摩藩は、藩公・島津斉彬が戸塚静海（シーボルト門下）や坪井芳洲（坪井信道の門下）を藩医に招いたり、長州の「好生館」や大阪「適塾」に藩医を派遣したりしていた。しかし、藩医学校は漢方教育のままであり、藩医も漢方医が大勢を占めていた（神谷昭典書）。

また前述のように幕末の蘭方医養成の中心は徳川幕府が設置した長崎医学伝習所だったが、薩長同盟の頃、薩長両藩の人士らには同医学伝習所の入学が禁止されていた。このことも両藩の蘭方医の育成に影響を及ぼしていたと思われる。ただ、それでも長州の青木周蔵（青木周弼の弟・青木研蔵の養子）や松岡勇記（適塾一門）は藩命によって長崎に行き、名前を変えて同伝習所に潜入し、講習を受けたという（長与専斎遺著『松香私志』）。

ここで戊辰戦争での出兵と死傷者についてみると、表2のようになっている。薩摩藩は死傷者が１２５７人と最も多いが、死傷率は長州藩18・９％、薩摩藩17・２％と両藩が突出している。官軍側の約１９０諸藩の総出兵数は11万７６７０人だったが死傷率は５・７％だったことからみると、薩長の死傷率の高さが際立っている。長州藩は蘭方医による軍医部を編成して、何とか対処していたが、薩摩藩の医師の多くは漢方医だったため、創傷の手当が不十分で死亡する兵士も多く、薩摩藩の負傷兵士の救護は緊急

表２　戊辰戦争での出兵と死傷者、死傷率
（神谷昭典著「日本近代医学のあけぼの」より引用改編）

藩	出兵（人）	死傷者（人）	死傷率（%）
薩摩	7,300	1,257	17.2
長州	約5,000	944	18.9
土佐	2,717	274	10.1
佐賀（肥前）	5,138	188	3.7
小計	20,161	2,663	13.2
官軍190余藩の総計	117,670	6,656	5.7

の課題となっていた。

この時代、戦傷は大部分が銃弾や砲弾による創傷である。したがって、銃弾や砲弾の破片の摘出術、創の縫合術、四肢の切断術、止血術など、麻酔、消毒、外科手術などの近代西洋医術が従軍医師に求められていた。しかし、当時の医師（漢方医）は、創傷を焼酎で洗い、そのまま縫い合わせたり、軟膏を塗って創傷に差し込んだりするだけだったため、創の感染、敗血症で死亡するものが頻発したという（神谷昭典書）。

若き日の高木兼寛（後の海軍軍医総監、海軍の脚気予防を成功させた人物）も鹿児島9番隊付医師として東北戦争（会津）へ従軍する。しかし、まだ近代西洋医術を修得していなかったため、野戦病院での高木の手当の様子を見ていた大村藩（佐賀）の医師が「薩摩藩には、この若い医師を育てる医師がないものとみえる」といって大笑いされたという（倉迫一朝著『病気を診ずして病人を診よ―麦飯男爵高木兼寛の生涯―』）。

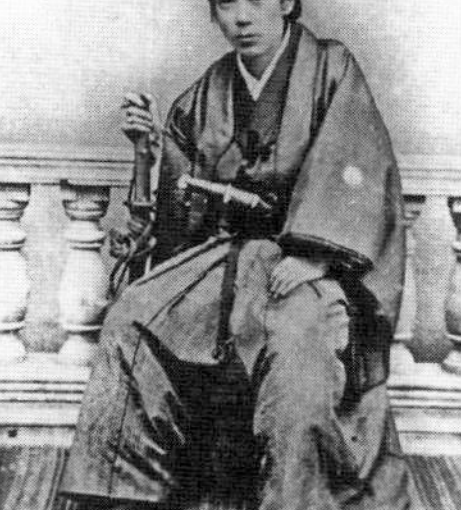

図40 若き日の佐藤尚中
（佐藤道夫氏所蔵）

このように薩摩藩では蘭方医が育成されていなかったので、東北戦争に際し、近代西洋医術を修得した軍医の組織編成が急務だった。しかし、英医ウィリスだけでは全く足りない。日本の蘭方医の中で、佐倉順天堂の祖・佐藤泰然は外科を専門としており、その養嗣子・佐藤尚中（図40）も外科技術に優れていた。長崎医学伝習所時代の蘭医ポンペは次のように述べている（J・L・C・ポンペ・ファン・メールデルフォールト著『ポンペ日本滞在見聞記』訳 沼田次郎・荒瀬進）。括弧は筆者が追加した。

（前略）日本人学生は外科医として、われわれの力を借りずとも、ひとりでも相当の進歩をみせた。相当うまく手術ができるようになった人が何人かいた。この人たちは動物を使って練習することによって、特に血管の結紮ぶりが上手になり、大変熟練した腕を見せていた。さる大名の藩医である佐藤氏（佐藤尚中）は事実まことに優れた外科医であった。佐藤氏は何回もこっそり屍体を使用して手術を行った。私が生きた人体についてやらせた手術の技倆（量）からみると、彼はきわめて優れた手術者であることがわかった。その仕事は正確であり、迅速かつきわめて冷静であった。しかし、みなさん、佐藤氏のごときは例外であることを承知していただかねばならぬ。

当時、佐藤尚中の外科医としての腕は一流だったのである。新政府は外科手術を得意とする佐倉順天堂・佐藤尚中一門を招聘し、佐藤進、太田道舜、板内伯隆、磯玄恭、相馬相介、岡玄庵らを天朝病院（薩摩病院）に配置した。ただ、前述のように、佐藤尚中は会津へ向かう途中で引き返し、佐藤進に後を託している（幕府軍に従軍した松本良順と敵対することを避けたのだろうとされる）。

東北戦線での幹部軍医の配置は、平潟口・海道軍に関寛斎、白河口・山道軍に佐藤進、越後口・北越軍に長州の赤川玄櫟《げんれき》（江戸の川本幸民に入門、後に佐藤尚中一門）と英医ウィリス、越前藩の橋本綱維、綱常兄弟である。英医ウィリスを除けば、すべて長崎医学伝習所の松本良順、佐藤尚中一門である。

なお、赤川が江戸で学んだ川本幸民は兵庫の三田藩医だったが、江戸の足立長雋や、坪井信道に蘭学を学び、その後、薩摩藩公・島津斉彬に見出され江戸で薩摩藩医に転じた。また、佐藤一門の薩摩病院への招聘に関しては、徳島藩医・関寛斎が尽力したのではと推察されている。それは次のような事情によるものと思われる。徳島藩公・蜂須賀斉裕《はちすかなりひろ》は11代将軍・徳川家斉の子だったが、英公使パークスと通訳アーネスト・サトウを招いて国際情勢の把握に努め、藩の軍制を英国式にするなど英国との関係を深めていた。斉裕が鳥羽伏見の戦いの頃、病死したので、後継の蜂須賀茂韶《もちあき》は新政府側について、東北戦争に官軍として出兵した。

このようにみると、松本良順および佐藤尚中一門の蘭方医の人材がいかに豊富だったかが判る。新政府（特に薩摩）も彼らの協力が必要だったのである。そして、戊辰戦争での彼らの貢献度から、薩摩藩医・石神良策辞任後の東京医学校を佐藤尚中一門に託したのは当然だと納得できる。

⑤相良の主張「ドイツ医学導入は全国医師の総意」だったのか

東京の医学所（校）は英医ウィリスの雇用と英国医学導入でほぼ決まっていた。ただ、それは明治元年9月の東北戦争終結から明治2年1月頃までのことである。明治2年1月23日、相良と岩佐が医学校取調御用掛に任命されると、蘭医ボードウィンの処遇問題も絡んで、英国医学派とドイツ医学派の抗争へ展開してゆく。ドイツ医学派の相良と岩佐は、ウィリス宅で山内容堂、松平春嶽、英公使パークスが会合する席に呼ばれ、談判される。その時、相良はドイツ医学導入の理由の一つに「全国医師の意思を代表して言うのである」すなわち全国医師の総意である、と述べた（本書II 20㈣その3）。それは事実だったのだろうか。

当時、全国の医師の8割は漢方医である（鍵山栄書）。彼らは西洋医学そのものの導入に反対していた。したがって、相良の言う全国医師とは蘭方医のことだと言える。そこで、蘭方医に限定して検討してみる。

大阪の適塾で塾頭を務めた福澤諭吉は「医学の範をドイツに採るがごときは、人の子を毒するもの」とドイツ医学を酷評し、英国医学を支持した（鍵山栄書　本書II 20㈢）。また、徳川幕府時代の医学所教授で東京医学校でも教官を務めた坪井為春（芳洲）、島村鼎甫《ていほ》、石井信義（謙道）らも英国医学を支持していた（鍵山栄書）。

坪井為春（芳洲）は米沢藩・郷医の大木家に生まれ、幼名は忠益（後に仲益）。20歳の時、江戸へ出て、坪井信道の日習塾（堂）に入門する。坪井信道は伊東玄朴、戸塚静海と並ぶ当時の三大蘭方医で緒方洪庵も日習塾の門人である（忠益は洪庵の14歳年少）。忠益は、信道の次女（幾）と結婚。日習塾・塾頭になる。信道が病に倒れた時、塾生の教育を一手に担った。薩摩藩公・島津斉彬によって薩摩藩医・奥医師に引き立てられる。その時、坪井為春（芳洲）と改名した。島津斉彬のお国入りに同行して鹿児島へ下向。急病で重症化した斉彬の臨終を看取った。芳洲は、斉彬の死因をコレラと診断していた（泉彪之助著『坪井芳洲と薩摩藩』日本医史学会雑誌）。その後、幕府医学所の教授（薬剤学）となり、明治維新後は東京医学校の教官となった。英医タナー（Tanner）の内科書を石井信義と翻訳した共著『丹氏医療大成一～六巻』明治8年1月（国立国会図書館デジタル資料）（図41）がある。

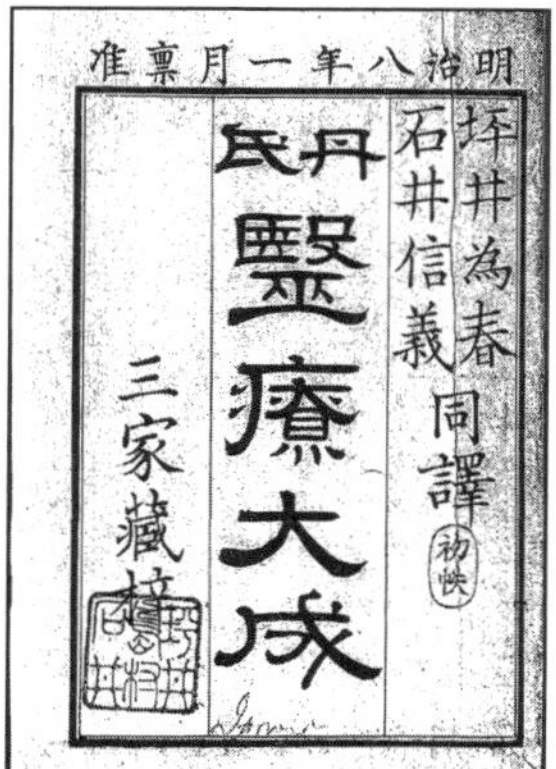

図41　丹氏医療大成の表紙

島村鼎甫は岡山藩医の家に生まれ、緒方洪庵の適塾で学んだ。その後、江戸へ出て阿波侯（徳島藩公）の侍医となり、洋書の翻訳をしていた。江戸では適塾の3年後輩の福澤諭吉が訪ねて来ており、福澤との縁も深い。幕府医学所教授（生理学）となり、明治維新後、東京の医学校教官となる（津下健哉著『島村鼎甫の業績と記録』日本医史学会雑誌、『岡山の蘭学者・島村鼎甫と石井信義』吉備人出版）。坪井と石井の共著訳、英医タナーの内科書『丹氏医療大成一～六巻』にも携わっている。島村はその序（漢

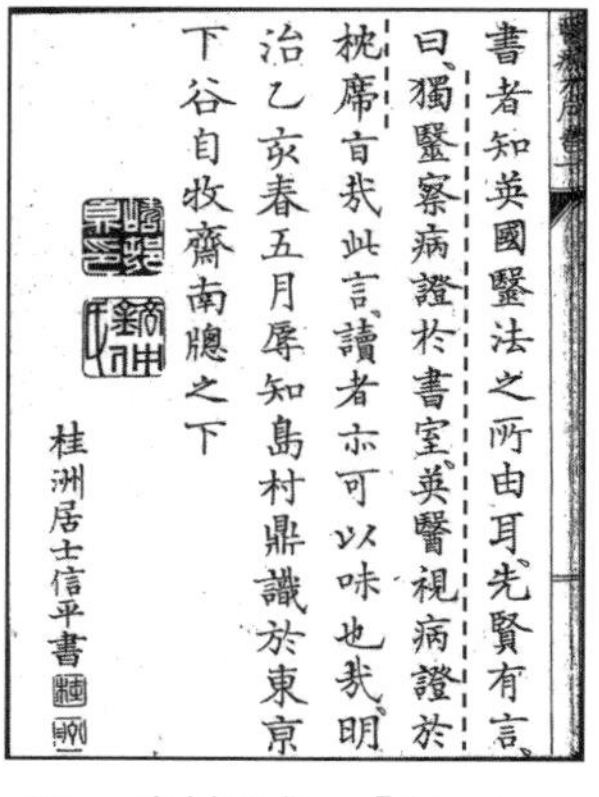
書者知英國醫法之所由耳。先賢有言
曰、獨醫察病證於書室、英醫視病證於
枕席、旨哉此言。讀者亦可以味也哉。明
治乙亥春五月廖知島村鼎識於東京
下谷自牧齋南牕之下
桂洲居士信平書

図42　島村鼎甫の「序」の最後のページ

文）で「独医察病證（証）於書室、英医視病證（証）於枕席」（図42点線部）すなわち「ドイツの医師は病を研究室で究明しようとするが、英国医師はベッドサイドで患者を診て、その症候から病を探る」と記述。疾病の原因究明に取り組む理念がドイツと英国では根本的に異なることを指摘している。

石井信義（謙道）は勝山藩医（岡山）の家に生まれ、緒方洪庵の適塾に学び、塾頭になっている。勝山藩江戸詰医師となる。福澤諭吉とは親しかった。石井は島村より11歳年少。両者は同郷でもあり、特に親密な間柄だった。幕府医学所の教授（病理学）となり、明治維新後、東京医学校の教官となる。大阪医学校の校長も務めた。前述のように坪井芳洲との共著訳『丹氏医療大成一～六巻』がある。

因みに、緒方洪庵は後年、オランダ語より英語の方が必要になると信じていた。門人・布野雲平（出雲、松江藩士）に英語の基本的な読み方を教えてほしいと言っており、江戸から英語の辞書を求めている。洪庵は西洋医学の情報を入手するにはオランダ語では限界がある。これからは英語を学ぶべきと感じていたのである。洪庵は石井信義の父・石井宗謙にあてた手紙に、これからは英語を学ぶべきであると記し、信義に英学学習を薦めている（緒方富雄著『緒方洪庵伝』）。石井信義（謙道）がこの英医タナーの内科書を翻訳・出版したのも、洪庵の薦めに応じた成果だろう。

このように英国医学を支持していた蘭方医は緒方洪庵の恩師・坪井信道・日習塾一門の坪井芳洲や緒方洪庵・適塾一門の島村鼎甫、石井信義（謙道）でである。しかも、彼らは徳川幕府医学所教授の首脳陣でもあり（神谷昭典書）、明治維新後は東京医学校の教官を務めている。彼らは緒方洪庵との関係が深いが、蘭医ボードウィンや佐藤尚中一門ではない。そのことを考慮すると、相良の「全国医師の総意」との発言は誇張し過ぎである。彼の発言は「佐倉順天堂・佐藤尚中一門の総意である」と限定的に解釈すべきだろう。

⑥ 英医ウィリスの処遇に関する相良の対応

ウィリスに東京医学校雇用継続の破棄を知らせたのは、明治2年7月6日である。この日はウィリスを支持していた土佐藩公・山内容堂が知学事を辞任する3日前になる。相良は回顧談（括弧は筆者が追加）で次のように語っている。

「この（明治2年7月6日）後、大久保公（利通）より、ウィリスを鹿児島へ雇入れたいが如何であろうか、余（相良）の意見を聞きたいとのことであったので、余は全国の医師総教師としては不十分だが、ウィリスは外科に長じており、また薩藩兵士は大いに信頼している。若手の有力者は多く英に転学している。また暖国でドイツのような寒国風の学問は間に合わないであろうし、英医の調薬は簡単で海軍医などには最適であるから、鹿児島にはもってこいの適材であると申し上げたら、さらば鹿児島へ雇入れることになって、この難件も無事に落着したのであった」

一方、鍵山栄書（括弧は筆者が追加）では、

「こうしてドイツ医学採用が決定し（中略）、残された問題はウィリスの処遇であった。（中略）この点で時の政府諸公も、相良も苦心焦慮し、ウィリスと西郷（隆盛）が特に親しい関係であることに着目し、相良自身西郷を訪ね、医学をドイツに求めることは国家百年の大計であることを、誠意を以て懇願した。西郷も『それは如何にも困難だろうから我輩が始末しよう』と約束してくれた。

西郷は恩誼のあるウィリスを今さら解雇することは情義上忍びないので、大久保と計り、島津藩で招聘することになった」

と書かれており、相良がウィリスの処遇に尽力したというのである。

この鍵山書の記述には疑問がある。相良自身が西郷を訪ねたというが、もし相良が西郷を訪ねたとすれば、ウィリス雇用の破談が確実となった明治2年7月6日頃と思われる。しかし、その頃西郷は鹿児島である。相良は、東京からわざわざ鹿児島まで訪ねて行ったのだろうか。相良は大久保から意見を求められて、自分の見解を述べたことを回顧談で話しているが、西郷を訪ねて懇願したことは何も語っていない。鍵山書の記述が事実であれば、相良にとって、西郷との会見は秘匿するような話でもない。それを考えると、鍵山書の記述が事実かどうかは疑問である。

ただ、西郷は一時期、東京に滞在している。西郷は東北戦争終結（明治元年9月27日）後、鹿児島へ帰っていた。しかし、箱館戦争が苦戦しているので、援軍派遣のため鹿児島を立ち、明治2年5月10日東京へ寄って、5月25日に箱館へ到着した。しかし、既に箱館戦争は官軍の勝利で終結していたので、東京へ戻り、暫く滞在して同年6月18日鹿児島へ帰っている（勝田孫彌著『西郷隆盛傳』第四巻）。もし、相良が東京で西郷を訪ねたのであれば、明治2年5月末～6月初めとなる。この1～2週間に訪ねる機会はある。仮にこの時期に西郷を訪ねたのであれば、医学をドイツに求めることが国家百年の大計であるとして、ドイツ医学採用に理解を求めたという内容の話ではないかと思われる。その時、ドイツ医学採用になったら、英医ウィリスをどうするかの話は出たかもしれない。

しかし、この頃は薩摩藩医・石神良策が蘭医ボードウィンの雇用をめぐって相良らと激しく対立し、医学校諸局取締を辞任した直後である。まだウィリス雇用を破談するとの決着はついていない。したがって、この時期に相良が西郷にウィリス解雇後の処遇を懇願するのは早すぎる。仮に相良が東京で直接西郷に面会したとしても、ウィリス処遇の懇願ではなく、ドイツ医学採用に理解を求めるのが目的であって、西郷はそれを了承した、ということではないだろうか。あるいは次のような推測も成り立つ。この時期は、薩摩の石神と相良が激しく対立していた。それを考えると、西郷が相良を呼んでドイツ医学導入とウィリス解雇の説明を求めたのかもしれない。そうであれば、相良が西郷との会見という重要なことを回顧談で語らなかったのも頷けるのである。

ウィリスの鹿児島への雇用については、石神良策を偲ぶ談話会速記録に次のように述べられている（括弧は筆者が追加）。石神が医学校諸局取締を辞した後の事である。

「（前略）国（薩摩）へ帰って、新たに一つの病院をこしらえて、人を教育するということで、西郷さんに相談しました。（すると）西郷さんは、それは好いことだから、お前に任すという話であったものですから…」

（太田妙子著『石神良策〔1821～1875〕海軍軍医の祖』）

しかし、地元の医師達はウィリスの鹿児島雇用に猛反対した。そこで、石神良策が「鹿児島藩にて国中の医師への論告文」を配布して彼らを説得し、大久保利通や西郷隆盛らの尽力で藩公の承諾を得て、ウィリスの鹿児島雇用を実現させたという（倉迫一朝著『病気を診ずして病人を診よ—麦飯男爵　高木兼寛の生涯—』）。

⑦ 米国宣教師フルベッキについて

福井藩公・松平春嶽の大学別当就任後、相良は岩佐と伊東方成（玄伯）の3名でプロイセン（ドイツ）から医学教師を雇用する建白書を政府に提出した。その書にはフルベッキの保証書が添えられていた。フルベッキはオランダ人でユトレヒト工業学校で工学を学んだが米国へ渡って宣教師となり、来日。大学南校（東京帝国大学の理工文系学部の前身）で教鞭をとっていた（英語教育、大学南校頭取、政府顧問）。鍵山書ではこのフルベッキの保証書がドイツ医学導入に貢献したと高く評価している。しかし、この頃はウィリス支持派の薩摩藩医・石神良策も医学校・大病院取締を辞任し、さらに同派の山内容堂も知学事を辞職した後のことである。流れは一気にドイツ医学導入に傾いていた。相良の回顧談では、建白書にフルベッキの保証書を添えて政府に提出したが、何の反論もなく、すんなり了承されたと語っている。このことから、フルベッキの保証書はドイツ医学導入に若干の後押しをした程度だと思われる。

大学東校（医学校を改称、東京帝国大学医学部の前身）に赴任したドイツ人医師ミュレルは、後年の回想記でフルベッキのことを次のように述べている（括弧は筆者が追加）。「（開成所の）校長の椅子に座っていたのはアメリカの宣教師で、手職は錠前師（鍵職人）、日本の官庁の顔色を伺い、ご機嫌取りに汲々とする以外、何の取柄もない人物だった」（神谷昭典書）。神谷書でもドイツ医学採用に対してフルベッキの保証書に重きを置いてはならないだろうと評価は高くない。

(五) ドイツ医学導入過程のまとめ

ここまで、様々な文献、書籍、資料を調べてみて、ドイツ医学導入の実態が少し見えてきたように思う。ドイツ医学導入は慶応4年1月から明治2年12月までの約3年間に起こった出来事に集約される。それらの出来事を時の流れに沿ってまとめてみる。

・蘭医ボードウィンは徳川幕府との契約（医学校・病院設立）を果たすため、一旦オランダへ帰国し、薬品、ベッドなど医療器材を調達して戻ってきた。しかし、鳥羽伏見の戦いが始まっており、数か月後、徳川幕府は崩壊した。薬品、器材は新政府が接収した（英国が買上げた）。

・英医ウィリスは鳥羽伏見の戦いで負傷した薩摩兵士を救命した。ウィリスは西郷隆盛からの報償金を受取らなかった。

・ボードウィンは新政府になっても、徳川幕府との契約を果たすよう、何度となく新政府（京都）に訴えていた。

・新政府は、それならばボードウィンを雇用し、東北戦争へ従軍するよう要請した。しかし、ボードウィンが給与増額と傷害または死亡時の恩給を要求したので破談となった。代わりに英公使パークスの指示でウィリスが無償で従軍し、敵味方の区別なく治療した。ただ、ウィリスだけでは足りなかった。

しかし、薩長（特に薩摩）には近代西洋医学に通じた医師が少なかった。そこで、新政府は蘭方医の人材が豊富で外科治療を得意とする佐倉順天堂・佐藤尚中一門に従軍を要請して支援を得た。

・岩佐純と相良知安が医学校取調御用掛に任命されたのは、土佐の後藤象次郎（参与）が岩佐に天皇の侍医の内命を伝えたことが発端である。彼らの任務は蘭医ボードウィンの訴え（徳川幕府との契約を新政府でも履行すべきこと）を収拾させることが目的の一つだった。岩佐はボードウィンの愛弟子だった相良を推薦した。岩佐と相良は同世代。両者とも佐倉順天堂・佐藤尚中一門、知己の間柄で、蘭医ボードウィンの弟子だった。

・相良は恩師ボードウィンに会って、東京医学校雇用を約束した。しかし、同医学校には英国医学導入が約束されており（知学事・山内容堂が支持）、戊辰戦争に大きく貢献した英医ウィリスが既に雇用されていた。

・そこで、岩佐、相良、松岡時敏（土佐）は二人目の欧州医師として、蘭医ボードウィンをウィリスと併用雇用することをウィリスに提案した。しかし、ウィリスは断った。東京医学校諸局取締の薩摩藩医・石神良策もボードウィン雇用に反対。相良、岩佐と激しく対立して、同取締を辞任した。ボードウィンは新政府による東北戦争従軍に非協力的で、新政府には何も貢献していないのが理由だった。

・相良と岩佐はボードウィンの東京医学校雇用を断念し、ウィリス排除に方針を変更する。相良は配下の蘭方医を扇動し、ウィリスの講義を妨害させた。ボードウィンは既に大阪仮病院・医学校に雇用されていたので、そのまま継続となった。

・相良と岩佐はドイツ医学導入のため、英医ウィリスの東京医学校雇用継続を破談するよう政府に求めた。相良は朝議で説明を求められ、その中で、ドイツ医学導入の理由として、ドイツが医学研究では世界で最も優れていると主張した。その見解は正しかったが、英国は害があること、英医ウィリスが私腹を肥やしているとの意見は一方的だった。この相良の意見の背景には、英国公使パークスの威圧的な外交交渉やオランダの既得権益（医薬品の納入）が英国に奪われたことがあったからと思われる。しかし、プロシャ（ドイツ）も軍艦同伴で徳川幕府に条約締結を迫って来ていた。また、幕末頃のドイツは小国乱立状態でアジアへ進出する余裕がなかった（本書Ⅱ 20㈡）。さらに、医薬品はオランダ商社から購入していたが、供給が不安定で価格も英国より4～5倍も高かったことから、新政府は英国商社から購入することに決定した。これらのことなどから考えると、英国は害があること、英医ウィリスが私腹を肥やしているとの意見は蘭医ボードウィンとドイツ医学派側の立場に立った一方的なものだった。

・相良の主張の一つ「ドイツ医学導入は全国医師の総意」については、薩摩藩医や大阪の適塾一門（福澤諭吉、坪井芳洲、島村鼎甫、石井信義）が英国医学を支持していたことから、正確には「佐倉順天堂・佐藤尚中一門の総意」と限定的に解釈される。

・相良らに有利に働いたのは、相良と岩佐が蘭方医の人材豊富な、外科を得意とする佐倉順天堂・佐藤尚中（ドイツ医学派）に学んでおり、その一門が東北戦争の軍医派遣で新政府、特に薩摩に貢献したことだった。この点で薩摩の立場は中庸的にならざるを得なかった。また、東北戦争、越後口・北越軍の幹部軍医の赤川玄櫟は長州だったが、佐藤尚中一門だった。長州も佐藤尚中一門の支援を得ていた。

・英医ウィリスを支持していた土佐藩公・山内容堂が新政府の幹部（知学事）を辞任し、後継に福井藩公・松平春嶽（ドイツ医学派・岩佐純の上司）が大学別当に就いた。

・新政府の幹部や東京医学校から英国医学派が去ったことから、ウィリスの立場は弱くなり、苦境に立たされた。

・相良、岩佐、伊東方成（玄伯）はドイツ医学導入の建白書にフルベッキの保証書を添えて政府に提出したが、何の反対もなかった。

・英公使パークスはウィリスの東京医学校雇用継続に動いていたが、ウィリスが自ら東京医学校（同時に英国公使館）の辞職を希望したので、やむなく認めた。同時に、東京医学校の後任人事（東京医学校の英国医学導入）も断念した。

・ウィリスは石神、西郷、大久保らの斡旋により鹿児島藩と破格の好待遇で契約し、鹿児島へ赴任した。

・新政府は正式にドイツ医学導入を決定した。

医学研究においてドイツが世界でトップレベルであったのは事実である。しかし、ただそれだけの理由でドイツ医学導入が決定されたわけではない。関係する人物の活動をつぶさに見てみると、蘭医ボードウィンの処遇に端を発し、英医ウィリスとの抗争に展開し、松本良順・佐藤尚中一門と適塾一門という人脈・経歴の違いも絡んでいる。

薩摩は戊辰戦争でウィリスら英医と佐藤尚中一門（ドイツ医学派）の双方に救護してもらった。そのことで立場は微妙となる。そんな状況の中、相良らドイツ医学派は恩師ボードウィンとの約束は果たせなかったが、ボードウィンの大阪医学校（教育陣は適塾一門）雇用と東京医学校のドイツ医学導入を実現させた。薩摩ら英国医学派は東京医学校のウィリス雇用と英国医学導入を断念したが、ウィリスを破格の好待遇で鹿児島医学校へ迎えた。また、東北戦争に協力してくれた佐藤尚中一門（旧幕府側、ドイツ医学派）に東京医学校を任せた。

長州は大村益次郎が軍医部を編成していた（本書Ⅱ20㈣その4④）。彼は適塾の塾頭まで務めた人物だが、福澤諭吉とは気が合わず、福澤の英語習得の薦めを断った（石河幹明著『福澤諭吉』）。しかし、その後必要性を感じ、ヘボン（米国の伝道医）に英語を学んでいる。大村は蘭医ボードウィン（ドイツ医学派）を支持していた。また、明治2年6月、英医ウィリス雇用継続で薩摩藩医・石神が相良と激しく対立していたが、ちょうどその頃から兵制会議が始まっている。その会議で、農兵論（一般徴兵制）の大村は藩兵論の大久保利通（薩摩）と対立し激論を交わしている。このような事情から、長州はドイツ医学導入には納得していたと思われる。

因みに、大村は明治2年9月4日、京都で農兵論反対派（元長州藩士）に襲撃され、左膝に深手を負う。病状が悪化したため、ボードウィンや緒方惟準がいる大阪仮病院へ転院。同年10月27日ボードウィンから左大腿切断の手術を受ける。しかし、手術の勅許の手続きに手間取ったため、時すでに遅く、敗血症に陥って、同年11月5日に死去した（司馬遼太郎『花神（下）』）。

ドイツ医学導入は、蘭医ボードウィンと英医ウィリス、ドイツ医学と英国医学、佐藤尚中一門（旧幕府・藩医・官吏）と適塾（私塾・町医・民間）、薩長土肥と旧幕府という勢力が複雑に交叉する構図の中で、各勢力の思惑・利害のバランスを取るような決着となったのである。

㈥ ドイツ医学導入の検証

① 検証の意義

なぜドイツ医学導入を検証するのか。ドイツ医学導入の契機は、岩佐純（越前福井藩）と相良知安（肥前佐賀藩）の医学校取調御用掛の任命にある。相良の任命は蘭医ボードウィンの新政府への訴えを処理することが主たる目的だった。そうであれば、ボードウィンの愛弟子である相良に、そのような任務を与えたのが果たして妥当だったのだろうか。疑問である。というのも、相良は司馬遼太郎から「異常な情熱家」と評され、「剽悍凶暴、眼中人なき人物」と言われている（山口梧郎著『長谷川泰先生小伝』）。そんな彼は、当然、恩師ボードウィンの意向に沿って、脇目も振らず熱心に活動するだろう。しかも彼の背後には蘭医ポンペとボードウィン、そして佐倉順天堂・佐藤尚中一門という旧幕府側の大きな支持勢力が存在していたのである。これらのことから、相良がこの任を与えられた時点で、ドイツ医学導入への道筋が開かれたとも言えるからである。

一方、新政府側、特に薩摩には西洋外科に熟練した医師が少なかった。したがって、東北戦争では佐倉順天堂・佐藤尚中一門に官軍の傷病兵の治療を委ねざるを得なかった。これらの情勢で流れが決まり、相良は東京医学校雇用というボードウィンとの約束は果たせなかったが、ウィリスを排除し、医学校に導入が決まっていた英国医学をドイツ医学に変えた。これも、相良が医学校取調御用掛に任命されたことを契機とした、時代の流れと言える。

ただ、相良の任命は、友人岩佐の推薦による。岩佐が推薦した理由は、相良が蘭医ボードウィンの愛弟子だったからである。その岩佐に話があったのは太政官参与・後藤象次郎（土佐）からだが、それは岩佐が全国に名を知られた優れた蘭方医だったため、天皇から侍医の内命が下ったからである。このように見てくると「歴史は必然性の連続であって、歴史にもしも……ということはあり得ない」と感じざるを得ない。

しかし、日本政治外交史の専門家・奈良岡聡智氏（京都大学大学院法学研究科教授）は歴史観を磨く意義について次のように語っている。

「歴史に『if』はないとよく言われますが、あるんだと思います。歴史というものは必然で進んでいるのではなく、様々な可能性があって、その中から主体的に政治家なり国民が選んで進路を進む場合もあれば、災害や戦争のように偶然によって進むこともあります。今の姿が必然、不可避だったと考えるのは正しくありません。過去のある時点で、国家、社会が置かれていた状況を客観的に提示することが歴史家の役割の一つであり、それをよく吟味することで、我々は未来を見通すことができるのです」

（「平成の終わりに歴史観を磨くことで未来を見通す」Ｗｅｄｇｅ　5月号　２０１９年）

私は歴史家でもない。また歴史観を磨くという高尚な意識で執筆しているわけでもない。ただ、大学受験失敗の経験から、何につけても「なぜ？　どうして？」と疑問に思うことが性分になってしまった。陸軍の脚気惨害はなぜ起きたのか。ドイツ医学と関係があるのか、ないのか。関係があるとすれば、どんな関係なのか。単にそれらの疑問を少しでも解消しないと気が済まないだけである。

② ドイツ医学と英国医学の差異
──ドイツ医学の問題点

当時ドイツ医学が学術・研究面に於いては世界のトップレベルであったことに異論はない。明治政府がドイツ医学導入を決定したのも、この時代背景の中では、理解できる。ただ、ドイツ（プロイセン：独、プロシャ：英）では、医学校（大学）が主で病院は従とする制度だった。そのため、医学の理念・目標が学理探究のための研究となり、実地臨床医学が軽視されてしまった。

一方、英国では病院が主で医学校は従とされ、患者を治療するための臨床（ベッドサイド）教育が徹底された（本書Ⅱ 20㈢英国、フランスとドイツの医療体制）。英国医学を学んだ高木兼寛は海軍の脚気予防を成功に導いた。その理由を二つ挙げ、その一つが軍医教育の重要性である。高木は陸軍のドイツ医学に潜む問題点を暗に指摘していたのである（本書Ⅱ 19 脚気惨害の責任と陸軍の問題点）。

明治8年1月、英国医学派の坪井芳洲と石井信義は英医タナーの内科書を翻訳した共著『丹氏医療大成』を発刊した。同派の島村鼎甫はその著書の「序」にドイツと英国の違いを記した。「ドイツの医師は病を研究室で究明しようとするが、英国医師はベッドサイドで患者を診て、その症候から病を探る」と（本書Ⅱ 20㈣その4⑤相良の主張「ドイツ医学導入は全国医師の総意」だったのか）。この頃は明治4年8月から同8年12月までドイツ人医師、ミュレルとホフマンが初めて来日し、大学東校で教鞭をとった時期で、ドイツ医学導入が始まったばかりの頃である（東京帝国大学医学部の発足は明治10年4月）。島村は、この時期、既にドイツ医学に潜む問題点を鮮明にしていたのである。

ドイツ人医師ベルツは、明治9年から同38年まで東京帝国大学医学部（東京帝大医と略す）で教官を務め、勲一等旭日大綬章を受章したが、明治35年第一回日本医学大会の講演で次のように指摘した。「ドイツでは、医学の学問をあまりにも強調しすぎて、実際の経験を等閑視し過ぎた」（本書Ⅱ 20 ㈢ 英国、フランスとドイツの医療体制）。ベルツは島村の指摘が歴史的にどんな結果を招いたのかを、図らずも証言したのである。

北里柴三郎もドイツ医学の問題点を感じていたのだろう。彼はドイツ医学の牙城、東京帝大医卒である。ドイツ留学でコッホに細菌学を学び、世界的名声を博した。しかし、恩師・緒方正規の脚気菌発見を否定したため（後に北里の意見が正しかったことが判明する）、同大学から激しく批判され、東京帝大医学部人事から排除された。それでも、福澤諭吉の援助を得て、私立伝染病研究所（後の国立伝染病研究所）を設立し、ペスト菌発見の偉業を挙げる。北里は大正6年、慶應大学に医学部を設置した。その時彼は「基礎医学と臨床との密接な連携の必要性」を強調した。基礎医学重視のドイツでもなく、かといって臨床医学の英国ということでもなく、両者の長所を生かせる医学制度を提唱している（安田健次郎著『西洋医学の伝来とドイツ医学の選択』）。

③ 陸軍の脚気惨害の原因はドイツ医学にあるのか？ あるとすれば何が問題なのか？

本書「Ⅱ 20 英国医学とドイツ医学」の項で、ドイツ医学導入の経緯をつぶさに調べてみた。明治維新という歴史の大きな変革の中で、各勢力の思惑・利害のバランスを取るような決着となったことは理解できた。また、ドイツ医学の問題点として、大学での学問研究が主で実地臨床を軽視していたことが明らかとなった。

しかし、陸軍の脚気惨害はドイツ医学の問題、つまり大学が主で附属病院が従ということが原因なのだろうか。もしそうだとすれば、なぜ、その問題が陸軍の脚気惨害を生じさせたのだろうか。そして、最大の疑問は、福澤諭吉の言葉「**医学の範をドイツに採るがごときは、人の子を毒するもの**」である。なぜ福澤はこのようにドイツ医学を酷評したのか。本項の執筆中、この疑問がずっと引っかかって、頭の隅から離れなかった。このままでこの項を終えることはできない。眠りに就いても、この疑問がいつも夢に出てきては、解けないまま眠りから覚めていた。

単にドイツ医学と英国医学の違いが明らかになったとしても、問題の原因や本質は見えない気がする。それを解く鍵を見つけるため、ドイツ医学派と英国医学派はどんな経歴の医師たちだったのか、さらにドイツ医学の陸軍内部で、非麦飯派と麦飯派の軍医たちはどんな経歴の人物だったのかを、再度振り返って、まとめてみた（表3）。

まず、ドイツ医学派の相良、岩佐、関、赤川、橋本綱常らは松本良順の旧幕府医学所一門、佐倉順天堂・佐藤尚中一門である（本書Ⅱ 20㈣その4④および表3）。彼らに共通するのは、幕府の長崎医学伝習所で蘭医ポンペやボードウィン、あるいは松本良順や佐藤尚中に医学を学んだこと、各藩を代表する藩医だったこと、そのためか適塾一門ではなかったこと、あるいは適塾との関係が薄かったことである。

一方、英国医学派は石神ら英医ウィリスに学んだ薩摩藩の藩医である。また、英国医学派の坪井芳洲は幕府医学所時代から教授を勤め、東京医学校でも教官だった（本書Ⅱ 20㈣その4⑤）。彼は薩摩藩公・島津斉彬に招聘されて薩摩藩医となっており、薩摩との関係が深い。また坪井信道・日習塾一門で緒方洪庵と同門である。島村鼎甫も幕府医学所時代から東京医学校でも教官だった。彼は適塾で学んでおり、福澤諭吉と親交がある。石井信義も幕府医学所時代から東京医学校でも教官を勤めているが、適

表３　ドイツ医学派・陸軍非麦飯派と英国医学派・陸軍麦飯派の比較

ドイツ医学派				
氏名	出身	幕府長崎医学伝習所	幕府医学所	医学の修練
松本良順	幕府、御典医	ポンペ	頭取	佐倉順天堂・佐藤泰然の次男
佐藤尚中	佐倉藩	ポンペ		佐倉順天堂・佐藤泰然の養嗣子
岩佐純	福井藩	ポンペ、ボードウィン		佐倉順天堂・佐藤尚中に学ぶ
相良知安	佐賀（肥前）藩	ボードウィン		佐倉順天堂・佐藤尚中に学ぶ
関寛斎	徳島（阿波）藩	ポンペ		佐倉順天堂・佐藤泰然に学ぶ
佐藤進	佐倉藩	（ドイツ留学）		佐倉順天堂・佐藤尚中の養嗣子
赤川玄櫟	長州藩			佐倉順天堂・佐藤尚中に学ぶ
橋本綱常	福井藩	ポンペ、ボードウィン	松本良順に学ぶ	佐倉順天堂・佐藤尚中に学ぶ

陸軍・軍医の非麦飯派			
	出身	幕府医学所	医学の修練
石黒忠悳	（父は幕府奥州代官）両親没後、越後の石黒家（叔母の婚家）へ養子	松本良順に学ぶ	
小池正直	鶴岡（庄内）藩医の長男		大学東校（佐藤尚中・大博士）ドイツ留学
森林太郎	津和野（長州）藩医の長男		第１大学区医学校・池田謙斎（総理）、長与専斎（総理心得）ドイツ留学

英国医学派				
	出身	福澤諭吉との関係	幕府医学所	医学の修練
坪井為春（芳洲）	**米沢藩郷医→薩摩藩医（島津斉彬に招聘）**		教授（薬剤学）	**坪井信道・日習堂に学ぶ（緒方洪庵も同門）**。英医タナーの内科書「丹氏医療大成」石井信義と共著翻訳
島村鼎甫	岡山藩医→徳島藩・阿波侯の侍医	適塾では福澤の３年先輩	教授（生理学）	**適塾**　英医タナーの内科書「丹氏医療大成」石井信義と共著翻訳の翻訳と序
石井信義（謙道）	勝山藩（岡山）	福澤と親交あり、島村とは特に親しい	教授（病理学）	**適塾・塾頭**　英医タナーの内科書「丹氏医療大成」石井信義と共著翻訳（洪庵より英語を学ぶよう薦められていた）
陸軍・軍医の麦飯派				
	出身	薩摩や洪庵との関係	陸軍経歴	医学の修練
土岐頼徳	美濃国（岐阜）医師・高井松亭の長男	**恩師・坪井芳洲が薩摩藩公・島津斉彬の侍医となる**	石黒忠悳・医務局長の麦飯支給禁止命令を糾弾、抗議。罷免される	**坪井芳洲に学ぶ**
石坂惟寛	岡山藩		寺内陸軍大臣により陸軍医務局長に任命（短期間）	**適塾**
堀内利國	田辺藩（京都）	**緒方洪庵の娘婿、緒方惟準の義弟**	大阪病院で蘭医ボードウィンに学ぶ、大阪陸軍病院長となる、麦飯支給で脚気予防に成功	佐倉順天堂・佐藤尚中に学ぶ
緒方惟準	**緒方洪庵の嫡子（次男）**	堀内利國の義兄	陸軍近衛師団軍医長時代、麦飯支給を主張するも石黒医務局長の反対に抗議し辞表提出	蘭医ボードウィン、ドイツ留学

塾で学び、塾頭にまでなっている。福澤諭吉とも親交があり、島村とは特に親しかった。島村と石井は緒方洪庵と同郷の岡山藩出身である。このように、英国医学派は坪井信道・日習塾一門あるいは、適塾一門で緒方洪庵とは密接な関係がある人物たちである（表3）。

次に陸軍での非麦飯派と麦飯派の軍医の経歴を比較してみよう。

非麦飯派の巨頭・石黒忠悳（陸軍軍医総監、医務局長）は幕府代官の嫡子で、松本良順（初代陸軍軍医総監）に学んでいる。彼は、東京医学校の英国医学対ドイツ医学導入をめぐる抗争時はドイツ医学派・相良知安の配下だった。小池正直は鶴岡（庄内）藩医の嫡子であり、東京帝大医の前身・大学東校（佐藤尚中・大博士）に学び、ドイツに留学している。森林太郎は津和野（長州）藩医の嫡子で、東京帝大医の前身・第一大学区医学校で学び、ドイツへ留学している。彼ら非麦飯派は松本良順や佐藤尚中と密接な関係があり、幕府側の官吏あるいは藩医の家系（嫡子）である。薩摩や緒方洪庵、適塾との関係はない。

一方、陸軍の麦飯派・土岐頼徳は、石黒忠悳・医務局長の麦飯給与禁止令に激しく抗議した（本書Ⅱ 7、8）。彼は薩摩藩医・坪井芳洲に医学を学んでいる。石坂惟寛は寺内陸軍大臣から石黒忠悳・医務局長辞任（事実上の罷免）後、後任に任命されたが、短期間（10か月）で自ら辞任した（本書Ⅱ 8日清戦争～）。彼は岡山藩出身で適塾一門である。堀内利國は大阪陸軍病院時代、麦飯支給で脚気の予防に成功する（本書4陸軍の脚気対策）。彼は佐藤尚中に医学を学んでいるが、緒方洪庵の娘婿、緒方惟準の義弟であり、緒方家と密接な関係がある。緒方惟準は蘭医ボードウィンに推薦されてドイツ留学した。惟準は陸軍近衛師団軍医長の時、義弟の堀内利國が大阪陸軍病院で麦飯給与によって脚気予防に成功したのを知って、近衛師団でも麦飯給与で脚気予防を成功させた。彼は、陸軍全体で麦飯給与を主張したが、石黒医務局長に猛反対され、陸軍・軍医を自ら辞職した（本書Ⅱ　4陸軍の脚気対策）。もちろん彼は、緒方洪庵の次男（嫡子、長男は早世）である。このように陸軍軍医・麦飯派は坪井芳洲あるいは緒方洪庵と関係の深い人物たちである。

表3をよく見て頂きたい。ドイツ医学派と英国医学派の人物像の違いが明確になってくると思う。ドイツ医学派は徳川幕府との関係が深く、藩公の侍医で官吏としての性格が強い。陸軍軍医の非麦飯派はその流れを汲む人物たちである。一方、英国医学派は坪井芳洲や緒方洪庵に薫陶を受けており、非徳川幕府あるいは民間的性格（私塾・町医者）が強い。陸軍軍医・麦飯派もドイツ医学と関係はあるものの、坪井芳洲や緒方洪庵・適塾（私塾）と関係の深い人物たちである。前述のように坪井芳洲と緒方洪庵は坪井信道・日習塾（堂）一門である。

坪井信道は、美濃国（岐阜）出身（先祖は織田信秀「信長の嫡孫」の家臣）で、江戸の蘭方医・宇田川榛齋（玄真）に学び、深川木場三好町で医家を開業。洋学塾「日習堂」を開いた。宇田川榛齋に入門前、同門の広島の中井厚澤で学び、1年半ほど下関で開業していた。その縁からだろう、後に長州藩の藩医に招聘される（中貞夫著『洋学者　坪井信道』）。坪井信道も非徳川幕府、民間的性格（私塾・町医者）の蘭方医である。

このように英国医学派と陸軍麦飯派のルーツをたどれば坪井芳洲や緒方洪庵という人物に行き着く。特に緒方洪庵との関係が深い。ドイツ医学派・陸軍非麦飯派と異なるのは、英国医学派・陸軍麦飯派に緒方洪庵が精神的支柱の如く存在することである。そこで緒方洪庵とはどのような人物だったのか。かつての人気TVドラマ「仁」で武田鉄矢が演じていた。ご存知と思うが、本稿をご理解いただくため、概略を述べる。

緒方洪庵（図43）は足守藩（岡山）の武士の家に生まれる。体が弱かったので、医師を志す。大阪の中天游《なかてんゆう》に学んだ後、江戸へ出て坪井信道・日習堂に入門。宇田川榛齋《うだがわしんさい》（玄真）にも学んだ。長崎に2年程留学し、ニーマンという商館長に学んだというが、当時オランダ人医師はいなかったので、医学を学んだかどうかはよく分かっていない。青木周弼、伊東南洋と共に「袖珍内外方叢」という薬剤・処方の本を訳した（筆者現代語訳：ポケット型薬剤処方集）。

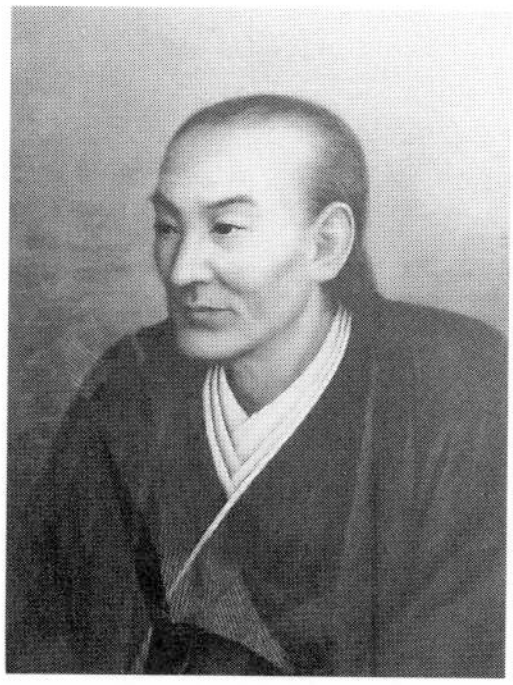
図43　緒方洪庵の肖像画（五姓田義松 画）＝大阪大学適塾記念センターより引用

その後、大阪に適塾を開いて、多くの門人を育成した。橋本左内、大村益次郎、福澤諭吉、長与専斎、高松凌雲などが幕末で活躍した。門人は3000人にも及んだという。恩師坪井信道は洪庵を高く評価。洪庵が適塾を開いた時、養子の坪井信良を適塾に入門させている。洪庵の高弟・福澤諭吉は恩師洪庵のひととなりをこう評価している。

「先生の平生（先生はいつも）、温厚篤実、客に接するにも、門生を率いるにも、淳々として応対倦まず（情け深く、受け応えも嫌がらず）、誠に類い稀なる高徳の君子なり」

（括弧は筆者が追加）（緒方富雄著『緒方洪庵伝』）

洪庵が著した「病学通論」はわが国最初の病理学書である。安政5年のコレラ流行時には「虎狼痢治準」を出版し、コレラの治療に貢献した。ドイツ（プロイセン）ベルリン大学教授のフーフェランドの内科書を緒方郁蔵と共に翻訳し「扶氏経験遺訓」を出版した。25巻・薬方2巻・附録3巻・総計30巻の大著である（安政4年）。緒方郁蔵とは洪庵と同郷の大戸郁蔵のことである。郁蔵は坪井信道の日習塾で洪庵のことを知り、適塾に入門。洪庵は郁蔵の人格、学識を高く評価し、4歳年少の郁蔵を義弟とし、緒方姓を名乗らせたのである。洪庵はこの遺訓の巻末に記載してあった「医戒（医師の戒め）」の思想と言葉に大いに共鳴。「扶氏医戒之略」として12章にまとめ、門人の教えとした。現在の「医師の倫理指針」に相当する。「医の倫理」については、平安時代の丹波康頼の「医心方」、戦国・安土桃山時代の曲直瀬道三の「慈仁」、江戸中期の貝原益軒の「養生訓」でも明示されている（本書Ⅱ 3論争の始まり）。江戸後期に蘭学が盛んになってからでは、杉田成卿（杉田玄白の孫、坪井信道・日習堂一門）の「医戒」（フーフェランドの訳）や緒方洪庵の「扶氏医戒の略」が最初である。その主なものを二～三、次に記す（要点を現代語に訳す）。

「医師がこの世にあるのは人の為であって、自分自身の為ではない。ただおのれを捨てて人を救おうと願うこと。人の命を守り、病を治療し、ただ患者の苦痛を和らげること」

「病者に対しては、ただ病者を見ること。地位、身分や貧富の差で見てはならない」

「医療を行うにあっては、病者中心とすること。決して病者を道具として扱ってはならない。偏った考えに囚われず、漫然と治療を試みるのではなく、謙虚に、細心の注意を払って詳細に病者を診ようと思うこと」

その他、言葉遣い、服装、診断記録が大切なこと、個人情報を漏らさないこと、他の医師とのかかわり方などが謳われている。「扶氏医戒の略」は現代でも通用する。普遍的な「医の倫理」である。

緒方洪庵にはこの「医戒」の心が、言葉だけでなく、10代の頃から自然に身に付いていたようである。またそれを信条として、生涯実践していた。幕府からの医学所頭取と将軍侍医（官医の最高位）の再三に亘る要請も断り続けた。しかし、幕命ということで断りきれず「討死に覚悟」で江戸へ移ったが、10か月後、喀血で急死した（享年満52）。洪庵の人となりについては、人物描写に優れた司馬遼太郎の歴史小説『花神』から、一部引用する（括弧は筆者が追加）。

洪庵は、その藩（足守藩）で三十俵四人扶持をもらっている下級武士の家に生まれた。三男だから、養子にいくか、自立するかしなければならない。「医者になりたい」と、父親の瀬右衛門にたのんだのは十代のころである。瀬右衛門は、いやな顔をした。「武士の子はどこまでも武士であるべきだ」というのが反対の理由だったというから、医者というのは階級外の身ながら、低くみられている。（中略）

ところで、洪庵の少年のころのおもしろさは、ここで、町医になります、といったことである。（中略）洪庵は、父がゆるさなかったために、置手紙をして備中（岡山）足守の生家を出奔した。十六歳の時である。大阪へ出た。大阪では中天游《なかてんゆう》の学塾に入った。（中略）父がほどなく藩の大阪蔵屋敷づめになって移って来た。父は洪庵の医学修業をゆるした。

なぜ洪庵が医者を志したかというと、その動機はかれの十二歳のとき、備中の地にコレラがすさまじい勢いで流行し、人がうそのようにころころと死んだ。洪庵を可愛がってくれた西どなりの家族は、四日のうちに五人とも死んだ。当時の漢方医術はこれをふせぐことも治療することにも無能だった。洪庵はこの惨状をみてぜひ医者になって人をすくおうと志したという。その動機が栄達志願（出世願望）ではなく、人間愛によるものであったという点、この当時の日本の精神風土から考えると、ちょっとめずらしい。

洪庵は無欲で、人に対しては底ぬけにやさしい人柄だった。適塾をひらいてからも、ついに門生の前で顔色を変えたり、怒ったりしたことがなく、門生に非があればじゅんじゅんとさとした。「まことにたぐいまれなる高徳の君子」と、門人のひとりの福澤諭吉が書いているように、洪庵はうまれついての親切者で、「医師というものは、とびきりの親切者以外は、なるべきしごとではない」と、平素門生に語っていた。病人を見れば相手がたれであろうと、可哀想でたまらなくなるという性分の者以外は医師になるな、というのである。

徳川身分制時代、医師は卑賤の秀才がその境遇から脱出するための目標とされた。西洋のようにキリスト教世界から医学がそだったのではないために、医師道徳が発達しにくかったが、洪庵は異例に近いであろう。かれは無償の親切ということで、道徳性を明快にした。こういう洪庵の弟子から、箱館戦争で敵味方の別なく傷病兵を治療した高松凌雲や、日本赤十字社を創設した佐野常民（肥前佐賀）が出たというのもふしぎでないかもしれない。

（司馬遼太郎著『花神（上）』）

＊高松凌雲は仏留学の経験も大きく影響していると思われる（本書Ⅱ20㈢英国、フランスとドイツの医療体制）。

ここまで検証してくると、緒方洪庵の、「医師は人のため、わが身のためにあらず」という「医戒」の心、「人として、医者としての道（医の倫理）」が、弟子である英国医学派および陸軍麦飯派の精神・信条として受け継がれていたということが理解できる。

そして、ここに至って、なぜ福澤諭吉が「医学の範をドイツに採るがごときは、人の子を毒するもの」と言ったのかが、腑に落ちてきた。彼の痛烈な言葉「人の子を毒する」とは、すなわち「人として、医者としての道（医の倫理）に反する」ことを比喩した言い回しではないかと思われる。福澤はドイツ医学を導入すると医戒の精神が蝕まれる（医の倫理に反する）ことを鋭く指摘、忠告したのであろう。福澤の忠告が正しかったことは、その後の陸軍の脚気惨害の歴史が証明することになるのである。

なお、ドイツ医学派の中心だった佐倉順天堂・佐藤尚中とその一門に「医戒」の精神がなかったわけではない。同一門の長谷川泰はフーフェランドの内科書について恩師の佐藤尚中と訳述し討論したとされる。また、長谷川は巻末の「医戒」を重視した。「済生救民」の理念を終生の思想とし「済生学舎」（現存するわが国最古の私立医学校）を設立した。現在の日本医科大学である（幸野健ほか『フーフェラントの「医戒」と済生学舎の建学の精神について』第一一二回日本医史学会総会一般演題抄録）。

ただ、緒方洪庵という人は「医戒」そのままの人物であり、「医戒」を象徴する人だった。そのため、多くの門人（約３０００人）も恩師・緒方洪庵を尊敬、敬愛していた。その存在と影響力の大きさは他に追従を許さなかったのである。

④ ドイツ医学の問題の原因、本質は何か

「医の倫理」を著した「医戒」を説いたのは、フーフェランドである。彼はドイツ人医師で、プロイセン皇帝の侍医、ベルリン大学の教授である。それなのに、ドイツ医学を導入した陸軍・軍医部では脚気惨害を防止できなかった。福澤の忠告（ドイツ医学導入は「医戒（医の倫理）」に反する）が現実になったのである。福澤はなぜ、そんな忠告をしたのだろう。ドイツ医学の問題の原因、そしてその本質はどこにあるのだろうか。

ドイツ医学派はベルリン大学をモデルとした。同大学は文化７（１８１０）年プロイセン王国が設立した（現在は国立大学）。設立に当たっては、フンボルト（博物学者、地理学者）が主導した。彼は

「研究と教育」を理念とし、「研究するもののみが教えるべき」とした。当時ベルリンでは、大学設立の100年前（1710年）から慈善（シャリテー Charite：仏、Charity：英）避病院が皇帝の費用や市民の寄付で運営されていた。貧しい人々を救済・治療する病院だった。ベルリン大学設立時、フーフェランドがそのシャリテー病院の院長だった。彼は同病院を大学に合併させ附属病院とした。しかし、実践する医療と大学理念「研究と教育」との一体化には長い期間を要している。安政3（1856）年、ウィルヒョウが医学部病理研究所長（病理学教授）となる。明治9（1876）年、大学衛生研究所設立。明治13（1880）年、コッホが同所長に就任。昭和4（1929）年、外科を最後にシャリテーは附属病院として大学医学部に合体した（高野光司『シャリテー大学医学部病院連合ベルリン』千葉医学）。

このように大学と附属病院シャリテーの一体化には120年を要している。フーフェランドは天保7（1836）年に亡くなったので、彼の時代には大学と病院の一体化はまだ始まったばかりであった。しかし、わが国のドイツ医学導入の頃、慶応4年・明治元年（1868）年～明治2（1869）年は、ベルリン大学とシャリテー病院の合併から60年も経っている。大学と病院の一体化はかなり進んでいたと思われる。学問を追究する研究とそのための教育を理念とする大学に病院を一体化させたことで、大学附属病院の性格が慈善的なものから学問追究・研究目的へと変質するのは当然である。病院の臨床現場が学問追究・研究の場となり、患者中心の実地医療が二の次となってしまった。その結果、フーフェランドが説いた「医戒（医の倫理）」が軽視されてしまったのだろう。

福澤諭吉は、文久元（1861）年12月23日から同2（1862）年12月10日まで、幕府の遣欧使節に随行して、ヨーロッパを巡遊した。同2

（1862）年6月29日プロイセンのベルリンを訪問し、ベルリン大学シャリテー病院を視察した。そこで、眼の手術を途中まで見学している。また同病院の医師Dr・Lauerとフーフェランドのことを話したという。その時、恩師・緒方洪庵の「扶氏経験遺訓」や「扶氏医戒之略」のことも話したのではないかと考えられている（福澤諭吉『西航記』『福翁自伝』『西航手帳』および山内慶太著『ベルリン―医学史散歩』『三田評論』）。福澤諭吉が視察した頃は、フーフェランドが亡くなって26年経っており、ベルリン大学でウィルヒョウが医学部病理研究所長（病理学教授）に就任して6年経過している。大学と附属病院シャリテーの一体化が進行中の時期であった。福澤はこの視察で、学問研究を最優先とする大学附属病院ではフーフェランドの医戒の精神「医療は病者中心であって、決して病者を道具として扱ってはならぬ」との「医の倫理」が忘れられつつあると感じていたのかもしれない。そう考えると、なぜ彼が「医学の範をドイツに採るがごときは、人の子を毒するもの」（「医の倫理に反する」）と言ったのかが納得できる。

一方、英国医学派は、セント・トーマス病院医学校をモデルとした。英国王室は産業革命で拡大した貧富の差を緩和するため、王室基金を設け、貧しい人民の医療費を無料とした。富める人々が慈善的に病院に寄付、献金をして、病人を助けることが常識となっていた。高松凌雲（適塾一門）が留学したフランスの市民病院兼医学校のオテル・デユウ（神の館）も貴族、富豪、政治家からの寄付で運営。国からの援助を拒んだ民間病院で、貧しい人の治療費は無料だった（本書20㈢）。英国、フランスは人民救済という博愛精神に基づいていた。医学校は病院に附属し、病院現場でのベッドサイド教育が徹底された。病気の原因追究、研究も臨床現場が重要視され、患者中心の医療「医戒（医の倫理）」が実践されていたのである。

ドイツでもシャリテー（Charite：仏、Charity：英）病院は英国やフランスと同様の慈善病院として創設された。しかし、シャリテー病院をベルリン大学の附属病院として合併・一体化させたことで、病院の性格が研究目的へと変質していった。ドイツ医学を導入した陸軍で脚気惨害を来たし、英国医学を導入した海軍で脚気予防に成功した史実から考えると、ドイツ医学の問題の原因は、学問研究を理念とする大学と、臨床での患者中心の医療を理念とする病院を合併・一体化させ、大学の理念に統一したことで、臨床現場での患者中心の医療（医の倫理）が二の次となってしまったことにあるのではないかと思う。異質な理念を掲げる大学と病院を一体化することは、どちらかの理念が犠牲になるリスクを負うということだろう。

そして、このような組織体制に内在するリスクが顕在化しても、その中にいる有意の個人たちの力では解決できない。次のような史実がそれを証明している。

・陸軍にも石坂惟寛、堀内利國、土岐頼徳、緒方惟準、ほか麦飯派（緒方洪庵一門など英国医学派）の複数の軍医長が麦飯給与を求めたが、麦飯給与禁止の方針は変更されなかった

・麦飯派の陸軍大臣・高島鞆之助は軍医の人事権を持つ医務局長（軍医トップ）に麦飯派・緒方洪庵一門の石坂惟寛を抜擢したが、ごく短期間に終わり、麦飯給与禁止の方針は維持された

人事異動や有意の個々人たちの力では、ドイツ医学体制（大学が主で病院が従）に潜むリスクによって起きた惨害を防ぐことは困難だったのである。海軍で高木兼寛が脚気予防できたのも、単に英国医学だからということではなく、英国医学の仕組みが臨床現場の医療（患者中心の医療）とベッドサイド教育を最優先とする「医の倫理」に準ずる体制（病院が主で医学校が従）だったからだろう。

高木兼寛のモットー「病気を診ずして、病人を診よ」は、患者中心の医療、ベッドサイド教育の重要性を説いたものであり、フーフェランドの「医戒」の精神に相通じている。普遍的な「医の倫理」である。フーフェランドが説いた「医戒」が自ら蒔いた種で自国ドイツでは軽視され、ドイツを手本とした陸軍が脚気惨害を招いた。一方、英国を手本とした海軍が「医戒」を実践し、脚気予防に成功したのである。こんなことになろうとは、フーフェランドも想定していなかったにちがいない。歴史の皮肉である。

ドイツ医学の問題の背景には、もう一つの要因も影響していると思われる。それは、ドイツ医学派が徳川幕府側の医師たちであり、封建身分制度の上下関係の中で育った上位の、いわば特権階級の人々だった。したがって、その身分制度の意識（官尊民卑）のまま、ドイツ医学導入に向けて活動した。これに対し、英国医学派は非徳川幕府の町医者たちで、庶民（農民や商人たち）と共生して暮らしていた人々である。英国医学派は庶民に寄り添っていたので、心情的にドイツ医学派には賛同できなかったと思われる。フーフェランドの「医戒」は地位、身分や貧富の差なく医療を施すことが謳われており、博愛平等精神に基づく、極めて民主的な行動規範である。ドイツ医学派よりも英国医学派の医師たちの方がフーフェランドの「医戒」の精神が自然に身についていて、日常的に実践していたのだろう。

ドイツ医学の問題の直接的な原因は、大学の理念を附属病院に一体化したことによって、臨床現場での患者中心の医療（医の倫理）が二の次となったことである。しかし、そのことをドイツは１００年以上も容認し続けたのである。そこに、ドイツ医学の問題の本質があるのではないだろうか。それは東京医学校と陸軍の非麦飯派にも共通するものだろう。だとすれば、封建身分制度の精神（官尊民卑）こそ、問題の本質なのかもしれない。幕末から明治維新にかけての激動時代、多くの思想家や前途有望な青年が命を落とし、明治になると藩公もその身分を剥奪され、四民平等（ただ皇族・華族・士族・平民の族称は残り、その差別意識は長く続いた）のスローガンの下、封建制度（士農工商）は廃止された。しかし、蘭方医の多くは、その専門性と役割によって、厚遇され、身分はむしろ高められており（相良知安の尽力によるとされる）、明治維新の被害を免れている。したがって、陸軍・軍医の指導者たちは260年も続いた徳川幕府・封建身分制度の特権階級の精神を維持したまま、明治になったのである。そんな徳川幕府・官吏の生き残りとも言える彼らにとって、英国医学の臨床医学優先、すなわち「医戒（医の倫理）」の博愛平等精神を、直ちに容認するのは無理だったのだろう。

⑤ 歴史を学ぶ意義

歴史を顧みる時、国の命運を左右する分岐点がある。その時、情報不足、偏った一方的な情報、狭く短期的な視野などによって決定すると、不幸な結果を招きかねない。道の途中で誤りに気付いても、方向転換するのは、特に国の場合は至難の業である。また「戦略の誤りを戦術で正すことはできない」と言われているが、それと同様に、有意な個々人の力では制度の問題点を根本的に解決することは困難である。明治新政府が大学に英国医学を採用していたら、陸軍の脚気惨害はなかったかも知れない。また、その後の歴史も異なる経過を辿ったかもしれない。

時は巻き戻せないが「歴史に『if』はある。過去から学ぶことで、未来を見通す力が養われる」。歴史学者・奈良岡聰智氏の意見である。福澤諭吉は明治34年1月25日に亡くなった。享年66。日露戦争での陸軍の脚気惨害の実態が明らかになる前である。彼が陸軍の脚気惨害を予期していたかどうかは分からないが、歴史は彼の「先見の明」が正しかったことを証明した。福澤は遣欧使節でヨーロッパを巡遊し、ヨーロッパ主要諸国の過去（歴史）を詳細に調査・分析し、国の成り立ちや制度、民族の特徴・特質などを明らかにした。それを『西洋事情』『西航記』『西航手帳』『福翁自伝』などに記して残している。福澤はまさに「過去から学んで、未来を見通す力」を存分に養って、その力を発揮したのである。

海軍が福澤の「先見の明」を意識して、それを生かしたのかどうかは分からない。ただ、幸いにも結果的には歴史は福澤の忠告通りとなったのである。しかし、それが危ぶまれた時期もあった。新政府首脳で英国医学を強力に支持していた山内容堂（土佐藩公）が新政府の要職を辞し、ドイツ医学導入へ大きく動いていた頃である。明治2年7月8日、官制大改革で兵部省が設置された。翌、明治3年6月、芝高輪に海軍病院が設置されると、同年9月に石神良策が鹿児島医学校から兵部省海軍病院に召喚された。翌、明治4年3月、ドイツ医学派の松本良順（元徳川幕府西洋医学所頭取・幕府陸軍軍医、戦後一時投獄されるも明治2年赦免）が兵部省病院御用掛となり、同年8月兵部省・軍医頭（軍医トップ）となった。長州の山縣有朋の推薦という。松本は軍医部の陸・海分離は必要なしとした。しかし、石神は陸・海・軍医部の分離を断固主張し、松本と対立した。明治5年2月27日兵部省が廃止され、陸軍省と海軍省に分離されて、それぞれが独立した。石神の意志が貫徹されたのである（太田妙子著『石神良策：海軍軍医の祖』醫譚）。

その結果、海軍は英国海軍を手本とし、海軍・軍医部も英国医学を導入したが、陸軍・軍医部は東京医学校に準じてドイツ医学を導入したのである。軍医部が陸・海と分離されなければ、軍医トップの松本良順はドイツ医学を導入し、海軍・軍医部は英国医学を導入できなかっただろう。石神良策は、その後の高木兼寛による海軍での脚気予防を導いた点で、極めて重要な決断と行動をしたのである。他方、陸軍・軍医の指導者たちは封建身分制度の特権階級の精神を持ったままの、いわば徳川幕府・官吏の生き残りとも言える医師たちだった。そのためか、福澤諭吉の考え方には馴染まず、彼の「先見の明」の意義を評価しなかったのだろう。

このように、陸軍の脚気惨害は、徳川幕府・官吏の蘭方医が明治になっても陸軍・軍医の首脳陣を占めたことで、彼らの意識改革がなされなかったことに起因すると言っても過言ではない。一方、海軍は薩摩が実権を握っていたこと、また薩摩藩では蘭方医の育成が整っていなかったことが幸いし、薩摩の英医ウィリスや海軍・軍医の教官・英医アンダーソンによる英国式洋方医の育成がゼロから始められたこと、そこで育った高木兼寛が英国留学したことなどで、臨床医学を重視し「医の倫理」を身に着けた軍医が生まれたこと、これらのことで脚気を予防できたのである。いわば海軍・軍医部は明治維新で、封建身分制度の精神と訣別し、近代化できたと言える。

陸軍・軍医部の精神改革：近代化は、残念ながら、明治維新に匹敵する歴史的変革を待たねばならなかった。しかし、ここで、歴史に『if』があると想定して、明治維新時、陸軍・軍医部の近代化が実現する可能性を考えてみる。近代化には旧体制（封建身分制度）を崩壊させる意識改革と実現勢力がなければならない。その原動力となるのは、薩摩の西郷隆盛、大久保利通、長州の高杉晋作、木戸孝允のような、旧体制の恩恵に浴していない身分や勢力の人たちである。しかも、思想家ではなく、人望のある活動家あるいは合理的で実務能力に長けた人物である。陸軍・軍医部の人物たちをみると、徳川幕府によって育成された蘭医あるいはドイツ医学導入を主導した蘭医たちでは、近代化はできない。近代化ができる人物の条件としては、反徳川幕府、特に薩長の蘭医あるいは英国医学派か適塾一門で、思想家ではなく、人望ある活動家か合理的で実務能力に優れた人物ということになる。それらの条件を備え、西郷隆盛、大久保利通、木戸孝允に匹敵する人物となると、ただ一人だけ思い当たる。木戸が軍略家として高く評価し、西郷も認め、江戸城開城後の上野・東北戦争では、西郷がその指揮下に入った人物、大村益次郎である。

歴史の『if』とは「大村益次郎が凶刃に倒れなかったら…」である。大村は戊辰戦争の開戦時（鳥羽伏見の戦い）から、既に長州で軍医部を編成していた。西洋技術に精通し、合理主義者で、戦時では戦術より戦略を重視した。蘭医ボードウィンとドイツ医学を支持してはいたが、英語の重要性も認識していた。適塾の塾頭も勤めており、緒方洪庵にも高く評価されていた。適塾には諸藩からの藩医招聘の要請が毎年数件ある。その時、洪庵はまず塾頭を推薦していた。ただ、大村が父親から故郷に帰れと言われて退塾する時、たまたま藩医招聘の話がなかった。適塾の塾監・佐伯は大村が故郷で村医になると聞き「大村さんなら、大藩の藩医の道があるのに」と惜しんだ。しかし、大村は「百姓を診るために医術を志した。殿様を診るのが出世とは思っていない」と答えた。それを聞いた洪庵は「医はそうあるべきだ」と感心したという（司馬遼太郎著『花神（上巻）』）。また洪庵の嫡子・緒方惟準（陸軍麦飯派）は幼少時に大村から子守をしてもらっており、大村を慕っていた。大村は元々農民出身の百姓医であり、長州藩士ではない。したがって、兵制改革でも士族は不要で農民などの一般徴兵制（農兵制）を主張していた。百姓医として「医戒（医の倫理）」の心を持ち、合理主義の実務家で戊辰戦争の勝利に貢献した軍略家である。作家・司馬遼太郎は大村を壮大な新国家像を想定する能力がある人物と評価していた。そんな彼なら、陸軍の脚気惨害に際し、対策の障害となっている、封建身分制度の精神が染み付いた古い体質の陸軍・軍医指導部を一新し、陸軍・軍医部の近代化を断行する可能性は十分考えられる。

大村の死因は刺客の襲撃で受けた左膝の刀傷感染による敗血症である。歴史的必然とはいえない。木戸孝允は大村暗殺の動きを察知して、大村の上方行きを止めようとした。それでも大村が出発したので、京都の同志に大村の身辺警護を依頼した。京都に着いた大村へも、大村の門人に、2日後には京都を発って東京へ戻るよう手紙を託した。しかし、大村は十数日滞在し、軍隊調練方法の指示、火薬庫、陸軍、海軍施設の予定地を決定した。これが後の西南戦争の根拠地となる（司馬遼太郎著『花神（下）』）。ただ、この期間を短縮して、刺客の襲撃から逃れる可能性も十分あっただけに、残念である。

（20　英国医学とドイツ医学　―完―）

21　森林太郎の遺言に関する諸説

話を森林太郎（鷗外）に戻す。彼は腎結核で大正11年7月9日死去した。享年60。亡くなる三日前、親友の賀古鶴所《かこつるど》に遺言を託した。

「森林太郎として死せんと欲す。宮内省陸軍 皆縁故あれども、生死別るる瞬間　あらゆる外形的取り扱いを辞す。（中略）墓は森林太郎のほか一字も彫るべからず…」

① 森は最期まで官職（軍医）に拘ったにもかかわらず、何故、自らの栄典表記を辞するような遺言を残したのか

② いつ脚気の原因を認識したのか

③ 脚気の原因が白米であることを最期まで認めなかったのか

このような森の遺言に纏わる疑問、謎を解明しようというのが、本編執筆の動機だった。

森は都築甚之助の動物実験と岡崎桂一郎の日本米食史の研究で脚気の原因が白米であることを認識した。そして、岡崎桂一郎著『日本米食史』の「序」でそのことを表明した（本書17、18）。したがって、疑問の二つ②、③は解明できた。残る一つ、①森林太郎（鷗外）は何故、全ての栄誉を墓に彫るのを辞したのか、遺言の謎である。それについては、様々

な説が示されている。

中野重治（作家・詩人）は「受けた辱めや不当な取り扱い、取り返しのつかない後悔を文学で復讐した（江戸の仇を長崎で討った）」としている（中野重治著『鷗外　その側面』）。また、松本清張（作家）は「死に直面して官吏と訣別し、「文学者」を宣言した」という（松本清張著『両像・森鷗外』）。しかし、遺言では「あらゆる外形的取扱いを辞し、森林太郎として死せんとす」とあることから、当然、森鷗外の名前や文学博士という栄誉も辞しているとの解釈になる。したがって、中野説や清張説は遺言と一致しない。

「官憲への憤慨と反抗説」については、大谷晃一（作家）によると「理性的で用意周到な鷗外が無意味な愚痴を表明するはずはない。重大な秘密がある」として、膨大な著作、文書を調査して、次のように結論した。「男爵を授かることを期待していた森が、授爵が叶わない時の屈辱を免れるため、予め爵位は受けないことを宣告した」と（大谷晃一著『鷗外、屈辱に死す』以下「大谷書」と略す）。

当時、爵位は最高の栄誉だった。叙位は個人が対象で一代限りであるが、爵位（公・侯・伯・子・男）はその家（戸主：男子）が対象で、世襲制であり、華族に列せられる。爵位がなければ貴族院議員にはなれない。森は友人の青山胤通（東京帝大医内科教授、同大学校長、非麦飯派）が重病になった時、青山への授爵を積極的に運動した。その結果、青山は亡くなる8日前に男爵を授けられている。前任の陸軍軍医総監、石黒と小池も男爵を授かっており、森も授爵を期待していた。しかし、森の亡くなる前日、大正11年7月8日に宮中の勅使が来訪し、大正天皇から御見舞が下賜された。その時、陞（昇）叙すなわち従二位に叙せられると知らされたようである。しかし、授爵は実現しなかった。鷗外はそれを知った夜、昏睡状態となり、翌日の7月9日午前7時、袴をはいたまま亡くなった。その日に、従二位に陞（昇）叙されている（官報第二九八二号に大正11年7月9日叙従二位と記録）。

大谷書では、森が用意周到だとして「森は亡くなる日まで授爵の可能性を信じ、仮に授爵されない時のことまで考えて、屈辱を免れるため、あの遺言を残した」と結論している。また、志田信男（医学研究家）著『鴎外は何故袴をはいて死んだのか』（以下「志田書」と略す）についても、大谷説を支持して「森が袴をはいて死んだのは授爵を待っていたから」としている。しかし、それは結果論である。もし、逆に授爵が叶ったとすれば、屈辱を免れるためという遺言は意味をなさない。宙に浮いてしまう。用意周到な森であれば、授爵した時のことも考えておく筈である。しかし、その形跡はない。となれば、遺言の時点で、授爵はないと知っていたということになる。しかし、それなら袴をはいて待つ意味はない。袴をはいていたのは、別の理由だということになる。

森は亡くなる前日、宮中から御見舞いの勅使が来た時、従二位に陞（昇）叙されることを知らされている。森は陞（昇）叙と聞いて、授爵はないと知ったはずである。ここに、何か理由がありそうである。

その時の状況については、馬場久治（独文学者）は『森鷗外傳』（黎明調社、国立国会図書館デジタルコレクション）に次のように記している。

「（森が重篤とのことで）七月七日に兩陛下より葡萄酒を下賜せられ、七月八日には摂政宮殿下（大正天皇）より御見舞いの品を賜り、同日特旨（天皇の特別のおぼしめし）を以て、位一級を進め、従二位に叙せられた」（括弧は筆者が追加）

ただ官報では亡くなった7月9日に叙従二位と記されているので、7月8日は宮中からの勅使が来て見舞いの品を下賜され、同時に陞（昇）叙のことを知らせたのではないかと考えられる。

また、鷗外の長男で医師の森於菟《もりおと》は『父親としての森鷗外』（ちくま文庫）に臨終の話として次のように書いている。

「……このおえい（森家の女中、後に助産婦となった畠山栄子）さんは、宮中から勅使が見えた時、肉親でなくて最も親しい人というところから、宮内省の五味さんに選ばれ、礼儀を教わって勅使にお茶を捧呈した……」（括弧は「大谷書」から引用）

この「礼儀を教わって」とは、どういう意味だろうか。宮内省の勅使から礼儀を教わったということは、叙位に関する礼儀、すなわち、病床であっても従二位を授かる時には（袴をはいて）正装で賜るようにとのことだったと解釈される。その夜には昏睡状態に陥ったことから考えても、森が袴をはいて亡くなったのは森の意向というより、叙位に際しての礼儀について、宮内省の指導があり、おえいさんがそれに従ったからと思われる。そして、翌日、亡くなった7月9日朝には、袴をはいて従二位を賜ったのである。このように、袴をはいていたのは叙位の礼儀に対応したためと考えるのが自然である。

しかも、森が遺言を託したのは、宮中からの勅使が来る二日前である。森は、その時点で既に、叙位、爵位を下賜されたとしても、全ての栄誉を墓に刻まないと決心していたのである。したがって、森が賀古に遺言を託した時、彼は既に爵位はないと知っていた可能性がある。その根拠は、森の医務局長辞任の前年、大正4年の12月にさかのぼる。石黒は森に「貴族院議員に推薦して（華族・爵位の推薦と同義）、各方面に内々に話をしているが、うまく行くとは限らない」（括弧は筆者が追加）と責任逃れのような手紙を出している。これに対し、森は「下命された ら直ちにお受けし、石黒男爵閣下の御厚誼に背かないようにします。また叶わなくとも御盛宜を永く心に刻みます」との返書を送っている（大谷書）。松田敬之著『〈華族爵位〉請願人名辞典』（吉川弘文館）によれば、森の華族・爵位の申請期日は辞任前年の大正4年9月17日である。そして、森の局長辞任後、予備役編入後に貴族院議員に推薦するとの運動があったらしいが、予備役に編入された大正5年4月に授爵はなかったと記されている。記録も華族・爵位は「不許可」となっている。石黒は申請が却下されそうだったので、森への慰謝か、言い訳かの手紙だったのだろう。さらに、同辞典によれば、森が亡くなった大正11年7月9日にも、華族・爵位が検討されたが却下され、叙位　従二位になった（陞（昇）叙）と記されている。森は予備役編入後、華族・爵位の却下を経験して、授爵は困難と認識したに違いない。したがって、亡くなる前日、従二位と知らされた時には爵位はないと納得したはずである。

以上のような臨終に際しての状況から考えると、その夜か翌朝に、おえいさんが宮中の勅使による叙位に際しての礼儀指導に従って、森の身だしなみを整え、従二位を賜ったと考えるのが自然である。その時、既に森は昏睡状態になっていたようなので、森の意向で袴をはいていたのではないということになろう。このような状況から大谷説「爵位を授からなかった場合の屈辱を免れる目的での遺言」や志田書「授爵を待って袴をはいていた」の見解も疑わしい。

山室静（文芸評論家・詩人）は「死を前にして一切の煩悩を断ち、本来の自己に帰るという高潔な決断の表白」とした（山室静著『評伝森鷗外』）。小堀桂一郎（独文学者）も「無為に徹した悟達（悟りの境地）」ではないかという（小堀桂一郎著『森鷗外日本はまだ普請中だ』）。山崎一穎（日本近代文学研究者）は大正10年頃には授爵を断念していたとして、大谷説を否定し、遺言の「石見人　森林太郎として死せんとす」に着眼して「父祖の地（文人の地）へ私人として回帰する」とした（山崎一穎著『森鷗外　国家と作家の狭間で』、以下「山崎書」と略す）。

山室説については、森の性格、生き方から考えて、そぐわないとする大谷書の意見に賛同する。何故なら、本書でも明らかなように、森は学理にこだわり続け、部下の要請も無視して、上司・石黒の方針にあくまで従順で、出世志向の強い官吏だった。このことから考えると、山室説「高潔な決断の表白」や小堀説「悟達（悟りの境地）」とするのは、森の人物像と一致しない。

山崎書については、大正10年頃には爵位を断念していたということは納得できる。また、森は医務局長退役後、宮内省帝室博物館総長兼図書頭となったが、賀古鶴所への手紙などから、天皇制国家の根本である明治、大正の元号や諡《おくりな》（死者に贈る名）等に対して宮内省の不見識さを憤っており、それが遺言の原因ではないかと推論している（山崎一穎著『鷗外―その終焉をめぐる考察』）。確かに遺言には宮内省の栄誉も固辞する内容となっているので、それも要因の一つだろう。しかし「父祖の地（文人の地）へ私人として回帰」という悟りに近い心境は、宮内省陸軍の栄典は絶対に墓に刻まないでほしいとまで念を押した執着的人物像とは結びつかない。また、陸軍退役後、宮内省に入省後も「金地に二つ釦の肩章厳めしく、例の長剣（サーベル）をガチャつかせて…」と軍服姿で出仕していることが当時の朝日新聞の記事に紹介されている（山崎一穎著『帝室博物館総長兼図書頭時代の森林太郎・鷗外』）。それはまさに森が官吏（公人）にこだわっていることを示している。「私人として回帰」の心境とは乖離しており、山崎説もしっくりこない。

ここまでの説は、文学界の人々の解釈である。その著書は、森の膨大な文学作品を詳細に検討・分析した結果に基づいた解釈である。文学界では納得できるかもしれないが、統一された見解はまだない。大谷書で「森の遺言には重大な秘密がある」と記されたのは、確かにそうだろう。しかし、文学作品からの検討・分析では、その秘密を解明することはできない。森はあくまで軍医として、官吏にこだわって生きた人である。森の文学作品だけでは、遺言の謎の説明はつかない。森の遺言は、彼の軍医活動から見て検討・分析する必要があるが、そのような文献や著書はない。脚気論争の著書を代表する板倉聖宣著『模倣の時代』や山下政三著『鷗外森林太郎と脚気紛争』にもない。ただ、坂内正著『鷗外最大の悲劇』では、脚気論争と晩年の文学作品との関係について述べている。しかし、遺言との関係についてが検討されていない。坂内書は大谷説（授爵できなかった場合の屈辱に備えた）に賛同しているだけである。

唯一、松田誠が論文『高木兼寛と森林太郎の医学研究のパラダイムについて』の末尾（あとがき）に、森の遺言は「軍医としての生き方にかかわる、自分や周りの者たちへの怒りだ」としている。しかし、松田論文は高木と森の研究概念の比較が目的で、遺言は論文の主旨でないため、森の軍医人生についての調査・分析は行っていない。

森と並ぶ明治の文豪・夏目漱石が文学博士を辞し、東京帝大教授の誘いも断って、作家の道を選んだのに対し、森はあくまで軍医（官吏）にこだわって、官吏の任を全うした。その森が「……あらゆる外形的取り扱いを辞す。……墓は森林太郎のほか一字も彫るべからず……」と宣告し、さらに「……宮内省陸軍の栄典は（墓に刻むことを）絶対に取りやめを請う……」すなわち「宮内省陸軍の栄誉は絶対に墓に刻むな」と、再度わざわざ強く念を押している。宮内省や陸軍に恨みでもあるかのような遺言である。このような森の心情には陸軍軍医や宮内省時代のことが大きく影響していたことは間違いない。したがって、まずは陸軍軍医としての任務、特に脚気問題の係わりに焦点を当てて調査、分析しなければ、遺言の真意は見えてこない。

22　軍医人生と史伝小説との関係

このような観点から、実生活である陸軍軍医・森林太郎に焦点を当て、加えて森の心情を吐露した著書・作品を検討・分析して、遺言の謎に挑んでみよう。まず、森林太郎の軍医としての晩年（医務局長就任以降）、特に脚気との関係に於いて、重要な二人の人物、都築甚之助と岡崎桂一郎との関わりと作家・森鷗外の作品との関連を時系列でまとめてみる（表4）。

都築甚之助は森が信頼し支援した愛弟子で、脚気の原因が白米であることを動物実験で証明し、米糠から脚気に有効な成分・アンチベリベリンを抽出した（本書Ⅱ 18㈠）。岡崎桂一郎は森が「日本米食史」の調査を論文にするよう薦めた人物である。森は「日本米食史」の「序」で脚気の原因は米の精粗にあること、つまり脚気の原因は白米にあることを認め、表明したのである（本書Ⅱ 18㈡）。

表4で確認してみよう。都築は明治42年に動物実験を行い、その結果を明治43年3月「臨時脚気病調査会」、4月に「日本医学会」で発表し、7月30日「軍醫團雜誌」および8月13日「東京醫事新誌」に論文発表している。そして8月24日に森を訪ねている。明治44年4月には、脚気予防の有効成分アンチベリベリンを抽出し、東京医学会総会で発表。さらに同年5月6日に「脚気糠療法」を東京醫事新誌に論文発表し、「臨時脚気病調査会」にも報告している。岡崎桂一郎は明治41年、臨時脚気病調査会発足時、森から「日本米食史」の執筆を薦められている。都築に少し遅れて、明治44年7月10日、森を訪ね、明治45年2月8日には出版社の人物と共に森を訪れている。「日本米食史」「序」の執筆依頼と思われる。明治45年3月「日本米食史」の論文を森に提出した。翌大正2年10月5日「日本米食史」を発刊した。

このように、森は明治43年3月には脚気の原因が白米にあることを認識し始め、明治44年4月には、都築から米糠に脚気予防の有効成分があることを知らされたのだろう。そして、同じ年の7月10日岡崎が森を訪ねている。岡崎は、米食の歴史調査から、脚気の原因が米の精粗にあることを報告したはずである。森はこれを知って、脚気の原因は白米だと認

表４　森林太郎の陸軍・軍医晩年と鷗外作品の関係

年　月	森林太郎　陸軍・軍医の晩年	森鷗外・作品
明治 40 年	11 月 13 日**森林太郎「軍医総監・医務局長」に就任**	
	11 月 13 日都築甚之助「陸軍２等軍医正」に昇任	
明治 41 年	5 月 30 日「臨時脚気病調査会」辞令交付。会長は医務局 長・森	
	6 月 22 日来日中のコッホに面会（帝国ホテル）	
	7 月 4 日「臨時脚気病調査会」発足式	
	森、岡崎桂一郎に「日本米食史」の執筆を薦める	
	9 月～ 11 月バタビア（現ジャカルタ）へ調査委員３名派遣、細菌は発見されず、委員の一人都築甚之助は栄養説へ転向	
	12 月都築甚之助エイクマンの追試を行う	
明治 42 年	都築甚之助はニワトリ、ハト、サル、イヌ、ネコなど７種類の動物に白米で飼育すると脚気様疾患を発症、玄米、塾米、麦では発症しない、白米に糠や麦、赤小豆を混ぜると脚気を発症しない、ことを確認	7 月「ウィタ・セクスアリス」
	10 月 20 日森林太郎「正四位」に叙任せられる	
明治 43 年	都築は３月脚気病調査会で「脚気の動物試験第１回報告」を発表。４月日本医学会でも報告	3 月「青年」　6 月「普請中」
	都築は「軍醫團雜誌 (7 月 30 日)」「東京醫事新誌 (8 月 13 日)」に論文掲載	
	8 月 24 日都築甚之助が森を訪ねる	
明治 44 年	都築は４月「脚気の動物試験第２回報告」を東京医学会総会で発表。糠から脚気の有効成分アンチベリベリンを抽出と論文発表（「脚気糠療法」東京醫事新誌 1715 号５月６日）	4 月**「妄想」**10 月「百物語」
	6 月 30 日都築甚之助「陸軍１等軍医正」に昇任	
	7 月 10 日岡崎桂一郎が森を訪ねる	9 月「雁」
明治 45・大正元年	2 月 8 日岡崎桂一郎他２人が森を訪ねる。森に「日本米食史」「序」の執筆依頼か？	
	3 月 5 日岡崎桂一郎が森に調査報告論文を提出	
	7 月 30 日明治天皇崩御	
	9 月 13 日　乃木希典　自刃（殉死）	
	9 月 14 日乃木の邸を訪ふ。石黒忠悳の要求により鶴田禎二郎、徳岡凞を乃木邸に遣る	10月**「興津弥五右衛門の遺言」**（中央公論；著者・**森鷗外**）
大正 2 年	4 月 21 日兵卒にメチルアルコール中毒になった者があると聞いて石黒忠悳が来訪。4 月 22 日兵卒中毒は訛傳（誤報）と石黒に報告（大正２年日記）	1 月**「阿部一族」**　4 月**「佐橋甚五郎」**（2 作とも中央公論；著者・**森鷗外**）
	9 月 22 日岡崎桂一郎がために米食沿革考の序を作る（大正２年日記）	6 月**「意地」**（興津弥五右衛門の遺言、阿部一族、佐橋甚五郎をまとめたもの；著者・**森林太郎**）
	10 月 5 日岡崎桂一郎著「日本米食史」発行	7 月「鎚一下」（中央公論）自伝的短編集「分身（妄想など６編）」「かのように（鎚一下など４編）」著者；森林太郎
大正３年	6 月 30 日都築甚之助「正五位」に叙位	1 月「大塩平八郎」
大正４年	9 月 17 日華族・爵位申請　「不許可」（松田敬之著〈華族爵位〉請願人名辞典）	
大正５年	**4 月 13 日森林太郎「医務局長」退任**	1 月～５月「渋江抽斎」東京日々新聞、大阪毎日新聞に連載
		10 月「北條霞亭」連載開始
大正６年	12 月宮内省帝室博物館総長兼図書頭に就任	
大正７年	9月６日森林太郎「正三位」に陞（昇）叙	
大正 10 年		3 月「帝諡考」　11 月「北條霞亭」アララギに連載終了（鷗外最後の作品）
大正 11 年	**7 月 6 日森、友人の賀古鶴所に遺言を託す**	
	7 月 8 日宮中から勅使来訪，天皇より森に見舞い品を下賜され、特旨を以て位一級を進め「従二位」陞（昇）叙の知らせを受ける	
	7 月 9 日午前 7 時　森死去　同日「従二位」に陞（昇）叙	
大正 13 年	11 月 25 日　臨時脚気病調査会　廃止	

識したに違いない。この頃、森が「学理上の敗北」を自覚していたのは確実である。

この「学理上の敗北」を自覚した時期に呼応して、森は自分の人生を振り返り、明治44年4月自伝的小説『妄想』(三田文学)を発表した。その中に次の様な文章がある。「自分のしている事は 役者が舞台へ出て、或る役を勤めているに過ぎないように感ぜられる」「舞台監督の鞭を背中に受けて、役から役を勤め続けている」夜寝られない時には「こんな風に舞台で勤めながら生涯を終わるのかと思うことがある」。同年10月の『百物語』でも「僕は生まれながらの傍観者である」「人生の活劇の舞台にいたことはあっても、役らしい役はしたことがない。たかがスタチスト(端役)なのである」。

山室静は『評伝森鷗外』で「妄想」について「自分の最も深い傷口を隠したものとまでは言わないが、何か釈然としないものを感じる」と述べている(坂内書)。舞台監督とは元上官の石黒忠悳のことだろうか。森の日記には、頻繁に石黒のことが記されている。森が医務局長になってからも、陸軍大臣をはじめ上司には毎年欠かさず年末年始の挨拶回りに行ったこと、その中には必ず石黒男爵の名前がある。また折に触れて、年に数回、石黒が(医務局に)訪れていることも記録されている。

坂内書は、森が晩年、史伝小説を執筆し始めた頃、自己を主人公・五條秀麿に見立てた短編小説の一つ『鎚一下《ついいっか》』の中で、秀麿がある男の態度に怒りを発したと書かれているのを紹介している。そして、この男が石黒忠悳だとしている。その根拠として、山田弘倫著『軍醫森鷗外』(以下「山田書」と略す)に記された次のような出来事を紹介している。『石黒が北海道師団に食中毒が発生したのを新聞で知って、医務局長・森を訪ねたところ、森はその事実を知らなかった。そこで石黒は「余り小説を書き過ぎるから、こんな出来事も看過するようになる。少し新聞を見ておくがよい」ときびしい苦言を呈せられた。子爵（石黒）の立ち去られた後、先生は頗る不機嫌の面持ちで……』。また、乃木希典の自刃に際し、医務局長・森に、部下を乃木邸に遣れとの、石黒の要求があった、と森の日記に書かれていることから、坂内書は退役してからもなお居丈高な石黒に反撥していると述べている。ただ、北海道師団の食中毒については、森の大正2年日記では「兵卒にメチルアルコール中毒になった者があると聞いて石黒が来訪」とあり、翌日に「兵卒中毒は訛傳（誤報）だと石黒に報告した」となっている（「大正2年日記、4月21日、22日」）。

明治時代、政府・軍部首脳は薩長閥が独占していた。石黒忠悳（父は徳川幕府の陸奥国代官）は非薩長閥だったが、世渡り上手で、常に大山巌（薩摩）や山縣有朋（長州）などと親しい間柄となって権力を掌握したとされる。退役後も陸軍医務局で陰の実力者として君臨していた。森も長州出身で友人の賀古鶴所を通じて山縣（歌会の創設に協力）とは親しかった。権力志向型の石黒は長州閥の森との関係にも気遣っていたのだろうか。森は最期まで石黒の影響から逃れることができなかった。逃れようともしなかった。主役にもならず、端役のままだったといえる。鷗外の悲劇は、石黒が森よりも長生きしたことかもしれない。

また、山室静が感じた「森の最も深い傷口」とは何だろうか。石黒は日清戦争に貢献したとして、授爵し（男爵から子爵にまでなっている）、貴族院議員にもなった。小池も日露戦争の貢献に対して、爵位（男爵）を授かっている。森は両戦争時にトップではなかったからだろうか、授爵しなかった。森が石黒、小池と異なるのは自分がトップの時に脚気白米説が確実となり、学理上の「敗者」となったことである。深い傷口とはそのことだろうか。あるいは、学理にこだわり過ぎて、脚気惨害に加担してしまったことだろうか。あるいは、主役（石黒忠悳）の責任を端役（森）が肩代わりさせられたことだろうか。

『妄想』と『百物語』は都築が動物実験の研究結果と脚気予防の有効成分アンチベリベリンの抽出を報告した時期（明治44年）に書かれた。続いて、明治45年3月、岡崎の「日本米食史」の研究報告で、森は脚気の原因が白米であることが確定的となったことを知った（表4）。その数か月後、明治45年7月30日、明治天皇が崩御され、大正元年9月13日、乃木希典が自刃（殉死）した。同郷（長州）で親交のあった森は衝撃を受け、同年10月に最初の史伝小説『興津弥五右衛門の遺書』、続いて『阿部一族』（大正2年1月）、『佐橋甚五郎』（大正2年4月）を中央公論に発表した。この史伝小説の代表的三部作には、その時の森の心情が重ねられているようである。そこで、この三部作の概略を紹介する。

(一)「興津弥五右衛門の遺書」

細川忠興に殉死した家来、興津弥五右衛門の話である。細川忠興は織田信長、豊臣秀吉、徳川家康に仕え、小倉藩初代藩主となり、後の熊本藩細川家の基礎を築いた武将である。興津弥五右衛門は忠興の命を受けて、茶事に用いる珍品の買い付けのため、横田清兵衛と二人で長崎へ行く。そこで香木を買う時、伊達家との競り争いとなる。興津と横田は香木の本木と末木のどちらを買うかで争って刃傷沙汰となり、興津は横田を切り捨てた。興津は伊達家に競り勝って香木（本木）を忠興に献上したが、刃傷の責を負って切腹を申し出る。しかし、忠興は遺恨が残らないようにと興津と横田の嫡男に杯を交わせ、興津を助命する。後に忠興が亡くなると、興津は忠興の恩に報いるため切腹を願い出る。当時の2代熊本藩主・細川光尚の許可を得て、殉死する。明治天皇崩御に殉じた乃木将軍夫妻の死に衝撃を受けて書かれた史伝（実在した人物の伝記）である。

㈡「阿部一族」

2代小倉藩主、後の初代熊本藩主・細川忠利（忠興の三男）に仕えた家臣・阿部弥一右衛門の殉死に端を発する事件である。重い病の床についていた忠利は、側に仕えた19人の家臣の内、18人には殉死の願いを許していた。しかし、阿部弥一右衛門の願い（何度も懇願）だけは許可せず、嫡男の細川光尚に仕えよと命じて亡くなった。弥一右衛門は忠勤の家臣だったが、親しみ難い性格で友人も少なく、主君（忠利）とは性格が合わなかった。忠利の死後、18人は立派に殉死したが、弥一右衛門は許可無く、自ら切腹した。殉死（許可を得た切腹）の場合、遺族は家督相続が継続される。後継の職、住、禄（給与）も保証され一家断絶はない。一方、許可のない切腹では後継ぎは許されず、遺族の家督は一族に分散される。忠利の一周忌法要の時、阿部弥一右衛門の遺族・阿部権兵衛は焼香の時、髻《もとどり》を切って（武士を棄てる意志表示）忠利の位牌に供えた。これが殉死を許可しなかった先代主君・忠利に対する不満と解釈された。先代のご位牌に不敬だとして、阿部権兵衛は縛り首に処せられた。阿部一族は、先代に忠実に仕えた弥一右衛門の相続人・権兵衛に対して、武士としての切腹のご沙汰ならまだしも、盗賊の処罰と同様の白昼縛り首では一族の面子はないとして、ご沙汰に抗議し、権兵衛の屋敷に立て籠った。一族の老人、女は自殺。子供は刺し殺して、庭に埋め抵抗した。しかし遂には、主君・細川光尚が命じた討手に敗れ、一家全滅した。

㈢「佐橋甚五郎」

徳川家康の嫡男・信康（岡崎城主）の小姓・佐橋甚五郎は武芸、遊芸に達者で敏捷な若者だった。或る日、小姓たちの賭けで、勝った甚五郎が、負けた小姓と口論となり、みぞおちに拳をくらわせた。すると、息が絶えてしまった。甚五郎は行方をくらました。1年過ぎて、従兄の佐橋源太夫が家康に甚五郎の助命を嘆願した。家康は、当時攻めあぐねていた小山城主・甘利四郎三郎を討てと命じた。甚五郎は小山城に潜入し、甘利の若衆となった。ある月見の宴で、甘利が酔いつぶれて寝入ったところを、甚五郎は胸一刺しで打取った。家康は甚五郎を助命したが、賞美の言葉はかけなかった。それどころか、豊臣秀吉の祝いの席に連れてゆく若衆たちを選ぶ時、甘利が自分の子のように可愛がっていたのに、寝入ったところを刺殺した。甚五郎はむごい奴だと、家康が言った。それを聞きつけた甚五郎は行方知れずとなった。その後、朝鮮からの使いが家康に謁見した時、家康は使いの中の一人、喬僉知《きょうせんち》が甚五郎に違いないと気付いたという。

さて、歴史小説については、執筆の目的として大きく二つに分けられている。「客観的な歴史の再現に美を発見することが目的」（「歴史の再発見」と略す）と「歴史的な人物の中に現代人間性を発見することが目的」（「人間性の再発見」と略す）とするものである。尾形仂（国文学者）著『森鷗外の歴史小説』（以下「尾形書」と略す）では、森鷗外の歴史小説は、従来「歴史の再発見」とされていたが、そうではなく「人間性の再発見」ではないか。そして、鷗外の歴史小説で扱われているのは、オーソリティの問題 - 権力対個我の問題であり、それは時に調和、時に対立の形をとり、時に官僚制への懐疑・風刺の形で扱われていると述べている。さらに、**権力と個我の対立の問題**と、新しい救済の思想としての献身の倫理とを歴史の中で検証するためだったとも指摘している。

森の史伝小説は、実在の人物を題材にしたといっても、これら3編で描かれているのは、歴史上、無名の人々である。歴史的価値はほとんど無く、「歴史の再発見」が目的で執筆したとは考えられない。それより、尾形書の「権力と個我の対立の問題を歴史で検証した」すなわち「人間性の再発見」の方が納得できる。

この初期の史伝小説3編「興津弥五右衛門の遺書」「阿部一族」「佐橋甚五郎」は『意地』と題された一冊としても出版された（大正2年6月15日籾山書店）。森はこの3編の原題を「軼事《いつじ》」（世間に知られていない隠れた事柄）としていたが、出版社・籾山書店の意見で『意地』になったと、坂内書はいう。そして、3編に共通するのは『意地』なので、この方が納得ゆくとしている。その後の「護持院原の敵討」や「大塩平八郎」から「椙原品」までの十数編の史伝小説も、主題に一貫性はないと松本清張はいうが、封建身分制度という縦社会の主従関係の中で家臣の生き様を描いており、諸作品に一貫して流れるのは高低様々な「意地」だと述べている。

23　「意地」に秘められた心情そして遺言の謎

森の晩年の史伝小説は、封建身分制度という縦社会の主従関係の中で家臣の生き様を描いている。坂内書は、テーマは一見バラバラに思えるが、それらに共通するのは（家臣の）『意地』だという。そして、これら史伝小説に作者・森の「意地」を重ねているのではないか、意地で抵抗し、脚気問題に於ける意地も含めて、と記している。しかし、森の「意地」とはどうゆうことだったのかについて、具体的なことには言及していない。森の「意地」という心情について、引地博信は「鷗外にとって、人間としての尊厳を支えるぎりぎりの感情である」と述べている（『日本語と日本文化　壺齋閑話』『森鷗外晩年の歴史小説』WEBサイト）。

これらの史伝小説を調べている時、ある事実に気付いた。森は初期の史伝小説3編「興津弥五右衛門の遺書」「阿部一族」「佐橋甚五郎」をそれぞれ個別に、中央公論に発表した。その時の著者名は**森鷗外**である。しかし、その後、わざわざ、それら3編をまとめて『意地』と題して発刊した時の著者名は**森林太郎**である。出版社が異なるからだろうか。いや、そうではなさそうである。というのも、森が軍医として著述した論文や書籍の著者名は森林太郎である。例えば、岡崎桂一郎著『日本米食史』に寄せた「序」は森林太郎となっている（本書18㈡）。小池正直との共著『衛生新編』（明治30年南江堂）も森林太郎である。森の兵食試験の研究論文『日本軍兵士の食事に関する研究』（ドイツ語）も森林太郎、大井玄洞、飯島信吉との共著となっている（翻訳　坂田隆、山下光雄）。森が脚気白米説を否定した論文『脚気減少は果たして麦を以て米に代えたるに因する乎』も森林太郎の名で、公衆医事（明治34年8月）や東京醫事新誌などに発表している（山下書）。このことから、森がこの3編「意地」の著者名を森林太郎としたのは、作家としてではなく、軍医・森林太郎として『意地』を描いたとの表明でもあると解釈できる。他にも、わが事を書きたる冊子（自伝的短編）を集めた『分身（妄想　他5編）』や『かのように（かのように、鎚一下　他2編）』（両者とも大正2年7月発刊、籾山書店）も著者名は森林太郎である。森は作家と官吏の立場を使い分けて作品を発表しているのである。

表4を見ると、この史伝小説3編を発表していた頃は、脚気論争に於いて森の「学理上の敗北」が確実になった時期からである。だとすれば、森は脚気論争の敗北を自覚し、自らの軍医人生を振り返った時の心情をこの3編の史伝小説『意地』に託したと考えられる。この時の森の心情「意地」に、大谷書の「重大な秘密」が隠されているのだろう。

森の「意地」とは何か。考察してみる。

森は石黒が陸軍医務局長時代、日清戦争・台湾征討時の陸軍の脚気惨害に対し、石黒の脚気に対する麦飯給与禁止を支持し、その急先鋒として活動した。小池が陸軍医務局長時代、日露戦争の陸軍脚気惨害に対しても、麦飯給与禁止を支持して、前面で活動した。日清・日露戦争における陸軍の脚気惨害の責任は、両戦役時に陸軍医務局長だった石黒と小池である。しかし、脚気の原因が白米であり、麦飯給与禁止が誤りであったことが明らかになったのは、森の医務局長時代である。その結果、不運にも陸軍脚気惨害責任の矢面に立つことになってしまう。

森は岡崎桂一郎著『日本米食史』の「序」で脚気の原因が米の精粗にあること（白米が脚気の原因であること）を表明した。しかし、自己の意見の誤りや軍医部長時代の麦飯給与禁止に対する明確な反省の弁はない。ただ、「序」の最後に述べた「身近なことをいいかげんにする歎きはなくなるであろう」との言葉（105頁）が森独特の文学的な反省の弁だと好意的に解釈できなくもない。しかし、なにか他人事のようで誰の歎きなのかも釈然とせず、自己反省しているとはとても感じられない。

一方、元上官の石黒忠悳は何の見解も表明していない。石黒が脚気の原因が白米であることについて弁明した時（207頁）、関係者は既に全員他界していたが（本書18(二)）、その時も石黒は自己の責任には一切ふれていない。反省の言葉もない。森は石黒に先んじて、反省の弁を述べるわけにはいかない。脚気惨害の責任は、元陸軍軍医上官・石黒忠悳、小池正直、東京帝大医の教授やコッホも一蓮托生である。自分一人だけに責任を負わされるのは納得できない。脚気論争に負けたと分っても、敗者の中の一人という立場では自ら進んで釈明できない。また、敗者が栄誉を誇示できるはずもない。森は、最期に臨み、敗者の中の一人（端役）の意地「**敗者の一人・端役の意地**」として、陸軍の栄典を誇示しないと意志表示したのではないだろうか。

石黒と小池は、それぞれ医務局長時代の二大戦役（日清、日露）の功績から、男爵を授かって、華族に列せられた。ただ、両者の授爵は脚気の原因が明確になる前のことである。森は爵位を期待していた。それは、石黒が森を貴族院議員（華族・爵位）に推薦したとの手紙に対し、森は下命されたら直ちに受けると感謝の意を返事していること（大谷書）、また森が軍医総監・医務局長に就任した時、ドイツ留学時代の知人バイエルン国・軍医総監夫人へ、男爵・森林太郎と名乗って挨拶状を送ったこと（坂内書）からも分かる。森は部下として、石黒や小池を支え、その昇任に貢献した。また、医務局長として、脚気病調査会の活動にも尽力したが、石黒や森の非麦飯派の主張は誤っていたことが明らかとなった。森は授爵されなかった。その理由として、松田敬之著「〈華族爵位〉請願人名辞典」は次のように記している「森の医務局長時代には大きな戦役がなかった。また森と親交のあった元老・山縣有朋（長州）が宮中某重大事件の抗争に敗れて権威が失墜し、大正10年5月以降、宮内省には関与できなかった」（山崎書）。

森は退役後の翌年、大正6年12月、宮内省帝室博物館総長兼図書頭に任命された（山縣有朋の推薦という）。宮内省の不祥事による更迭人事の一環である。博物館の改革を託された森は期待に応えて、時代別陳列方法の採用、研究紀要「学報」の刊行、目録作成推進の業績を挙げる。しかし、大正8年1月26日、図書寮の失火による曝書（書籍の虫干し）室の全焼、大正9年5月17日の古銭の模造品の盗難などの責任を問われることになる。さらに宮中某重大事件では薩摩閥と対立する山縣有朋（長州閥）に与していた。この事件では大正10年2月11日、宮内大臣・中村雄次郎が辞職し、後任の牧野伸顕が後始末した。牧野は大久保利通の次男で薩摩閥だった。山崎は、これらの事件と山縣の宮内省（爵位を管轄する部署）における権威失墜で、森の授爵が実現しなかったとしている（山崎一穎著『帝室博物館総長兼図書頭時代の森林太郎・鷗外』)。翌年の大正11年2月1日、山縣は死去した。森が亡くなる5か月前である。森は最大の支援者に先立たれてしまった。森は運にも恵まれなかった。

森が陸軍医務局長時代の石黒忠悳との関係についても、石黒は何かと森に小言を言ってきた。森が兵卒のメチルアルコール中毒を知らなかった時など、石黒は医務局長室へ出向いてきて「余り小説を書き過ぎるから、こんな出来事も看過するようになる。少し新聞を見ておくがよい」と苦言を呈した。石黒が帰った後、森が不機嫌だったと部下が記録している(山田書)。また森は、宮内省帝室博物館総長として博物館の改革を行い、さらに元号や諡等に関して宮内省の見識が不十分だとして、帝室制度審議会に中国や日本の典故研究の諮詢機関の設置を提言した。しかし、受け入れられなかった(山崎書)。

そんな陸軍上司や宮内省に対し、反旗を翻す(謀反する)つもりはない。森は遺言に際し、お上に無礼にならないようにしてくれと賀古に要請している(山崎書)。封建身分制度という縦社会の主従関係において、主君(主役：石黒忠悳等陸軍及び宮内省)に背くことはできない。せめて最期を迎えるに際し、宮内省陸軍、すべての栄誉を墓に彫らないことで、「**家臣・端役の意地**」として、抗議の意思を表明したのではないだろうか。

他にも何らかの「意地」があるかもしれない。どんな「意地」が森の心情に最も当てはまるだろうか。その判断は、読者にお任せする。

いずれにしても、森は「意地　人生の尊厳を支えるぎりぎりの感情」の吐露として、あの遺言を残したものと考えられる。

森林太郎の遺言は「**敗者の一人・端役の意地**」あるいは「**家臣・端役の意地**」だったのではないか。これが、筆者の見解である。

森は、石黒を強力に支持し、授爵も含めて石黒の功績に大きく貢献し、さらに退役後の宮内省（爵位を管轄する部署）に仕えたにも係わらず、評価されなかった（爵位は実現しなかった）。

森は不本意な（官吏）人生に終わったという寂寥と虚無の気分に陥ったのだろう。看護婦・伊藤久子によると、森は意識が無くなって、危篤に陥る前夜、突然「馬鹿らしい！　馬鹿らしい！」と大声を発したという（山崎書）。それは現世の束縛から解放された時、森の鬱屈した感情が堰を切って発露したのではないだろうか。

森は晩年、脚気論争に敗北した頃から史伝小説に傾倒した。そうすることで、封建身分制度の中で「家臣としての意地」を貫いた実在の人物を描き、自らの人生をそれらの人物の生き様と重ねたのである。

森の史伝小説は、時代が新しい明治になっても、森が、なお封建身分制度の士族、特権階級の精神に縛られていたことの証でもある。森が封建身分制度の生き残りのような陸軍非麦飯派に与したのも、彼としては自然な心情なのだろう。封建身分制度（士農工商）が廃止されても、森はその精神を時代の近代化に順応させることができなかった。それは、森の「意地　人生の尊厳を支えるぎりぎりの感情」が許さなかったのだろう。

【参考文献】

「鷗外森林太郎と脚気紛争」山下政三　日本評論社　２００８年
「模倣の時代　上・下」板倉聖宣　仮説社　１９８８年
「官報第五二六号（明治18年4月7日）」7頁、「同第五二七号（明治18年4月8日）」6頁の衛生事項脚気病毒発見（内務省報告）（国立国会図書館デジタル資料）
「緒方氏ノ脚気『バチルレン』説ヲ讀ム」北里柴三郎

中外醫事新報　２１２号　57～59頁　明治22年1月25日
「鷗外最大の悲劇」坂内正　新潮選書　２００１年
「高木兼寛の医学 Ⅴ」松田誠　東京慈恵会医科大学　平成25年12月20日
「男爵小池正直傳」鶴田禎二郎編集　陸軍軍醫團　昭和15年（国立国会図書館デジタル資料）
「明治31年日記9月17日」森鷗外　鷗外全集　第三十五巻　岩波書店　１９７５（昭和50）年
「小倉日記」森鷗外　鷗外全集　第三十五巻　岩波書店　１９７５（昭和50）年
「明治32年日記6月18日」「明治33年日記3月26日」森鷗外　鷗外全集　第三十五巻　岩波書店　１９７５（昭和50）年
「鷗外森林太郎」森潤三郎　丸井書店　昭和17年（国立国会図書館デジタル資料）
「災害資料としての『軍医学会雑誌』」村岸純、佐藤裕亮　大正大學研究紀要　第一〇四輯　1～14頁　２０１９年
「森鷗外　日本はまだ普請中だ」小堀桂一郎　ミネルヴァ書房　２０１３年
「明治三七八年戦役陸軍衛生史　第五巻第三冊　第七編」陸軍省編　大正13年（国立国会図書館デジタル資料）
「軍艦筑波 ―偉大なる航海・世紀の臨床実験」岡村健：「コーヒーを淹れる　午後のひととき」に掲載　岡村健　梓書院　２０１７年
「自紀材料」森鷗外　鷗外全集　第三十五巻　岩波書店　昭和50（１９７５）年
「軍醫森鷗外」山田弘倫　文松堂書店　昭和18年（国立国会図書館デジタル資料）
「On the chemical nature of the substance which cures polyneuritis in birds induced by a diet of polished rice.」Funk C. J Physiol 1911; 43:395-400. (First published 22 December 1911)
「The etiology of the deficiency diseases.」Funk C. J State

Med 1912; 20: 341-68.

「動物ノ脚氣様疾病」志賀潔、草間滋　細菌學雑誌　第一七四号　２１７〜２４９頁　明治43（１９１０）年4月10日

「脚気ノ動物試験第一回報告」都築甚之助　軍醫團雑誌　十六号　６５７〜６７２頁　附録：図２枚、データ62頁　明治43（１９１０）年7月30日

「鳥類ニ発スル脚気様疾患ニ就テ」遠山椿吉　東京醫事新誌　第一六七六号　１〜14頁　明治43（１９１０）年7月30日

「脚気ノ動物試験第一回報告」都築甚之助　東京醫事新誌　第一六七八号　１〜16頁　明治43（１９１０）年8月13日

「脚気糠療法」都築甚之助　東京醫事新誌　第一七一五号　1〜7頁　明治44（１９１１）年5月6日

「糠中の一有効成分に就いて」鈴木梅太郎、島村虎猪　東京化學會誌　第三十二巻　一号　４〜７頁　明治44（１９１１）年1月

「Über Oryzanin, ein Bestandteil der Reiskleie und seine physiologische Bedeutung.」U.Suzuki, T. Shimamura, und S. Odake. Biochemische Zeitschrift, Vol.43,89-153,1912;Eingegangen am 1.Juni; 受理は6月1日、掲載は8月（板倉書）

「陸軍衛生制度史第二巻　第一編　衛生機関の廃置　第一章　中央機関　第三節　臨時附属中央機関　第一款　臨時脚気病調査会」陸軍軍醫團（山田弘倫：陸軍軍医団長）昭和３年６月25日（国立国会図書館デジタル資料）

「新編愛知縣偉人傳」愛知縣教育會・愛知一師偉人文庫共編　１８７頁　川瀬書店　昭和９年11月１日（国立国会図書館デジタル資料）

「都築ドクトル餘影」深海豊二　毎月新聞社　昭和６年（国立国会図書館デジタル資料）

「明治43年日記　8月24日」、「明治44年日記　1月11日、6月23日、12月5日」、「大正元年日記　10月11日」、「大正2年日記6月18日」森鷗外　鷗外全集

第三十五巻　岩波書店　１９７５（昭和50）年
「官報第七三一五号（明治40年11月14日）」３１６頁　明治40年11月13日　任陸軍二等軍医正都築甚之助（国立国会図書館デジタル資料）
「官報第八四〇二号（明治44年6月26日）」５２１頁　明治44年6月24日　叙陸軍軍医学校教官陸軍二等軍医正都築甚之助（国立国会図書館デジタル資料）
「官報第八四〇七号（明治44年7月1日）」９頁　明治44年6月30日　叙陸軍一等軍医正都築甚之助（国立国会図書館デジタル資料）
「官報第五七五号（大正3年7月1日）」26頁　叙正五位従五位勲四等都築甚之助（国立国会図書館デジタル資料）
「幕末明治海外渡航者総覧　第二巻　人物情報編」手塚晃　国立教育会館編集　柏書房　１９９２年
「金沢大学の淵源」板垣英治　金沢大学資料館　金沢市　平成24年
「わが国の『脚気菌』研究の系譜」松村康弘、丸井英二　日本医史学雑誌　第32巻　1号　26～42頁　昭和61年1月
「日本米食史　序」森林太郎、土肥慶蔵　丸山舎書籍部　大正2年（国立国会図書館デジタル資料）
「日本米食史」岡崎桂一郎　丸山舎書籍部　大正2年（国立国会図書館デジタル資料）
「鴎外は何故袴をはいて死んだのか」志田信男　公人の友社　２００９年
「明治44年日記7月10日」「明治45年日記2月8日、5月1日」「大正元年日記9月25日」「大正2年日記9月22日」森鷗外　鷗外全集　第三十五巻　岩波書店　昭和50（１９７５）年
「官報第二七一三号（大正10年8月16日）」４３１頁　学位記　石川縣平民　岡崎桂一郎　京都帝国大学医学部医学博士（国立国会図書館デジタル資料）
「航西日記」、「委蛇録」森鷗外　鷗外全集　第三十五巻

岩波書店　昭和50（1975）年
「懐舊90年」石黒忠悳　博文館　昭和11年2月
「Three Lectures on the Preservation of Health amongst the Personnel of the Japanese Navy and Army」by Baron Takaki, F.R.C.S.Eng., The Lancet, May 19, 26, June 2, 1906
「医者のみた福澤諭吉」土屋雅春　中公新書　1996年10月25日
「西洋医学の伝来とドイツ医学の選択」安田健次郎　慶應医学84(2)：69～84頁、2007年
「わが国の医学教育の変遷」西川滇八　民族衛生42(3)　1976年
「プロイセン東アジア遠征と幕末外交」福岡万里子　東京大学出版会　2013年3月15日
「ドイツ医学の採用に関する三つの疑問をめぐって」森川潤　日本医史学雑誌　第三十九巻　3号平成5年9月
「明治維新の際、日本の医療体制に何がおこったか」吉良枝郎　日本東洋医学会誌　Kanpo Med Vol.57 No.6：757～762頁　2006年
「相良知安」鍵山栄　日本古医学資料センター　1973年
「福澤諭吉」石河幹明　岩波書店　昭和10年3月25日（国立国会図書館デジタル資料）
「現代語訳　福翁自伝」斎藤孝編訳　ちくま新書　2011年7月10日
「夜明けの雷鳴 ―医師 高松凌雲」吉村昭　文春文庫　2016年7月10日新装版
「胡蝶の夢　第四巻」司馬遼太郎　新潮文庫　平成29年11月15日50刷
「東京大学医学部百年史」東京大学医学部創立百年記念会　東京大学出版会　昭和42年12月
「医学の歴史」小川鼎三　中公新書　昭和57年28版
「日本近代医学のあけぼの」神谷昭典　医療図書出版社　1979年9月5日
「明治維新期西洋医学導入過程の再検討」尾崎耕司　大

手前大学論集　第十三号　２０１２年
「東京醫科大學の起源」岩佐純氏談　刀圭新報２⑷：１２７～１３０頁　１９１０年
「相良知安翁懐旧譚」相良知安翁口述　社員筆記　醫海時報　第四九九～五四一号　明治37年
「大隈重信：新日本の建設者」渡辺幾次郎　照林堂書店　１９４３年
「長谷川泰先生小伝」山口梧郎　大空社　昭和10年
「白い激流」篠田達明　新人物往来社　１９９７年
「石黒先生昔年醫談」富士川游　中外醫事新報　第三三一～三三七号　明治27年１～４月（国立国会図書館デジタル資料）
「ある英人医師の幕末維新」ヒュー・コータッツイ　中須賀哲朗訳　中央公論社　昭和61年
「病気を診ずして病人を診よ―麦飯男爵　高木兼寛の生涯―」倉迫一朝　鉱脈社　平成11年８月30日
「石神良策（１８２１～１８７５）：海軍軍医の祖」太田妙子　醫譚２０１５年
「天皇と東大　上」立花隆　文芸春秋　平成17年
「ドーデー女史編　緒方惟準翁小傳」ドーデー　警醒社書店　大正元年10月25日（国立国会図書館デジタル資料）
「松香私志」長与専斎　明治35年12月　博進社
「ポンペ日本滞在見聞記」Ｊ・Ｌ・Ｃ　ポンペ・ファン・メールデルフォールト　訳：沼田次郎・荒瀬進　雄松堂書店　昭和43年10月
「坪井芳洲と薩摩藩」泉彪之助　日本医史学会雑誌　第三十七巻　４号　１９９１年
「丹氏医療大成１～６巻」坪井為春・石井信義　同譯　明治８年１月（国立国会図書館デジタル資料）
「丹氏医療大成　序」島村鼎甫　明治８年１月（国立国会図書館デジタル資料）
「西郷隆盛傳　第四巻」勝田孫彌　西郷隆盛傳発行所　明治27年12月20日（国立国会図書館デジタル資料）
「新装版　日本医家伝」吉村昭　講談社文庫　２００２

（平成14）年1月
「平成の終わりに歴史観を磨くことで未来を見通す」奈良岡聰智　Wedge　5月号　2019年
「洋学者　坪井信道」中貞夫　弘学社　昭和18年（国立国会図書館デジタル資料）
「緒方洪庵伝」緒方富雄　岩波書店　1942年
「花神（上）」司馬遼太郎　新潮文庫　昭和51年
「フーフェラントの『医戒』と済生学舎の建学の精神について」幸野健ほか　第一一二回日本医史学会総会一般演題抄録　2011年6月
「シャリテー大学医学部病院連合ベルリン」高野光司　千葉医学　2018年
「ベルリン—医学史散歩」山内慶太　三田評論　2012年4月号
「花神（下）」司馬遼太郎　新潮文庫　昭和51年
「鷗外　その側面」中野重治　筑摩書房　昭和27年
「両像・森鷗外」松本清張　文春文庫　1997年
「鷗外、屈辱に死す」大谷晃一　編集工房ノア　2000年9月28日
「官報第二九八二号（大正11年7月11日）」267頁　大正11年7月9日　叙従二位　正三位勲一等功三級森林太郎（国立国会図書館デジタル資料）
「森鷗外傳」馬場久治　黎明調社　昭和18年8月（国立国会図書館デジタル資料）
「父親としての森鷗外」森於菟　筑摩書房　1993年9月22日
「〈華族爵位〉請願人名辞典」松田敬之　吉川弘文館　2015（平成27）年12月10日
「評伝森鷗外」山室静　講談社文芸文庫　1999年
「森鷗外　日本はまだ普請中だ」小堀桂一郎　ミネルヴァ書房　2013年
「森鷗外　国家と作家の狭間で」山崎一穎　新日本出版社　2012年
「鷗外—その終焉をめぐる考察」山崎一穎　跡見学園女子大学国文学科報　第二十五号　平成9年3月18日

「帝室博物館総長兼図書頭時代の森林太郎・鷗外」山崎一穎　跡見学園女子大学国文学科報　第二十二号　平成6年3月18日

「高木兼寛と森林太郎の医学研究のパラダイムについて」松田誠　慈恵医大誌：118：507〜521頁　2003年

「大正2年日記4月21日、22日」森鷗外　鷗外全集　第三十五巻　岩波書店　1975（昭和50）年

「雁／阿部一族（興津弥五右衛門の遺書、佐橋甚五郎、鎚一下ほか）」森鷗外全集4　ちくま文庫　1995年9月21日　第一刷

「森鷗外の歴史小説」尾形仂　筑摩書房　昭和54年12月20日

「意地（阿部一族　興津弥五右衛門の遺書　佐橋甚五郎）」森林太郎　大正2年6月15日　籾山書店（国立国会図書館デジタル資料）

「日本語と日本文化：壺齋閑話」―「森鷗外晩年の歴史小説」引地博信WEBサイト

「衛生新編」小池正直　森林太郎　南江堂書店　明治30年6月18日（国立国会図書館デジタル資料）

「翻訳　日本軍兵士の食事に関する研究」森林太郎・大井玄洞・飯島信吉著　坂田隆・山下光雄　石巻専修大学　研究紀要　第四号　1993年3月

「脚気減少は果たして麦を以て米に代えたるに因する乎」森林太郎　公衆医事　明治34年8月31日（山下書232頁）

「分身（妄想　他5編）」、「走馬燈（百物語　他6編）」森林太郎　籾山書店　大正2年7月5日（国立国会図書館デジタル資料）

「かのように（かのように　鎚一下　他2編）」森林太郎　籾山書店　大正3年4月5日（国立国会図書館デジタル資料）

あとがき

海軍の脚気対策成功の歴史を紹介した拙稿『軍艦筑波』―偉大なる航海・世紀の臨床実験―から6年経過した。その時、懸案となっていた難題、脚気論争の全貌について、今回「脚気論争―森鷗外遺言の謎とドイツ医学導入の真相に挑む―」との題でまとめることが出来た。これもご依頼頂いた（公社）福岡病院協会月刊誌「ほすぴたる」の編集長・岡嶋泰一郎先生のお陰と心から感謝申し上げる。

6年もかかったのは、次の要因による。勝者の話は、誇張はあるものの自然に表出する。取り繕う理由もないので、出来事そのものは事実だと思ってよい。一方、敗者の話は、表に出にくい。特に公的責任追及の恐れのある場合は、隠蔽されたり、虚偽あるいは改竄情報だったりするため、客観的評価が困難となる。また、勝者の話で留意すべきは、その理由、根拠は勝者側の論理なので、それが妥当かどうかは、敗者側の見解を調査し、客観的に評価する必要がある。

板倉聖宣著『模倣の時代』は、明治の脚気問題に関する代表的な著書であるが、森林太郎批判の書でもある。同書に記載された事実は大部分で誤りはないが、一つだけ疑問がある。それは、小池正直が医務局長就任時に脚気の原因は米飯だと認めていたとの記述である。「男爵小池正直傳」に掲載された小池正直・医務局長就任の口演筆記には、まったく逆の「兵食はどこまでも米を主食とする積り」と記録されている。小池が脚気の原因は米飯だと認めたとの根拠となった資料は、日露戦争後、陸軍の脚気惨害に対して小池が激しく非難された時期に、その釈明書として掲載されたものである。しかも、その釈明書が掲載された雑誌は陸軍軍醫學會の機関紙「軍醫學會雑誌」で、編纂は陸軍医務局が行っている。陸軍軍醫學會の會長は石黒忠悳で、森林太郎は幹事の一人である。このような状況から、この釈明書は小池の責任を回避する目的で書かれたことは間違いない。また、その釈明書には、小池が医務局長に就任した翌年の軍医部長会議に添付された官文書でも小池が脚気の原因は米飯と認めたと、記載されている。しかし、同会議で添付されたとの官文書が添付された事実はない。この件について、山下政三著『鷗外森林太郎と脚気紛争』では、小池は医務局長就任に際し、上官の桂太郎・陸軍大臣に脚気の方針を問いつめられ、桂の意向を汲んで脚気の原因は米飯だとの報告書を提出したのが官文書ではないかと推察している。日露戦争後の小池の釈明書は捏造文書と思われるが、板倉書はこの釈明書を採用している。

また、事実の評価が客観的ではないと思われることがある。それは臨時脚気病調査会について、調査会は結論を長引かせただけで、脚気の原因を特定したのは大学を中心とした研究者たちであるとしている点である。板倉書は調査会に対する理解が不十分である。というのも、調査会は現在の厚生労働省の班会議に相当する。班会議は独自の報告書を作成するが、それは委員にだけにしか配布されない。班会議で行った研究は当該学会で発表し、学会誌等に論文投稿し公表する。それが委員の業績となる。班会議報告書は広く公開されないため、同会議では何も業績を挙げてないようにみえる。板倉書は調査会の活動実態に対して理解が不十分で、低すぎる評価となっている。

志田信男著『鴎外は何故袴をはいて死んだのか』も森批判の書で、板倉書を参考にしているが、主張はかなり過激である。この書で注目すべきは、岡崎桂一郎著『日本米食史』に森が「序」を寄せて、脚気の原因は白米にあると森が認めたことを明示したことである。ただ、志田書は、森が脚気白米説を認めておきながら、脚気白米説に変節した都築甚之助を調査会から追放して、自説に対立する者を排除したと記し、森の表裏・二面性を批判している。しかし、都築の調査会委員罷免は森の本意ではない。森は都築が罷免されても軍医を辞めさせていない。逆に軍医学校での脚気の研究活動を支援し、ドイツ留学時には新橋で見送っている。都築は帰国後、留学で学んだ技術を使って、米糠からアンチベリベリン抽出に成功している。この支援に対して、後年、都築は森に感謝の辞を述べている。また、都築は森が医務局長の時に、陸軍二等軍医正に昇任し、その後一等軍医正に任ぜられ、正五位にまで叙されている。これらの栄典は森医務局長の推薦があったからだろう。この都築の昇任について、ある著書には確認できないとの記述もあるが、筆者は官報の記載を確認している。さらに、日清・日露戦争での脚気惨害の責任が森ら陸軍軍医首脳部にあるとして、森が軍医のトップであるかのように記述している。しかし、両戦役時の陸軍軍医トップは石黒と小池なので、森の責任とするのは不適切である。森が何故袴をはいて死んだのかについても、志田書は大谷説に準じて、授爵を待っていたからだとしている。しかし、臨終について記述された資料や授位の正確な記録を官報で確認すれば、袴をはいていたのは叙位に際し宮内省の礼儀指導によるもので、森の意向ではないと判断できる。志田書の森批判は根拠となる資料が不備なためか、資料調査が不十分なためか、先入観によるためか、客観的な評価とはなっていない。

山下政三著『鷗外森林太郎と脚気紛争』は、森を擁護する書である。資料の妥当性、調査会報告書の詳しい調査など、客観的にみて最も信頼できる事実を書いている。森の小倉異動の隠された意図については説得力もあり納得できる。しかし、森のその後の人事を辿ると、左遷と解釈するのは、その定義からも外れており、賛同できない。そうではなく、左遷に見せかけた人事異動であり、それは脚気惨害の批判を鎮静化させるためと解釈するのが妥当だろう。また脚気病調査会については、調査会の活動実態を詳細に調査し、その活動が脚気研究に大きく貢献したことを示したのは大いに評価できる。特に都築甚之助と岡崎桂一郎を支援し、両者が大きな業績を挙げたのは森の功績といえる。しかし、最終的に脚気がビタミン欠乏であるとの結果を導いたとして、森の大業績とするのは、過大評価だろう。日清・日露戦争での脚気惨害の責任は職責からみて石黒と小池にあるとしているのは妥当である。しかし、森が学理面から石黒を支え、あくまでも石黒に従順過ぎていたこと、陸軍軍医上層部にも堀内利國や土岐頼徳を始め現在の価値基準から見ても医師として高く評価できる軍医部長たちがいたこと、などから考えると、戦場現場の監督者である軍医部長としての森の責任は、脚気調査会の業績で相殺できるほどではない。しかし、その評価はされていない。山下書は諸事実は正しく記載されているものの、一部で解釈・見解に於いて客観性に疑問が残る。森擁護に傾き過ぎている。

坂内正著『鷗外最大の悲劇』は板倉書や山下書の文書などを参考にした比較的中立的立場の書

だが、脚気病調査会の評価は板倉書に、遺言の見解は大谷説「爵位を授からなかった場合の屈辱を免れる目的での遺言」を支持している。坂内書の特徴は、晩年の史伝小説に森の心情を汲んだ分析にある。鷗外遺言の謎を解明する上で大変参考になった。また、森は都築甚之助を排除したのではなく、支援していたことを日記などから証明したことは高く評価できる。

森と岡崎桂一郎との関係は、坂内書で取り挙げられた森の日記にヒントを得て、日記を調べ、また『日本米食史』の奥書を調べることで、次のことが明らかとなった。森は岡崎と面識があって、何かの会合で岡崎に日本米食史を書くように促した。岡崎は4~5年を費やして『日本米食史』を完成させ、調査会で報告し、その出版に際しては、何度か森と会って原稿の推敲、校正などで相談した。岡崎が森に『日本米食史』の「序」を依頼したのは当然のことである。森と岡崎の親密な関係は本稿で始めて明らかにできた事実である。

西洋文明に追いつこうとした幕末から明治は、まさに板倉氏が自著に命名した「模倣の時代」である。夏目漱石は和歌山での講演「現代日本の開化」(明治44年8月)の中で次のように語っている。「我々のやっていることは内発的でない。外発的である。これを一言にして云えば、現代日本の開化は〝皮相上滑りの開化である〟と云うことに帰着するのである」(『社会と自分』実業之日本社　大正2年〔国立国会図書館デジタル資料〕)。このような時代、東京帝大医学部教授陣と陸軍軍医首脳たちは、西洋医学、特にドイツ医学の長所、世界トップレベルの学問研究だけに注目し、そこに潜む短所、臨床現場での所見を軽視してしまった。そのことが陸軍の脚気惨害を招いた。この見解については、多くの著書で指摘されている。では陸軍の問題は本当にドイツ医学なのか、もしそうならばドイツ医学のどこが問題だったのだろうか。疑問が生じた。それを解くヒントは、海軍・軍医総監・高木兼寛の英国母校での特別講演だった。高木は講演の最後に、脚気対策の成功の秘訣は、海軍首脳に有能な海軍卿・川村純義がいたことと軍医の教育を熱心に行ったこと、この二点であると述べた。高木の成功の秘訣を陸軍に当ててはめてみた。すると、高島鞆之助や寺内正毅のように麦飯を強く支持する陸軍大臣がいたことから、陸軍首脳が問題ではないと思われた。そうであれば、ドイツ医学を導入した陸軍・軍医教育に問題があるのではないかと推察されたのである。

そこで、明治新政府が何故ドイツ医学を導入したのかを調べてみた。当初は英国医学導入がほぼ決定していた。それは薩摩を支援していた英国と戊辰戦争時の英医ウィリスの活躍による。しかし、戊辰戦争の初期、徳川幕府との契約を新政府にも履行を迫る蘭医ボードウィンの処遇が問題となった。これを処理するためボードウィンの弟子である岩佐純と相良知安が医学校取調御用掛に任じられた。そこから、事態は紛糾する。相良らは東京医学校に採用が決まっていた英医ウィリスに加え、二人目の洋医として恩師蘭医ボードウィンを同校に採用しようとしたが、ウィリスに反対された。ウィリスは戊辰戦争に無償で従軍したが、ボードウィンは従軍要請に給与増額と傷害・死亡時の補償を要求したため従軍は破談となった。ウィリスの反対理由は、新政府が英国医採用を約束したにも係わらず、私利・私欲的な要求で、新政府に協力しなかった蘭医ボードウィンを採用しようとしたことにあった。新政府は信義に反する、理不尽だというのである。相良はウィリスが反対したので、ウィリス排除へ舵を切り、ボードウィンが薦めていたドイツ医学導入（英国医学排除）へと動いた。

当時の蘭方医は徳川幕府が設立した長崎医学伝習所で、蘭医ポンペとボードウィンに学んだ医師が大勢を占めていた。その中で、江戸の幕府医学所へ戻った松本良順と佐倉順天堂の佐藤尚中が名声を博しており、多くの門人を擁していた。相良と岩佐もその一門だった。佐藤尚中は外科を得意としており、その一門は新政府側の軍医として東北戦争に従軍した。東京医学校の教授陣も佐藤尚中一門が主力となっていた。蘭医ボードウィン、相良、岩佐、佐藤尚中一門はドイツ医学を支持していた。一方、蘭医のもう一つの勢力、緒方洪庵の適塾一門には英国医学を支持した人々がいたが、英国医学を強力に支持していた土佐の山内容堂公が新政府の要職を辞してからは、流れがドイツ医学へと傾いた。しかし、ボードウィンは要望していた東京医学校への採用が見送られ、大阪の仮医学校へ採用となった。一方、ウィリスは相良ら反英国一派の医学講義妨害工作などに嫌気がさし、東京医学校を辞して、鹿児島医学校へ採用となった。

このように蘭医ボードウィンの処遇問題に端を発し、相良と岩佐の医学校取調御用係の任命が契機となり、当時、蘭医の二大勢力の一つ、佐倉順天堂の佐藤尚中一門が新政府に協力・貢献したこと、蘭医ボードウィンは大阪、英医ウィリスは鹿児島へ赴任したことなどから、ドイツ医学導入となったのである。そして、このような結果に至ったのは、相良が朝議に呼ばれて、ドイツ医学導入の適正さを主張し、山内容堂の策略に屈しなかったことが、大きく貢献したとされている。司馬遼太郎の歴史小説『胡蝶の夢』では、「その程度の分野は、佐賀人にやらせておけ」という政治の高所にいる薩人の考え方だとしている。確かに、相良らの意見で、ドイツ医学が学問研究で世界トップレベルであることは正しかった。しかし、相良が主張した英国や英医ウィリス批判については、相良の一方的な、偏った意見だった。新政府もそんな相良の批判の全てを真に受けてはいなかった。

ドイツ医学導入は、相良らの活動が一つの契機だったのは確かだが、徳川幕府時代、日本の蘭方医の大部分が長崎の蘭医ポンペとボードウィンによって育成され、特に戊辰戦争後半の激戦、東北戦争に於いて最前線で闘った主力、薩摩・長州の多くの負傷兵が佐倉順天堂の佐藤尚中一門に助けられた。そんな状況だったので、ドイツ医学導入は司馬遼太郎の〝「……佐賀人にやらせておけ」という政治の高所にいる薩人の考え方による〟ということではなく、薩摩・長州、特に薩摩は相良ら佐藤尚中一門の意見を受け入れざるを得なかった、というのが実情ではないかと思われた。筆者の資料調査で、これらの事情が明らかとなった。

本稿で最も苦悩したのが、ドイツ医学と陸軍の脚気惨害の関係、すなわちドイツ医学の何が問題で、陸軍の脚気惨害を招いたのかという疑問である。ドイツ医学導入の経緯を執筆中、ドイツ医学に反対した福澤諭吉の「ドイツ医学を採るがごときは、人の子を毒するもの」との言葉が脳裏に焼き付いた。彼の著書や伝記を調べてみたが、彼が何故この言葉を発したのかが分からなかった。そんな中、英国医学を支持する蘭方医もいたことが分かったので、英国医学派とドイツ医学派の人々の経歴を表３（１７２頁）にして比較してみた。すると英国医学派は適塾・緒方洪庵と、ドイツ医学派は佐倉順天堂・佐藤尚中または松本良順との関係が深いことが明確になった。さらに陸軍の麦飯派と非麦飯派の経歴を比較したところ、麦飯派は適塾・緒方洪庵と、非麦飯派は佐倉順天堂・佐藤尚中または松本良順と関係があることが分かった。この比較表を作ることで、英国医学派と陸軍麦飯派が適塾・緒方洪庵と密接な関係があることが明らかとなったのである。これには驚いた。緒方洪庵については、適塾を開いた著名な蘭方医であることは知っていたが、もう少し詳しく調べる必要性を感じた。

洪庵は3000人もの門人が尊敬する高徳の君子であり、御典医や藩医は望まず、町医たらんことを誇りとしていた。フーフェランドの医戒（医の倫理）そのものの人物で、医戒（医師は人のため、わが身のためにあらず）を象徴する人だった。したがって、緒方洪庵に学んだ蘭方医（英国医学派や陸軍麦飯派）は医戒の精神が身に付いていた人達だったのである。ここで、福澤諭吉の言葉が腑に落ちた。福澤の言葉は、言い換えれば「ドイツ医学は医の倫理に反している」という意味ではないかと思うに至った。

そこで、ドイツ医学制度について調べてみた。すると、ドイツでは、ベルリン大学創立に際し、医戒を説いたフーフェランドが、当時病院長を務めていたシャリテー病院を大学の附属病院にしたことで、大学の理念である「学問研究」が優先され、病院現場の診療が二の次（大学が主で病院が従）になってしまった。同病院がベルリン大学附属病院となってから50年後、福澤は幕府の遣欧使節に参加して同附属病院を視察し、そこの医師と意見交換している。福澤はこの視察で、ドイツ医学の問題点（医の倫理が軽視されていること）を察したのではないだろうか。このような資料調査の考察から、筆者は福澤がなぜ「ドイツ医学を採るがごときは、人の子を毒するもの」と語ったのか、その理由に納得した次第である。

東京医学校と陸軍がドイツ医学を採用したことで、学理研究が優先され、臨床現場が軽視されてしまった。このことが、陸軍の脚気惨害を招いた要因であると考えられた。さらに、徳川時代に育成された多くの蘭方医は、明治維新の戦争での被害を免れて生き残った。したがって、藩医や御典医となっていた蘭方医、特に佐倉順天堂・佐藤尚中と松本良順の一門は徳川時代の封建身分制度の特権階級の精神を保持したままだった。その彼らが東京医学校と陸軍軍医の首脳陣を占めたことも、臨床現場が軽視され、医戒（医の倫理）が二の次となったのではないかと思われた。

明治8年から26年間、東京帝大医学部で教鞭をとったドイツ人医師ベルツも「ドイツでは、医学の学問をあまりにも強調しすぎて、実際の経験を等閑視（なおざりにすること）しすぎた」と認めている。また、東京帝大医卒後、ドイツ留学で細菌学を学び、世界的名声を博した北里柴三郎はドイツ医学に潜む問題点を認識していた。彼は慶應大学医学部創設にあたり「基礎医学と臨床との密接な連携の必要性」を強調している。両者とも、ドイツ医学に潜む問題を指摘し、未来へ提言したのである。

本稿の冒頭で述べたように、脚気論争執筆のきっかけは、森が何故、あのような遺言を残したのか、その訳を知りたかったからである。森の遺言については、種々の説がある。中野重治、松本清張、大谷晃一、山室静、志田信男、山崎一穎らは全て文学界の人々である。それらの見解はまだ統一されてはいない。遺言の謎については、文学作品だけの調査・分析では解明は困難と思われた。その理由はこうである。森はあくまで軍医（官吏）にこだわって、出世志向の強い人物だった。その森が「…あらゆる外形的取り扱いを辞す。…墓は森林太郎のほか一字も彫るべからず…」と宣告し、さらに「…宮内省陸軍の栄典は（墓に刻むことを）絶対に取りやめを請う…」と念を押している。宮内省や陸軍に恨みでもあるかのような遺言である。だからこそ、実生活である陸軍軍医・森林太郎に焦点を当てて検討・分析しなければ、遺言の謎は解明できないと思った。しかし、森の軍医活動から見た検討・分析は見当たらなかった。板倉書、山下書には何も述べられていない。唯一、松田誠氏が論文のあとがきに森の遺言は軍医人生にあるとの見解を述べているが、その調査・分析は行われていない。

そこで、森の軍医活動と森が心情を吐露した著作を調査・分析することで、遺言の謎を解明できるのではないか。その思いで、軍医人生と著書の年代を表４（１９６頁）にまとめて比較してみた。すると、脚気論争の敗北を認識した頃から、史伝小説に没頭し始めたことが明らかとなった。その史伝小説に関しては、坂内書にヒントを得て、森の真意を探ることにした。その資料を何度も検討する中で、森は史伝小説三編を『意地』の表題でまとめて発刊した時、著者名を森林太郎としていたことに気付いた。他の作品も調べてみたところ、森は軍医・森林太郎と作家・森鷗外を使い分けて作品を発表していたことを発見した。森は森林太郎の著書名で史伝小説を世に問う事で、その小説に描かれた家臣の「意地」の人生に森林太郎の軍医人生を重ねたのではないかとの見解に達した。

最後に、森の「意地」とは何かについて、考察した。森は脚気白米説が正しかったことを認識し、岡崎桂一郎著『日本米食史』の「序」でそれを表明していた。森は「学理上の敗者」となったことを自覚したのである。その頃の自伝小説『妄想』『百物語』『鎚一下』と史伝小説三編『意地』には森の軍医人生の心情が吐露されている。それらの作品には「自分は人生という活劇舞台の中では、舞台監督の鞭を受けている端役にすぎないが、端役には端役としての『意地』がある」という、人生の尊厳を支えるぎりぎりの鬱屈した感情が込められているとの解釈に至った。

森林太郎の遺言は「敗者の一人・端役の意地」あるいは「家臣・端役の意地」だったのではないか。これが筆者の見解である。

森が史伝小説に傾倒したのは、小説に描いた家臣の生き様に軍医・森林太郎の人生を重ねることによって、鬱屈した感情をなだめ、鎮めようとしたのかもしれない。しかし、それは森が封建身分制度の士族・特権階級の人物であり続けたことの証でもある。

森は封建身分制度（士農工商）が廃止されても、その精神を時代の近代化に順応させることができなかった。それは、森の「意地」が許さなかったのだろう。そんな彼の生き様を「森の限界」と見做すこともできる。しかし、明治維新によって、世の中は武士の時代から西洋近代化へと革命的に激変したのである。歴史（過去）の遡及（現在の基準で過去を判断）はすべきでないことを思うと、幕末から明治への時代に於いては、森のような生き方もあったという史実として捕らえておくことでよいのかもしれない。

大きな時代の変革時、その流れに乗るか、抵抗するか、傍観するか、迷うのは人の常である。

どう生きてゆくかは、生まれもった性格や育った環境などによって人様々だろう。そんな時代であればこそ、将来を見通すことができれば、進路を誤ることは避けることができる。

福澤諭吉は大村益次郎からも先覚者と評価され、その見解が正しかったことは歴史的にも実証されている。彼を学ぶことで、また新たな世界が開けてくるようである。本書執筆での副次的な収穫だった。

本書を刊行するに当たり、タイトルを何と付けるか苦悩した。本編Ⅰの海軍については、高木兼寛が主導した軍艦筑波の実験航海によって、脚気撲滅に成功したという輝かしい功績の話である。一方、本編Ⅱの陸軍については、これまで脚気論争で陸軍の主役とされてきた森林太郎（鷗外）が亡くなる前、なぜあのような遺言を残したのか。その謎を解明することが執筆の動機だった。しかし、それを調べてゆくと、陸軍の脚気惨害が関与しているのではないかということ。さらに、その背景には西洋医学の模範とする国を英国からドイツに変更したことが影響しているのではないかということ。それらの要因の関与が疑われた。そこで、なぜドイツ医学を導入したのか。そのことも調査・検討する必要性が生じた。このような状況から、本編Ⅱのサブタイトルを「森鷗外遺言の謎とドイツ医学導入の真相に挑む」とした。しかし、最終目標は「陸軍の脚気惨害はなぜ防げなかったのか」を解明することだった。本編Ⅱはその話である。

この本編ⅠとⅡを象徴する言葉は何かを考えてみると、海軍は脚気撲滅という輝かしい功績すなわち「光」、陸軍は脚気惨害という不名誉で表沙汰にできない事実すなわち「影」ということになろう。そこで、本書のメインタイトルを「脚気論争の光と影」とした。そして、資料調査・探究、執筆に最も多くの時間を要したのが森林太郎に関連した陸軍の闇、脚気惨害だったので、サブタイトルを「陸軍の脚気惨害はなぜ防げなかったのか」とした。

本書の執筆に際しては、できるだけ客観的な立場で挑んだつもりであるが、調査・探究が行き届かず、見解が不十分だったり、誤った解釈があるかもしれない。読者の皆様方にはご高覧の上、忌憚のないご意見を頂ければ幸いである。

最後に、この執筆の機会を与えて頂いた（公社）福岡病院協会月刊誌「ほすぴたる」編集長・岡嶋泰一郎先生に感謝いたします。また、多くの方々から激励のお言葉を頂きました。特に大学医学部の先輩・中垣充先生には折に触れて、お声を掛けて頂いただけでなく、関連する書籍や資料をご提供頂きました。お陰様で、執筆のモチベーションを高め、維持することができました。さらに、梓書院の白石洋子氏には本書の構成・編集に、そして印象に残る素晴らしいカバーをデザインして頂いた装幀家・いのうえ しんぢ氏にも大変ご尽力頂きました。お陰様で何とか出版にこぎつけることができました。関係の皆様には心から感謝申し上げます。本当にありがとうございました。

令和2年2月

岡村　健

岡村　健
(Okamura Takeshi)

略歴

1949年 福岡県生まれ。
九州大学医学部卒。
同大学附属病院外科、病理、米国留学、
産業医科大学外科助教授。
九州がんセンター消化器外科医長、
同　統括診療部長、副院長、院長を歴任。
2015年退任。
2011年から2015年まで福岡市勤務医会の
季刊誌「きんむ医」の編集長を務めた。
2020年2月現在、九州がんセンター名誉院長。

著書

『コーヒーを淹れる 午後のひととき』
(2017年 梓書院刊)

脚気論争《かっけろんそう》の光《ひかり》と影《かげ》
— 陸軍《りくぐん》の脚気惨害《かっけさんがい》はなぜ防《ふせ》げなかったのか —

発行日　2020年5月20日
著　者　岡村　健
発行所　㈱梓書院
発行者　田村明美
〒812-0044 福岡市博多区千代3－2－1
TEL 092-643-7075　FAX 092-643-7095
URL：http//:www.azusashoin.com

印　刷　青雲印刷
製　本　岡本紙工